全国高等中医药院校试用教材

中医膳食食疗学

杨世忠　主编

中医古籍出版社

图书在版编目（CIP）数据

中医膳食食疗学/杨世忠主编．–北京：中医古籍出版社，2015.1
ISBN 978 – 7 – 5152 – 0547 – 2

Ⅰ．①中…　Ⅱ．①杨…　Ⅲ．① 食物疗法　Ⅳ．①R247.1

中国版本图书馆 CIP 数据核字（2014）第 010243 号

中医膳食食疗学

杨世忠　主编

责任编辑　梅　剑
封面设计　陈　娟
出版发行　中医古籍出版社
社　　址　北京东直门内南小街 16 号（100700）
印　　刷　三河市德辉印务有限公司
开　　本　787mm×1092mm　1/16
印　　张　19
字　　数　430 千字
版　　次　2015 年 1 月第 1 版　2017 年 1 月第 2 次印刷
印　　数　3001~5000 册
书　　号　ISBN 978 – 7 – 5152 – 0547 – 2
定　　价　36.00 元

中医膳食食疗学

主　编　杨世忠

副主编　尹德辉　郭教礼　王俊录

编　者（以姓氏笔画为序）

牛　乾　刘　茜　杜　宇　李迎春　李　芳

杨　帆　钟军华　袁　勇　黄东生　黄秀锦

董秀娟　谢　蓉

编　委　会

名誉主任委员　张学文

主 任 委 员　杨世忠

副主任委员　郭教礼　刘从明

委　　　员（以姓氏笔画为序）

于雅婷　刘焕兰　曲卫玲　李从发

陈　炜　杨援朝　张家滕　徐　娜

前　　言

中医膳食食疗学是在中医药理论指导下，运用中医基本知识和方法，系统研究各种食材的性味、功能和具体应用，并利用适当食物，或酌情配伍相关中药，用以养生保健、防病治病的一门科学。它是中医药学，尤其是中医养生学的重要组成部分，其中包括着丰富的现代营养学内容。

中医膳食食疗学既有悠久的发展历史，又有丰富的现代研究成果，目前已经成为一门古老而现代的新兴学科。按照全国高等中医药院校的教学培养规划，中医膳食食疗学业已成为中医学、康复学、护理学营养与食疗专业的主干课程之一。其中所采用的饮食疗法已经成为中医养生保健、防治疾病的重要手段之一，对人类健康长寿具有极其重要的理论价值和实际意义。

为了更好地搞好中医食疗学的教学工作，按照国家级出版社的统筹部署，我们承担了本部中医药高校试用教材的编撰出版任务。《中医膳食食疗学》共分四大板块，首先，在绪论中详细论述了中医膳食食疗学的起源与发展简史，阐述了食物的性能与应用、食疗应用的基本原则，以及中医食疗配伍理论等；然后，较为系统地介绍了食疗原料的性能与应用，内容包括果品、蔬菜、禽畜肉食、鱼类水产、谷物及酿造类食材等六大类，共计一百余种；另外还介绍了常用食疗中药33种。再则，按照中医食疗配伍原则，本教材分别论述了辛温解表等18类常用食疗配方，以供学员学习与遵循；最后，依据中医食疗的优势所在，我们特意将中医内科、妇产科常见疾病的饮食疗法逐一列出，分别介绍其概念、饮食宜忌和辨证配食等内容。

教学改革是大势所趋，教材革新任务繁重。本教材的使用者在具体学习之际，必须以中医学药理论为指导，以中医食疗学理论知识和食疗原料的性能、应用为重点，突出辨证施食原则。针对具体食物要讲清各自的性能和作用，突出特殊功能，并联系实际讲清具体用法及注意事项等；对于有关疾病的具体食疗方法，既要突出辨证施食的特点，又要注意食物的配伍禁忌。此外，还要处理好本课程与中药学、方剂学及临床各科的关系，同时也要给学员讲清中医膳食食疗学与现代营养学的内在联系与主要区别。

在具体的教学方法上，当以课堂讲授为主。由于我们所收纳的食材数量较多，故要尽量采取归纳比较的方法加以详细讲解。在具体完成教学任务过程中，要尽可能配合教学幻灯、食物图片等让学员加深理解；条件具备时还可以组织学员到医院营养科参观或见习，以加深印象，获得理想的感性认识。

根据中医古籍出版社的统一规划，为了满足中医药院校学员学习中医膳食食疗学的迫切需求，我们在海南医学院中医学院博士生导师杨世忠教授的带领下，经过数年的不懈努力，通过各位专家的反复编写、修改、编辑、审定，数易其稿，终于完成了《中医膳食食疗学》的编辑出版任务。在这一过程中，既有全体编写人员的艰苦工作，又有学界老前辈的悉心指导，首届国医大师张学文教授始终关心本教材的编撰进展，中医古籍出版社、海南医学院领导也对本书的撰写提出了许多建设性意见，在此一并表示衷心的感谢。

最后，应当特别说明的是，由于编撰人员的学术水平有限，加之其他多种原因，本书所论尚有一些不尽人意之处，恳请广大读者批评指正，以便再版之际予以充实和完善。

编　者

2014 年 11 月 16 日于海岛

目　录

绪　　论

中医膳食食疗学是祖国医学伟大宝库中的一个重要组成部分，既有漫长悠久的发展历史，又有丰富多彩的运用经验，特别是在现今社会追求健康长寿的历史时期，中医膳食疗学具有极其重要的学科价值和发展前景，值得我们深入研究，全面发展。数千年来，中华民族在与各种各样的疑难疾病的顽强斗争过程中，不但创立了颇具特色的中医药学膳食、食疗理论体系，而且积累了极其丰富的饮食养生及膳食治疗经验，业已将中医药基本理论精华内容融会于其中，最终发展成为目前相对成熟的中医膳食食疗学。

中医膳食食疗学是以中医药学理论为指导，重点研究不同食物的性能、配伍，并用以指导人们养生保健、防治疾病的一门实用性学科。它历史悠久，起源于我国远古时代，与中医药学同时产生。早在我国商周时期就已初具雏形，发展至秦汉时期，其学科体系已经基本形成，至晋唐时期臻于完备，其后经过宋、元、明、清及近代的不断充实和完善，得到了大幅度的快速发展。现代中医膳食食疗学在文献整理和经验积累的基础上，进一步利用现代科学的技术手段和研究思路，合情合理地与现代营养学、植物化学、生物化学及烹饪科学等其他学科有机结合，充分发挥了其应有的养生、保健、防病、治病作用，因而在预防医学、保健医学、治疗医学、康复医学和老年医学等学科领域中，占有较为特殊的重要地位，为中医养生保健、防治疾病开辟了更广阔的运用前景，目前业已成为一门颇受人们喜爱的古老而新兴的实用学科。

中医药学是中华民族的三大国粹之一，具有悠久的发展历史和完善的理论体系。中医膳食食疗又是中医养生防病、健康长寿的首要和重要内容。膳食是指人们日常食用的各种各样饭菜；膳食食疗又称食治，也就是食物疗法，简称食疗，即利用食物的不同偏性来改善和纠正人体相关方面的功能失衡，从而达到阴阳平衡、气血调和、防治疾病、健身延年的目的。中医膳食食疗学是以食物疗法为基础而配制的药膳、药粥、药饮、药酒、药茶等，都是食物疗法的重要组成部分。中医食疗文化源远流长，历代医药学家和养生学家通过长期的临床实践、生活感悟，逐渐使人们明确认识到食物疗法既有养生保健作用，又具有防病治病作用。因此，中医膳食食疗学一方面可以与治疗医学中的其他治疗方法，如药物疗法、针灸疗法、按摩疗法等结合在一起共同发挥治病作用；另一方面又能与其他日常生活方式有机结合在一起，通过完善人们的生活情趣而达到对人体进行养生保健的目的。

中医膳食食疗学的研究内容，主要包括食物的性能、功效、保健、强身、防病、治病的内在固有规律等理论和运用经验，以及各种食材的食用价值、用法用量、饮食卫生及加工配制等，综合起来主要有以下几个方面：食饮有养、食膳以疗、辨证施食和食饮宜忌，等等。

一、食饮有养

"食饮有养"，即通过分析食物的性味、归经、功效等，明确指出其对人体能够发挥什么样的养生保健作用。古代诸多食疗专著及各类本草专著中对食物的记述，基本上将各种食物分为谷类、豆类、瓜类、菜类、果类、禽蛋类、水产类等，而在每一类中，对每一种食物则详细分析其四性、五味和所具有的养生及治病功效，正如《神农本草经》指出："疗寒以热药，疗热以寒药。"选择食物的原则同样如此，凡属于寒性或凉性的食物，食后则能起到清热泻火或解毒通便作用；凡属于热性或温性的食物，食后常能起到温中、补虚或除寒等作用。

二、食膳以疗

"食膳以疗"，就是将不同的食物经过烹调加工之后，能够制成美味可口的佳肴，进而起到养生保健和治疗疾病的作用。食物的制作方式有炖、焖、煨、蒸、煮、熬、炒、卤、烧、煮粥等。在自然界中，除一些食物可供人们直接食用（生食）之外，大部分食物都需要通过一定方式的烹调加工之后才能食用。食物通过烹调加工可以达到变生为熟、灭菌消毒的目的，更重要的是可以直接提高食物的功效，同时还可以增进食物的色、香、味、形，色香味美自然能够有效促进人的食欲，发挥增进健康、延年益寿的目的。

三、辨证施食

辨证施治（包括施治、施针、施药、施食等）是中医治疗学上的一大特点，辨证就是辨别疾病的证候，而证候是对机体在疾病发展过程中某一阶段病理病机的高度概括，包括疾病的部位、原因、性质及邪正关系等，能够较为客观地反映这一阶段病理变化的本质所在。因而，证候要比症状更全面、更深刻、更正确地揭示疾病的本质。所谓辨证，就是根据中医望、闻、问、切四诊所收集的资料，通过综合分析，辨清疾病的病因、病性、病位，以及邪正之间的关系，概括、判断为某种性质的证。因为中医膳食食疗学根植于中医药学之中，因此中医食疗亦有"药食同源"、"辨证施食"之论，在膳食治疗疾病过程中，始终要遵循中医辨证论治的基本原则，对于具体的食疗保健，同样应该根据辨证论治的方法，进行辨证施食。根据不同的病证来选配不同的食物，如虚证宜用补益之品、实证宜用祛邪之品、表证宜用发散之品、里实宜用通泻之品、热证宜用清热之品、里寒证宜用温里之品，等等。

四、饮食宜忌

饮食宜忌，亦称"食忌"或"忌口"，是指在某些特殊情况下，相关食物不能食用，否则会导致身体出现不适，甚至发生病变。如《金匮要略·禽兽鱼虫禁忌并治篇》指出，"所食之味，有与病相宜，有与身有害，若得宜则益体，害则成疾，以此致危，病皆难疗"，说的就是这个意思。食物尽管都有可食性和营养功能，但在防治疾病方面，是有一定范围的，如果不加分析而滥用，则可产生不良反应和毒副作用。饮食宜忌大致有病因禁忌（多指某种食物成为直接的病因或诱因，如俗称的"发物"）、病理禁忌（指在发病中能加重病理状态的食物）、服药禁忌（指能降低药效或加重药物副作用，以及引起其他不良反应的食物）、食物禁忌（指食物与食物之间相配伍产生副作用的禁忌）、体质禁忌（指能够加重某种体质偏性或过敏体质的食物禁忌）、妊娠禁忌及时令禁忌等。

中医膳食食疗学是中医学科养生、康复、医学营养专业的主干课程之一，除此之外，其他相关专业方向的学员亦将其作为选修课使用，主要向学员讲授中医膳食食疗学的基本理论、基本知识与基本技能，为亚健康人群的综合干预、调控及有关疾病的康复提供独具特色的方法和手段。学习中医膳食食疗学，重点在于掌握本课程的基础理论、基本知识和基本技能，所以从学人员必须要有明确的学习目的，努力继承祖国医药学宝贵遗产，发展特色鲜明的预防保健科学，更好地为人类健康事业服务。与此同时，也要有学好中医膳食食疗学的坚定决心，坚信中医膳食食疗学的科学性和实用性，只有这样，才能真正地学好中医膳食食疗学这门课程，掌握本学科的基本理论和基本方法。关于本课程的学习方法，当以课程讲授为主，同时结合实训教学，反复强化和加深学员对中医膳食食疗理论的深入领会和研究，从而为其在以后的实践活动中提供坚实的学科基础，造福人类健康。

中医膳食食疗学内容丰富，广涉百家，既有古代哲学之精髓，又有现代科学的理念。在实际教学过程中，教师应以辩证唯物主义思想为指导，树立整体观念，以中医膳食食疗学理论知识和食疗原料的性能、应用为重点，突出辩证施食原则，全面掌握，不可偏废，并按照循序渐进的规律，深入理解，科学讲授，让学员尽力掌握本门课程的基本理论、基本知识和基本技能。

对于膳食食疗基本技能的学习，不仅要求学员全面掌握其食疗机理、适用范围、注意事项，还必须结合临床情况，理论联系实际，在掌握要领和技能的同时，一方面要根据中医理论来理解、分析和解决实际问题；另一方面要以临床实践来检验认识的正确性，从而加深理解，巩固自己学习过的理论知识，只有这样，才能真正提高自己发现问题、分析问题和解决问题的能力，以求将来更好地引导自己和指导他人进行膳食食疗实践活动，服务群众，奉献社会。

第一章　中医膳食食疗学的发展简史

　　中医膳食食疗学是中国传统医药学宝库之重要组成部分，具有悠久的发展历史和丰富的科学内涵。中医膳食食疗是在中医理论指导下，集营养、食疗与养生为一体，应用食物或其他天然营养物质来保健身体、预防和治疗疾病、促进机体康复，并用以防御衰老、延年益寿的一门学科。它既是中医学的一个分支，同时也是中医学的重要组成部分，尤其在预防医学、康复医学、老年医学等领域占有极其重要的地位。

　　"民以食为天"，在中华民族的传统文化中，食物和药物一直有着非常密切的关系，历来有"医食同源、药食同源"的说法，而中医膳食食疗学就是专门研究中国传统食养、食疗理论和经验的重要学科。食养是饮食养生之意，即应用食物于健康人群以防止疾病、延年益寿，从而达到养生的目的，贯穿着医学以预防为主的思想；食疗则是应用食物于患者以达到治疗疾病的目的，它与药物、护理起着同样重要的作用，促使患者早日康复；药膳的作用则在于将药物与食物相配伍，采用独特的烹调技术，制成色、香、味、效齐全的特殊食品，如此而为不仅营养价值高，而且对人体阴阳、气血、脏腑、经络均有调节作用，更能增进食欲，提高食物养生和治疗效果。

　　中医膳食食疗历史悠久，源远流长，距今至少已有3000年以上的发展历史。它以中医药基本理论为指导，接受中华传统优秀饮食文化的影响，逐渐形成了较为系统的膳食食疗理论，且具有深厚的民族气息与地方特色。膳食食疗是人类最早发现的基本医疗形式之一，在极其浩瀚的古代医籍中汇集了大量的行之有效的食疗方药，是我国优秀文化的宝贵遗产，同时也是中医疗法的重要组成部分，在其历史发展过程中也彰显出中医疗法的独特优势。通过长期的实践积累，并与中医基础理论有机结合，膳食食疗从一种疗法得以转变为一门学科，中医食疗学取得了长足的进步，成为中医药学理论的重要门类之一，涉及食物本草、药用食物本草、烹饪、方剂、养生、康复等诸多学科。随着人们对其认识及应用的日益扩大，其源流及理论体系也得到了不断的发展，目前已经日趋完善。

一、萌芽阶段（远古时期）

　　远古时期，人类在追求自身生存与繁衍的过程中，逐渐发现并总结出许许多多的食物，既可饱腹充饥，又能健体疗疾，于是就将食物中治病作用显著的分离出来，称为中药。由此可见，药物本身就是从食物中演变而来的，故有"药食同源"之说。火的发现，是人类文明史中的一次大飞跃，具有革命性意义。由生食到熟食里程碑式的改变，不但直接缩短了食物在胃中的消化过程，而且也有效地减少了胃肠道疾病的发生率。火的应用，极大地扩大了食物的可食用范围，使人们能够得到更多的营养，增强了体质，促进了智力。与此同时，人们还发现有些营养价值较高而治疗作用不太显著的食物，如果长期应用，也可以治疗或辅助治疗许许多多的疾病，其与中药治病具有异曲同工之妙，这就为中医膳食食疗学的形成奠定了较为坚实的实践基础。

　　酒的发明和应用，对中医食疗学的发展发挥了积极的推动作用。酒作为中华民族的传统饮品，具有丰富的人文内涵和保健价值。人们在饮酒过程中逐渐体会到，少量饮酒可以通经活血，温阳散寒，振奋精神；以酒为溶剂所制作的中药保健药酒，可以更好地发挥中药的治疗及保健作用，药借酒力，酒助药功。如甲骨文中记载有疗效确凿的药酒，《汉书》中称酒为"百药之长"，《史记·扁鹊仓公列传》中载"在肠胃，酒醪之所及也"，凡此等等，都说明当时的酒剂在祖国医学中的应用已经相当普及和广泛，酒作为佐料在烹饪食物的过程中也同样发挥着重要的作用。

　　除此之外，在我国民间还认识到少量应用部分烹调食物的佐料，也能起到一定的食疗作用，如生姜、大葱、胡椒等。

二、雏形阶段（秦汉时期）

　　早在西周时期，为了切实保护皇家贵族们的身体健康，先贤们就开始重视饮食与健康的关系，注意摸索合理的饮食方法。在我国第一部诗歌总集《诗经》中曾记载药物100多种，其中食物有数十种，如甘棠（棠梨）、梅、苦菜、麦、李、鲢鱼、桃、芹等，不仅有其采集方法，还有对简单功效的论述，这些食物大多被后世本草文献所引用。《诗经》是我国古代的一部诗歌总集，其中内容亦文亦医，所以古人认为医文同源，确实是有一定的道理的。《诗经》中记载了许多既可药用又可食用的食材，收录的药用植物多达50余种，如车前、泽泻、葛根、白薇、黄芩、甘草等。《山海经》是一部史地类古籍，但其中也有不少医药知识，它收载药物多达116种，其中60多种为防病治病之药，所载食物类药有补益、助育、美容、解毒等不同作用。《山海经》还多次提到"食之无疾疫"、"食之可御疾"、"食之不蛊"、"服之不狂"等效用。有关补药和预防药品的记载，对探讨古代养生、保健、预防学思想很有意义。春秋战国时期涌现了许多有关食物宜忌的文献论述，如孔子在《论语·乡党》云："食不厌精，脍不厌细……鱼馁而肉败不食，色恶不食，臭恶不食，失饪不食，不时不食，割不正不食，不得其酱不食。肉虽多，不使胜食气。唯酒无量，不及乱。沽酒市脯不食，不撤姜食，不多食。"比较全面地描述了当时士大夫阶层对饮食的讲究，其中不乏科学道理。

　　周朝在宫廷里特别设置了专管宫廷食疗的"食医"一职，开中医食疗管理制度的先河，为中医食疗奠定了良好的基础。《周礼·天官》中记载："食医掌和王之六食、六饮、六膳、百羞、百酱、八珍之齐，凡食齐视春时，羹齐视夏时，酱齐视秋时，饭齐视冬时。凡和，春多酸，夏多苦，秋多辛，冬多咸，调以滑甘。凡会膳食之宜，牛宜稌，羊宜黍，豕宜稷，犬宜粱，雁宜麦，鱼宜菰。凡君子之食恒放焉。"并规定"疾医掌养万民之疾病"，可用"五味、五谷、五药养其病"。这说明用五味与五谷从饮食方面治疗疾病，是当时治疗疾病的首选方法，由此可见古人对食疗的重视程度。另外，周朝还设有检查监督饮食卫生的"内饔"官职，"辨腥臊膻香之不可食者"，以确保饮食清洁卫生，对中医食疗也有一定的积极意义。

　　秦汉时期，人们分别从不同角度对应用饮食治疗疾病进行了较为深入的研究，包括食疗配伍规律、饮食禁忌及与中药联合治疗等。如秦始皇寻求长生不老之仙药和食物；汉代张骞出使西域，带回石榴、核桃、胡瓜、苜蓿、胡荽、西瓜、无花果等食物，大大增加了食物的品种，促进了食疗的快速发展；湖南马王堆出土的《五十二病方》中记载可供食用的药物有 61 种之多，约占全部药物的 1/4；书中所载 50 余种疾病中，半数以食治之或以食养之，还特别强调了酒和韭菜的延年益寿和滋补强身作用，这些都促进了中医食疗学的发展。《汉书·艺文志》著录的《神农黄帝食禁》，说明先秦时期人们极其重视饮食禁忌，并且总结出了许许多多中医食疗的基本规律。

《黄帝内经》不仅奠定了中医学的理论基础，而且对脏腑生理功能和食物性味的关系，以及对性味的选择与配合等，也进行了较为详细的论述，为中医膳食食疗学的建立奠定了坚实的理论基础。《内经》中有不少食疗之方，例如《素问·腹中论》中用以治疗血枯病的四乌贼骨一茹丸（药物包括茜草、乌贼骨，食物包括麻雀卵、鲍鱼汁）；《灵枢·痈疽》中治疗咽喉部疮肿化脓，单独服用猪油。《素问·藏气法时论》中载："肝色青，宜食甘，粳米、牛肉、枣、葵皆甘。心色赤，宜食酸，小豆、犬肉、李皆酸。肺色白，宜食苦，麦、羊肉、杏、薤皆苦。脾色黄，宜食咸，大豆、猪肉、栗、藿皆咸。肾色黑，宜食辛，黄黍、鸡肉、桃、葱皆辛。"《素问·五常政大论》中特别提出："大毒治病，十去其六，常毒治病，十上其七，小毒治病，十去其八，无毒治病，十去其九，谷肉果菜，食养尽之，无使过之，伤其正也。"以上这些都说明在治疗疾病的过程中，采用中药的同时再辅以食疗的重要性，也说明各类食物只有调配得当，互相取长补短，才能对身体有益。

《神农本草经》中收录了中药 365 种，其中食物多达 50 种，上品中有酸枣、葡萄、大枣、海蛤等 22 种，中品中有干姜、海藻、败酱、赤小豆、黍米、粟米、龙眼、蟹等 9 种，下品中也有 9 种食物，并分别记载了这些食物的性味、归经及功效。

医圣张仲景在其著作《伤寒杂病论》中不乏食疗内容，如"猪肤汤"和"当归生姜羊肉汤"等，都是现在仍然应用的食疗处方。在饮食禁忌方面，《伤寒杂病论》也有较多的论述，如"猪肉落水浮者，不可食"，"秽饭、馁肉、臭鱼食之皆伤人"等，反复指出掌握饮食五味的宜忌，对人体健康和疾病预防均十分重要。

南北朝时期，曾有《食经》等诸多食疗专著相继问世，系统地阐述了食疗的养生、保健、强身、益寿作用。《经籍志》中记载与饮食养生有关的专著多达 40 余种，尽管这些古书大多失传，但其对食疗学的发展起到承前启后的作用。晋代葛洪著的《肘后备急方》，最早记载用海藻酒治瘿病，用猪胰治消渴病，以鲤鱼为主治疗身肿、腹水病，用豆豉炖羊肉，或猪蹄与大葱共煮治伤寒时气、温病毒热所致的手足疼痛赤肿等，并记述了饮食卫生与禁忌；热风头面痒风疹如癞，忌用鲤鱼、牛、葱、猪肉等。陶弘景在《本草经集注》中也大量记载了食物防治疾病的重要性，在分类上首次把果、菜、米等食物与草木、土石并列，这种分类法对后世食疗本草学和中医食疗学的形成产生了重要的影响。

三、成熟阶段（唐宋时期）

中华文明发展到了唐朝，中医膳食食疗与中医学的发展一样，有了长足的发展，许许多多的食疗专著及食疗专篇相继流传于世，中医膳食食疗学从理论到实践的发展已经趋于相对成熟，真正成为一门独立的实用学科。如孙思邈撰著的《备急千金要方》中已有《食治》专篇，明确提出："夫为医者，当须先洞晓病源，知其所犯，以食治之；食疗不愈，然后命药。""安身之本，必资于食，食能排邪而安脏腑，悦神爽志以资气血，若能用食平疴，释情遣疾者，可谓良工。"由此可见，他把食疗作为治疗疾病的首选方法，同时还详细介绍了谷、肉、果、菜等食物的治病作用，提出了以脏补脏的食疗原则。如用含碘丰富的动物甲状腺（如鹿靥、羊靥）治疗甲状腺肿，用动物肝（如羊肝、牛肝）治疗夜盲症，用赤小豆、黑豆、大豆等治疗脚气病，用谷皮煮粥常服以预防脚气，并将能否正确应用食疗治病，作为衡量医者技术良莠的重要标准之一。

唐代著名食疗专家孟诜在孙思邈《食治》的基础上，广泛搜集民间之所传、医家之所创，参以己见，著成《补养方》三卷，收载食品 138 种，内容翔实；十年之后，又由食疗名家张鼎改编为《食疗本草》一书，成为我国第一部食疗专著。该书不仅重视食物的营养价值，而且特别重视食物的治疗作用，详细分析了食物的性味、配伍、功效、禁忌等，并对食物的加工、烹调方法及注意事项也有系统性阐发。

除了孟诜等人在其专著中记述了许许多多食疗知识，在食疗方面做出了可贵的贡献之外，与此同时，昝殷著《食医心鉴》收载药方 209 首，本书以食治为主，共列 15 类食方。杨晔撰写的《膳夫经手录》，除记载性味食法外，还对茶的不同产地、品种作了详细的描述。

唐代著名医家王焘所著的《外台秘要》，记录了古人不少食疗验方与食禁内容，如治寒痢所用的生姜汁合白蜜，谷皮煮粥防脚气病等，治咳嗽时忌食生葱、蒜，治痔疮忌饮酒及生冷等。陈士良收集神农、陶弘景、苏恭、孟诜、陈藏器等诸家有关饮食保健法之论述，对饮食以类归之，附以食医诸方及四时调养脏腑之法，而成《食性本草》一书，共计十卷，对饮食疗法进行了较为系统的整理和总结，为中医食疗学的顺利发展同样做出了重要的贡献。

宋代应用饮食治病防病已很普遍，且有了进一步的发展。如《太平圣惠方》专设食治一门，载方 160 首，涉及病证 28 种，如治疗水肿病的鲤鱼粥，治疗咳嗽的桃仁粥、杏仁粥等。在《圣济总录》中，专设食治一门，记有食治方 285 首，可以治疗 29 种常见病证。

陈达叟著的《本心斋蔬食谱》中载蔬食 20 种，林洪所撰《山家清供》中载各种食物102 种，有荤有素，不但能治病，而且可以增进食欲。书中所载均以食物为主，与以前食药合用大有不同。陈直所撰《养老奉亲书》，详述老人食治之方、医药之法、摄生之道；强调以食治疾，胜于用药，凡老人有患，宜先以食治，食疗未愈，然后命药；载食疗方62 首，在老年人的食疗方面做出了较大的贡献。

金代张从正著《儒门事亲》一书，力倡"攻邪"之法，但在养生保健、强身防病方面，他特别提出药以攻邪，食以养正，主张"养生当论食补"、"精血不足当补之以食"，其中载有为数不少的食治验案。

元代主管宫廷饮膳烹调之事的太医忽思慧，继承历代食、养、医结合的传统，广泛收集各民族的食疗方法，并根据自己的经验撰成我国第一部有关食物营养、疗效的食疗专著《饮膳正要》，全书共计 3 卷。该书从营养学的观点出发，强调疾病应以预防为主，以及食疗保健的主导思想，坚持不用矿物药和毒性药的原则，坚持无毒、可久食、补益的食物，从而达到防病保健的目的。《饮膳正要》全面论述了生冷避忌、妊娠食忌、乳母食忌和饮酒避忌，选录了 100 多种历代所用的羹、汤、面、粥等食品及其疗效，包括西域或少数民族的食品、中药配制的疗效食品，分别论述了其配方及功效。书中记述了 24 种谷物、39 种水果、46 种蔬菜、31 种家畜野兽、17 种家禽飞鸟、17 种鱼类、13 种药酒及 30 多种调味品的味、性、功能、主治病证及毒性等。忽思慧注重每一种食品的养生和医疗效果，在《饮膳正要》中详细记载了各种食品的制作方法、烹调细则，还制定了一般的饮食卫生法则，如夜晚不可多食、睡前刷牙、食后漱口等。由此可见，《饮膳正要》将我国食物本草研究从"食治"推进到了"食补"的新阶段，在中医食疗学发展史上具有里程碑的作用。此外，明代初期饮食养生专家贾铭所撰的《饮食须知》8卷、吴瑞所著的《日用本草》也是我国中医膳食营养学的名著，分别从不同方面对中医食疗学做出了应有的贡献。

四、完善阶段（明清时期）

明清时期是我国历史上相对稳定的时期，同时也是中医膳食食疗学全面发展的良好阶段，经过唐宋阶段的快速发展，饮食疗法业已成为大家的养生保健常用方法，人们除了注意各种食物的治疗作用外，还比较重视食品的制作方法及营养价值。

明代医药学家李时珍编撰的巨著《本草纲目》，系统记载药物1892种，其中500余种都是食物，大大丰富了食疗的内容，并保存了许多已散失的食疗资料，如孟诜的《食疗本草》、咎殷的《食医心鉴》等。

明代周定王朱橚撰著《救荒本草》，旨在救灾济民，对拓展食疗原料和普及民众应用，起到了深远的影响。《救荒本草》共2卷，记载了414种野生食用植物的产地、形态、性味、毒性、食用部位、食用方法等，为食品救荒之用。《救荒本草》按部编目，把植物按同类排在一起，既便于识别，又反映了它们之间相近的亲缘关系，同时按可食部位在各部之下进一步分为叶可食、根可食、实可食等。由于本书以救饥为目的，因此也记载了对有毒植物的加工处理方法。白屈菜是罂粟科有毒植物，可用其叶净土，煮熟捞出，与土浸一宿，再换水淘洗净，用油、盐调食。利用了净土的吸附作用，实际上是植物化学中吸附分离法原理的初步应用。在《救荒本草》的影响下，明末有周履靖辑《茹草编》、鲍山著《野菜博录》，别其性味，详其调制，别具一格。卢和著《食物本草》，主张多吃素食，少吃肉食，益于身体。高濂所著的《遵生八笺》记载了各种食物的制作方法。徐春甫著的《古今医统大全》对食物的烹调制作方法描述甚详，为中医食疗提供了物质与技术保障。吴有性所著《瘟疫论》中的"论食"一节，论述了热性病的食疗与食养。所有这些，均极大地丰富了食疗学、营养学的内涵，足以作为研究食疗的参考文献。

清代食疗著作明显增多，对食物的治疗进行了深入的研究。如沈李龙所编《食物本草会纂》，详细记述了食物的功效，且有附图。章杏云所著《调疾饮食辨》6卷，认为"患者饮食，借以滋养胃气，宣行药力，故饮食得宜足为药饵之助，失宜则反与药饵为仇"，并将约600余种食物分为六大类，详述其性味和食疗作用及禁忌，同时还记载了许多药粥方。王孟英著《随息居饮食谱》强调："人以食为养，而饮食失宜或以害身命。"共载食物340味，论述其性味、主治、烹调制作方法，所举食疗方颇具效验。叶天士提出"胃以补为喜"的论点，创"五汁饮"养胃生津为后世所效法。费伯雄撰《费氏食养二种》，率先提出"食养疗法"；黄鹄收集药粥方200多个，辑成现存第一本药粥专著《粥谱·附广粥谱》；赵学敏的《串雅内编》及《本草纲目拾遗》中也有很多食疗方面的记载。张锡纯所著《医学衷中参西录》中记载的食治验例更多，如用山药、薏苡仁、柿饼煮成不用米的糊粥，具有补肺、健脾、养胃的作用。

五、振兴阶段（近现代）

近百年来，由于种种原因，中医学及中医食疗学出现了不良的发展状况；但在新中国成立之后，特别是改革开放之后，又展现了前所未有的生机，尤其在当代，中医膳食食疗、食养在前人的基础上得到了长足的发展，如出版中医食疗专著与教科书、设置中医养生康复专业、开设了食疗科或食疗门诊、进行食疗临床与实验研究、研制药膳和保健食物。中医食疗、食养在保障人们的身体健康、延年益寿、预防疾病、治疗疾病和辅助治疗等方面，发挥了极其重要的作用。因此，可以肯定中医膳食食疗学已经成为中医学领域中富有活力的新兴学科之一。

新中国建立以后，中医药事业深受党和国家的重视和大力支持，得到了迅速而长足的发展。在这种情况下，中医食疗也得以快速发展，逐渐走出了国门，步入世界，深受国内外人民的青睐和欢迎。

在国家教育及卫生行政部门的重视下，确立了"中医食疗学"和"中医药膳学"的学科地位。新世纪之后，"中医药膳学"被列入高等教育的实施计划，湖南中医药大学已经培养出385位职业药膳食疗师，为深入研究中医药膳食疗，奠定了重要的人才基础，为中医饮食养生的学科建设，铺平了发展道路。

上世纪70年代初，叶橘泉教授编著了《食物中药与便方》一书，其后，王者悦教授主编《中华养生大辞典》、《中国药膳大辞典》、《药膳治百病》等书，姚海洋主编的《中国食疗大典》和窦国祥主编的《中华食物疗法大全》等专著，颇有价值。

近些年来，又有数以百计的药膳食疗著作和科普读物出版发行，如杨世忠教授主编的《中医养生学概论》，杨世忠、刘焕兰、郭教礼、尹德辉等人主编的《中医养生学》，谭兴贵教授主编的《中华食疗妙方佳肴系列丛书》，郭成主编的《饮食养生经》，王抒主编的《食物性能歌括》等专著，对中医药膳食疗的研究和发展，发挥了巨大的推动作用。

除了大量出版发行各类中医膳食食疗著作之外，还开设了中医药膳食疗方面的专刊及专栏，如《药膳食疗》、《东方食疗与保健》、《中国烹饪》、《中国食品》、《东方美食》、《中国食品报》、《中国中医药报》等。这些期刊的发行，使中医药膳食疗作为中医饮食文化的一部分，深入民间，家喻户晓，中医药膳食疗被广泛用来养生保健，防病治病。

随着我国及世界经济的飞速发展，人们对健康的追求不断升级，保健品的销售额猛增，健康产业的发展日新月异，具有健康概念的新型饮料类、冲服剂类、胶囊类、浓缩剂类、罐头类、蜜饯类、糕点类、方便食品等商品琳琅满目，遍及市场。如今，以中医食疗方开发的保健食品及保健品多达万种以上，亦在一定的范围内发挥了相应的保健养生作用。可以肯定，随着时代的发展和人们生活理念的改变，中医膳食食疗学将在全民的养生保健活动中发挥越来越重要的作用。

第二章　中医膳食食疗的基本理论

中医药膳食疗是在中医药传统理论指导下，根据中医膳食食疗理论特点，结合各自不同的具体情况，而将不同的食物及相关的食疗性药物进行合理配伍而发挥其养生、保健、防病、抗衰、延年益寿的有效方法，具有极其重要的现实意义，但在具体运用过程中一定要遵循应用原则、掌握食物性能、熟悉膳食食疗配伍理论。

第一节　应用原则

中医膳食食疗的应用原则主要包括整体性原则、三辨结合原则和平衡膳食原则，参照《中国居民膳食指南》合理地进行具体调理。

一、整体性原则

整体性原则，是中医学关于人体自身完整性、人与自然及社会环境统一性的整体性认识。祖国医学从这一基本原则出发，认为人体是相对独立的有机整体。人体的结构互相联系，不可分割；人体的功能互相协调，互相为用；在发生疾病之时，体内的各个部分亦相互影响。同时，中医认为人生活在自然和社会环境之中，人与环境之间相互影响，是不可分割的有机整体。

整体观念是古代唯物论和辩证法思想在中医学中的具体体现，它要求人们在观察、分析、认识和处理有关生命、健康和疾病问题时，必须注重人体自身的整体性，以及人与自然、社会环境之间的统一性和关联性。整体观念贯穿于中医学的生理、病理、诊法、辨证、养生、防治等整个理论体系之中，是中医学的一种思想方法，对中医膳食食疗学具有重要的指导意义。祖国医学的整体观念体现在对患者进行膳食食疗时，不仅要考虑纠正病理状态所需的主要营养素和主要食物，还要从生理、病理、防治并发症及自然环境的角度，来考虑机体此时的需要，以确定每日的餐次和每餐饮食的不同结构。

与中医膳食食疗关系密切的中医整体观念的内容，主要包括人体自身的整体性和人与自然环境的统一性。

1. 人体是一个有机的整体

（1）结构上的整体性：人体由肝、心、脾、肺、肾等五脏，胆、胃、小肠、大肠、膀胱、三焦等六腑，筋、脉、肉、皮、骨等五体，目、舌、口、鼻、耳、前阴和后阴等官窍构成。这些脏腑组织器官通过经络系统而相互沟通、彼此衔接，这种沟通和衔接具有独特的规律性，即一脏与一腑、一体、一窍共同构成一个系统，从而构成了人体的心系统（心、小肠、脉、舌）、肝系统（肝、胆、筋、目）、脾系统（脾、胃、肉、口）、肺系统（肺、大肠、皮、鼻）和肾系统（肾、膀胱、骨、耳及二阴）等五大系统。由于每个系统都以脏为首领，故五大系统以五脏为中心；而五脏当中又以心为最高统帅，故心为人体之主宰。

（2）生理上的整体性：人体以心为主宰，由脏腑、形体、官窍共同组成结构严密、表里相连、上下沟通、协调共济的统一整体，通过精、气、血、津液等物质的作用，井然有序地进行正常的生理活动。当然，在人体的整个生理活动过程中，心是"五脏六腑之大主"，起着主宰整个生命活动的核心作用。

（3）病理上的整体性：中医学在具体分析疾病时，首先着眼于整体，任何局部的病变都是人体整体病变的局部反应，整体功能失调可以直接反映于局部，因此要把局部病理变化与整体病理反映统一起来。如肝的疏泄功能失常时，不但肝脏本身会出现病变，而且常常会影响到脾的运化功能而出现腹胀食少、大便溏泄等症，也可影响肺气的宣降而见咳喘，还可影响心的功能而见胸部疼痛、烦躁不安等。

（4）诊断上的整体性：中医诊断疾病的重要思想方法是从整体出发、察外知内，常通过观察分析五官、形体、色脉等的外在变化，了解和判断内在病变，从而作出正确诊断，进而为治疗提供可靠依据。

（5）防治上的整体性：在治疗疾病方面，中医学强调在整体层面上对疾病进行多方位调节，使之恢复常态。如临床上对于口舌生疮，常常采用清泻小肠火热的方法加以治疗，这是因为心开窍于舌，心与小肠经脉互相络属，有表里相合的关系。口舌生疮多由心与小肠火盛所致，再配合清淡又富含维生素的蔬菜加以调养，能够发挥辅助药物治疗的作用。

2. 人与自然环境的统一性

人生活在自然环境之中，是整个物质世界的一部分，也就是说，人与自然环境是一个有机的整体。所以，当自然环境发生变化时，人体也会发生与之相应的变化，这属于生理范围，即生理的适应性；超越了这个范围，就是病理性反应，故《灵枢·邪客》中说，"人与天地相应也"，这种"天人一体观"就是人与自然环境的统一性。

（1）季节气候对人体的影响：春温、夏热、秋凉、冬寒；春生、夏长、秋收、冬藏的自然规律，人亦与之相应。如人体的气血、津液、脉象均呈季节性变化。春夏之季，阳气发越，气血趋表，人体多汗少尿，脉多浮大；秋冬之季，阳气内敛，气血趋里，人体多尿少汗，脉多沉细，这充分体现了人体生理活动与季节相应的变化规律。

天人相应，顺应自然，这是中国传统养生的重要原则和基本观点之一。饮食养生也要遵循顺应起居习惯和自然规律的原则。由于四季气候存在着春温、夏热、暑湿、秋凉及冬寒的特点，而人的生理、病理过程又受气候变化的影响，故要注意使食物的选择与之相适应。《礼记·内则》上说："凡和，春多酸，夏多苦，秋多辛，冬多咸，调以滑甘。"明代医家张景岳说："春应肝而养生，夏应心而养长，长夏应脾而变化，秋应肺而养收，冬应肾而养藏。"

（2）昼夜晨昏对人体的影响：《灵枢·顺气一日分为四时篇》说："以一日分为四时，朝则为春，日中为夏，日入为秋，夜半为冬。"虽然昼夜气温的升降变化不如四季变化那么明显，但人体也随之产生相应的阴阳消长变化，正如《素问·生气通天论》说："故阳气者，一日而主外，平旦人气生，日中而阳气隆，日西而阳气已虚，气门乃闭。"正因为人体有这种阳气的昼夜变化规律，所以人们的作息与饮食必须与它相适应。

自古以来，人们就有"早饭宜好，午饭宜饱，晚饭宜少"养生之说。早晨是胃经当令的时间，气血在这时已经完全生发起来，需要补充更多的能量以供人体，尤以稀、干搭配进食为佳，不仅摄取了营养，也感觉舒适；午饭是人体为下午的活动之需储备能量，因而午餐主食分量要大一些，副食花样要多一些，而且可以在午餐后多吃一些水果，有利于消化；晚饭进食要适当少些，否则会直接影响睡眠，造成营养过剩。另外，也不能食后就睡，《千金要方·道林养性》说："饱食即卧，乃生百病。"

（3）地域环境对人体的影响：如东南地区，气候温暖而湿润，故人体的腠理多稀疏；西北地区，气候寒冷而干燥，故人体的腠理多致密。人们一旦易地而居，生活环境发生突然改变，起初多感不太适应，但经过一段时间以后，就会逐渐适应。

（4）社会环境的影响：人是整个社会的组成分子，社会环境因素无时无刻地影响着人体的生理病理。因此，在疾病的预防和治疗时，必须充分考虑社会因素，尽量避免不利的社会因素对人体身心健康造成负面影响，积极创造有利的社会环境，并通过精神调摄提高对社会环境的适应能力，以维持人体健康，预防疾病发生，促进疾病康复。

二、三辨结合原则

"辨体"、"辨病"、"辨证"相结合，有利于人们对疾病本质的全面认识。"体质"、"证型"、"疾病"分别从人体与疾病两个不同角度来反映机体的生理功能和病理状态，它们分别对个体所患疾病本质反映的侧重面有所不同。体质主要阐述自身个体区别于他人的形态结构、生理机能、心理状态，以及具有相同体质类型的人，对某些疾病的易感性和疾病发展的倾向性等方面的共同特点。而证候主要阐述某一疾病在发展变化过程中，在某一阶段的病因、病位、病性、邪正关系等方面的机体反应状态区别于其他疾病的特点。病则侧重从贯穿疾病始终的根本矛盾上认识病情。辨体所指向的目标主要是"人"，将人作为研究的主体；辨证的指向目标是"态"，将疾病某一阶段的病理特点与规律作为研究的主体；辨病的研究指向目标则是"疾病"全过程的病理特点与规律。

1. 辨体施膳

辨体施膳即以人的体质作为认知对象，从不同的体质状态及体质分类特性，把握其健康与疾病的整体要素与个体差异，制定膳食食疗原则，选择相应的食疗方法，从而进行"因人制宜"的干预措施。在临床上，对疾病的防治措施和治疗手段，应建立在对体质辨识的基础上，充分考虑到本人的体质特征，并针对其体质特征采取相应的治疗措施。在疾病发生之时，处方用药不仅要考虑对"证"治疗，消除疾病的临床症状，还应辨明体质，求其"本质"，辨体论治，改善体质。否则，即使疾病的临床症状得以消除，如果其病理体质存在，仍会成为再次发病的基础。

辨体施膳包括辨体质状态，如体质强弱、形体胖瘦、年龄长幼、南北居处、奉养优劣，以及对季节、气候、地域变更的适应性等。辨体质分类，如阴虚之体、阳虚之体、气虚之体、痰湿之体等不同体质的区别，或补其阴，或温其阳，或益其气，或利其湿等，以恢复其阴阳平衡，实即治本之意。

2. 辨证施膳

辨证施治（包括施养、施药、施膳）是中医认识疾病和治疗疾病的基本原则，辨证即是认证和识证的过程。证是对机体在疾病发展过程中某一阶段病理反应的高度概括，包括病变的部位、原因、性质及邪正关系，反映这一阶段病理变化的本质。中医学认为，疾病发生发展的全过程是动态变化的，一种疾病可随着病因、体质、年龄、气候、地域或发展阶段等因素的变化，表现为不同的证候。辨证施膳即根据不同的病证来选配食物，如虚证宜用补益之品，实证宜用祛邪之品，表证宜用发散之品，里实宜用通泄之品，寒证宜用温里之品，热证宜用清泻之品等等。

3. 辨病施膳

辨病是对疾病病理变化全过程的深入认识，它强调疾病内在的生理、病理变化规律，只有把握疾病，才能在临床中自觉地、主动地、有预见性地加以治疗。一种疾病的发生发展变化，在病理生理上具有其独特的内在规律，尽管在不同人体和疾病的不同阶段，其证候的表现有异，但它固有的变化规律依然存在，在治疗中必须注意到病的特殊性。辨病是以疾病全过程的病理特点与规律为目标，是从总体上对某一疾病发生、发展规律的认识，故食疗也讲究辨病施治，如失眠病，无论呈现何证，均宜用莲子等；消渴病，宜食用南瓜、山药；瘿瘤病，宜食用海带等等。

三、平衡膳食原则

平衡膳食原则，即在可能的情况下，尽可能食用多种食物，使种类齐全、数量充足、比例适当，避免偏食。服食具有养生保健作用的饮食，必须重视营养全面，均衡适量，由于人的饮食以适宜适量为度，饥饱失常、营养失衡均会损伤机体，体质状况也会因此而发生改变。如《素问·五脏生成篇》中指出："多食咸，则脉凝涩而变色；多食苦，则皮槁而毛拔；多食辛，则脉急而爪枯；多食酸，则肉胝绉而唇揭；多食甘，则骨痛而发落。"由此可见，尽管食物都有营养机体的作用，但因其性能不同，如果偏嗜，不仅起不到营养作用，反而会导致脏腑功能失调，阴阳乖戾，危害健康，滋生疾病。因此，平衡膳食也就自然而然地成为食疗中的一个重要应用原则。那么，应该怎样平衡膳食呢？其内容包括营养均衡和荣养五脏两个方面。

1. 营养均衡

营养均衡主要指营养素均衡。目前已知保持人体正常状态所需的营养素有蛋白质、脂肪、碳水化合物、水、纤维素、维生素、微量元素等七大类五十多种。对于人体所需的基本这些营养素而言，搭配合理，营养均衡十分重要。现代研究表明，哪种营养素长期缺乏或经常缺乏，都会带来一系列的生理功能改变，甚至发生疾病。下面对目前已经研究较为明确的营养素作以简单介绍：

（1）蛋白质：蛋白质是人体的重要组成部分，是人体生长发育所必须的营养物质。每一种氨基酸都有它特定的功能，是维持人体健康所需的基本物质。目前已知蛋白质类别有 22 种氨基酸，其中 8 种为必需氨基酸。必需氨基酸只能从食物中摄取，其余氨基酸可以在人体中自然合成。

（2）脂肪：人体中的脂肪是供机体内氧化代谢的物质，与糖类、蛋白质密切相关。脂肪有饱和脂肪酸和不饱和脂肪酸两种基本的类型。一些不饱和脂肪酸是人体必需的脂肪酸，如亚油酸和亚麻酸，它们还是大脑和神经系统、心血管系统、免疫系统及皮肤必需的营养物质，如果缺乏这些物质，就很容易发生心脑血管疾患。

（3）碳水化合物：平时人体内的能量来源是可快速释放能量的碳水化合物，其在短时间内可释放出大量的热量，为人体迅速提供能量；缓慢释放能量的碳水化合物可提供更持久的能量，有益于人体健康。

（4）水：水是人体重要的组成部分，是维持生命的重要物质。适当饮水可以利尿、排毒、稀释有关代谢产物、润肠、通便、预防泌尿系统感染，调节机体各种生理机能，调节体温，保持人体健康。

（5）纤维素：纤维素在人体内具有较为重要的营养价值。日常饮食中若能摄入足量的纤维素，则能使人体免除心血管、消化道、糖尿病、肥胖症、内分泌代谢失调等疾患；可使肠内代谢产物快速排泄出去，预防便秘，防止肠道疾患；可调节热量的摄入，维持血糖平衡；可降低体内胆固醇的含量，防止动脉硬化。

（6）维生素：维生素是低分子有机化合物，不但是维护人体健康的重要物质，而且也是维持生命的必需物质。在正常情况下，人体对维生素需求量很小，但如果缺乏维生素则会影响人体健康。各类维生素广泛存在于天然食物之中，不能在体内产生和合成，因此需要从日常的饮食中摄取。维生素有脂溶性和水溶性两大类，脂溶性维生素要依靠大量的脂肪和矿物质才能被消化吸收，可在体内储存，但如果储存量过大时反而会对身体产生危害，这类维生素有维生素 A、B_{12}、D、E、K 等；另一类维生素为水溶性维生素，能溶于水。水溶性维生素除被人体利用外，其余部分在 2～5 小时内随尿液、汗液排出体外，无法贮存在体内，必须依靠一日三餐或多餐饮食来补充，这类有维生素 B_1、B_2、B_6、C 等。

目前已知的维生素有维生素 A、维生素 B_1、维生素 B_2、维生素 B_3、维生素 B_5、维生素 B_6、维生素 B_{12}、维生素 H、维生素 C、维生素 D、维生素 E、维生素 M、维生素 K、维生素 P、胆碱、肌醇等 16 种。

（7）矿物质：矿物质也称为无机盐，包括常量元素和微量元素，是维持人体活动的重要营养物质，在维持人体健康中起着重要的作用。目前已知供人体需要的常量元素有钙、磷、镁、钾、钠、氯、硫等 7 种，人体必需的微量元素有铁、锌、碘、硒、铜、钼、铬、钴等 8 种，人体可能必需的微量元素有锰、硅、硼、钒、镍等 6 种，具有潜在的毒性，但在低剂量时可能具有人体必需功能的微量元素有氟、铅、镉、汞、砷、铝、锡等 7 种。钙、磷、镁有助于骨骼和牙齿的健康，维持体内细胞正常生理状态。氧气在体内的传输是由一种镁化合物完成的；神经信号的传输需要依靠钙、镁、钠、钾；锌有助于体力的恢复，硒和锌能满足增强人体免疫系统功能的需要；镁、锰、锌等有助于维持大脑的正常活动。

现代人的饮食，应有足量的碳水化合物和水，适量的蛋白质、脂肪、纤维素，同时也需要矿物质和维生素的供给，尤其对于不能在人体储存的水溶性维生素及部分必需氨基酸和脂肪酸，应及时予以供给。

2. 荣养五脏

荣养五脏主要指食物的性、色、味均衡，且阴阳平衡。《黄帝内经》中就创立了食物五味及其与五脏相关的理论，提出"五谷为养，五果为助，五畜为益，五菜为充，气味合而服之，以补益精气"的荣养五脏饮食原则。中医认为饮食中性、色、味合理搭配，谋求阴阳平衡十分重要。中医膳食食疗十分重视饮食方式、膳食结构的合理性，认为只有同时遵循食物的营养性和药性理论，遵循人体的生理规律，才能使饮食符合人体不同体质及生理的基本需求。

（1）合理的饮食方式

"早饭要吃好、午饭要吃饱、晚饭要吃少"是全世界通用的饮食方式，可为什么要选择一日三餐呢？《养生避忌》中指出："善养生者，先饥而食，食勿令饱；先渴而饮，饮勿令过。食欲数而少，不欲顿而多。"而人们不可能因需"数而少"，每天只忙着吃喝，当然还需要参加社会劳动。那么这个"数"，则是指及时提供既无法在体内储存，也无法在体内合成的营养素。现代研究证实，部分维持正常生理活动必需的营养素，如水溶性维生素等，既无法在体内储存，也无法在体内合成，且在体内的代谢时间较短，只有 2 ~ 3 小时，加上消化吸收的时间，人体通过一次饮食拥有它们的时间为 4 ~ 6 小时。由此推算，人每日至少应吃三餐，才能满足人体正常的生理需要。"每日三餐"是为了达到"数而少"要求中最少的餐次，也就是说，一日至少应吃三餐，才能满足人体健康状态的基本需求。所以，一日三餐既是适应社会劳动的需要，同时也是维持正常代谢，满足人体保持阴平阳秘体质状态需要的饮食方式。当然，在妊娠期、儿童期、中小学生期、过量运动时、某些疾病等特殊情况下，饮食方式可以有所不同。如一些人在妊娠初期，妊娠反应严重，要采取少量多餐的饮食方式；妊娠中后期、儿童期（断奶后）、中小学生期等，营养需求较大，可采取一日四餐或一日五餐的饮食方式；过量运动时，则要及时加餐以补充身体所需；在某些疾病情况下，饮食方式则要根据病情进行适当灵活的调整。

　　（2）合理的膳食结构

　　膳食结构是指膳食中各类食物的数量及其在膳食中所占的比例结构。由于影响膳食结构的诸多因素是在逐渐变化的，所以膳食结构也不是一成不变的，人们可以通过均衡调节各类食物所占的比重，充分利用食品中的各种营养，从而达到膳食平衡，促使其向更利于健康的方向发展。目前，国际上趋向于主张以蔬菜、水果、谷类为主，以肉、蛋、奶为辅的饮食结构。中医临床辨证施膳认同日常养生的饮食结构，在亚健康防治及临床工作中则更进一步要求饮食结构与体质状态相匹配。

　　为了给人民群众提供最基本的科学健康膳食原则和方法，卫生部委托中国营养学会组织专家，经过长时间的深入研究和探讨，出台并制订了《中国居民膳食指南（2011）》（见附录）。《膳食指南》以先进的科学研究成果为基础，密切结合我国居民膳食营养的实际情况，规划了各年龄段居民合理的营养摄取方法，避免因不合理膳食带来的各种疾病，因此具有重要的指导意义。

第二节　食物性能

　　中医膳食食疗的食性理论，源于古代对"药食同源"、"药食同性"的传统认识。在药食同源方面，早在我国远古时期，人类在艰难谋求生存的觅食与防病治病的摸索实践过程中，对于药与食，开始之时并没有严格的区分，均源于自然界的天然植物或动物。经过长期的尝试，逐渐发现有些食物，既能充饥饱腹，又有治病强身作用，具有药食皆宜的特性，故有"药食同源"之说。按照"药食同性"之观点，药物与食物之间，具有某些相同的性能特点，便有相近的功效；食物与食物之间，或食物与药物之间相互配合，用以治疗某些病证，相得益彰，故有"药食同性"之说。其后，药物与食物之间出现了逐渐分化，随着中药学理论、中医药膳学理论的日益完善和成熟，中医膳食食疗学也趋于成熟。对于常用的食物，也按中药学药性理论来加以分类总结，对食物的性能、功效、应用等方面的认识，获得了很大的理论升华。这些发展历程，充分体现于历代本草学著作、药膳食疗学著作之中。中医膳食食疗学的药性理论与中药学的药性理论完全相同，包括了四气五味、归经功效、升降浮沉与饮食宜忌等内容，只不过食物的偏性（即性能）不如药物那么显著，安全性更强，具有可食可药的双重性，诸如山药、薏苡仁、莲子、大枣、生姜等等。

一、食物的四气五味

食物与药物一样，具有四气、五味的特性，通常简称为气味或性味。性与味是体现食物性能的两个方面。自古以来，各种膳食食疗书籍或中药书籍在论述每一种食物时，都首先标明其性味，这对于认识各种食物的共性和个性，均有直接的实际指导意义。

1. 四气

四气又称四性，是指食物所具有的寒、热、温、凉四种不同属性，它是根据实际疗效反复验证后归纳出来的，是从内在性质方面对食物多种食疗效用的高度概括。其中寒和凉为同一性质，只是在程度上有所不同，即凉次于寒；温和热为同一性质，也只是在程度上有所不同，即温次于热。因此，食物的四气，从实质上是说明食物寒、凉、温、热四种不同的性质。此外，对于某些食物，还有微寒、微热等表述，则进一步区别寒和热的程度。凡属于寒凉性食物，多具滋阴、清热、泻火、凉血、解毒等作用，主要用于热性体质和热性病证，如苦瓜、香蕉、西瓜、马齿苋、鱼腥草等；凡属温热性食物，多具有温经、助阳、活血、通络、散寒等作用，主要用于寒性体质和寒性病证，如姜、胡椒、韭菜、狗肉、鹿茸等；此外，还有一类食物在四气上介于寒凉与温热之间，即寒热之性不明显，则称之为平性，如乌骨鸡、淮山药、薏苡仁、莲子等。平性食物性质平和，不仅平常养生时多用，而且在食疗上也可根据不同情况，广泛应用或配伍使用。从上可知，四气实际上是把食物分为寒、凉、温、热及平性五大类。在常用食物中，平性食物居多，温热性食物次之，寒凉性食物最少。

2. 五味

五味是指食物所具有的酸、苦、甘、辛、咸五种不同的味道，是历代医家在长期实践过程中，以脏腑经络理论为基础，采用五行学说理论总结归纳而成。食物的五味是人们通过长期的实践所获得的疗效而确定的，食物的味最早是以口味感觉来确定的。随着对食物认识的不断深入，已由最初的口感发展成抽象的概念，即以食物的性质和作用，来确定食物性能理论上所属的味。

酸：能收、能涩，有收敛、固涩作用。如治自汗、盗汗、久咳的乌梅，即具有酸味；另外，酸能生津、安蛔，如木瓜、醋等；酸味食物大多能收敛邪气，凡邪未尽之证均当慎用。

苦：能泄、能燥，具有清热、降泄、燥湿等作用。如苦瓜味苦能清泄热邪，善治火热内盛、痈肿丹毒；橘皮味苦能燥，善治湿痰内阻之咳嗽、咯痰。苦味药大多能伤津、伐胃，津液亏虚及脾胃虚弱者不宜大量使用。

甘：能补、能缓、能和，有补虚、和中、缓急、调和等作用。诸如用于补虚的核桃仁、枸杞子、芝麻；用于和中缓急、解药食之毒的蜂蜜等。此外，甘味食物多质润而善于润燥，甘味肥腻食物大多腻膈碍胃，令人中满，凡湿阻、食积、中满气滞者应当慎用。

辛：能散、能行，有发散、行气、活血作用。如用于发散的葱、薄荷、姜等，用于散寒的辣椒，用于行气的洋葱，用于活血的酒等，都具有辛味。辛味食物大多能耗气伤阴，所以气虚阴亏者慎用。

咸：能软、能下，具有软坚、润下、养血等作用。用于瘰疬、痰核的海带、海藻，擅治癥瘕的鳖甲等，均具咸味。盐类咸味食物不宜多食，脾虚便溏者慎用。

食物除有上述五味之外，还有淡味和涩味。其中淡味食物能渗、能利，有渗湿、利水作用，如治水肿、小便不利的冬瓜、薏苡仁等；淡味食物过用，亦能耗伤津液，故凡阴虚津亏者慎用。涩味食物具有收敛固涩作用，与酸味食物的作用基本相同。如用于小儿泄泻的石榴皮，治崩漏的花生红衣等，均具涩味。涩味食物易于敛邪，邪气未尽者应当慎用。除此之外，尚有芳香之味，芳香性食物大多具有醒脾、开胃、行气、化湿、化浊等作用，如柑、佛手、芫荽、芹菜等。每种食物所具有的味可以是一种，也可以兼有几种。五味的阴阳属性可以归纳为：辛、甘、淡属阳，酸（涩）、苦、咸则属阴。

气和味是从两个方面来说明食物性能的，每一种食物都具有气和味，各自显示了食物的部分性能。因此，全面而准确地认识和使用食物时，气和味必须综合起来考虑，才能达到理想的食疗效果。

二、食物的归经

归经，是指食物对某些脏腑经络的病变能发挥主要治疗作用。食物归经的不同，治疗作用也不同。如寒性食物，虽然均具有清热的作用，但有的能清肝火，有的则清肺热；再如温补食物，也有补肺、补脾、补肾的不同。所以，中医进行饮食调理时，首先要根据脏腑、经络所表现的不同"证"，来确定病变所在的不同脏腑，然后选用相应归经的食物加以治疗。如见气喘、咳嗽的肺经病变，可选用杏仁、梨等能治肺经病变的食物为君药；若见心悸、失眠的心经病变，则须选用茯苓、玫瑰花等能治心经病变的药食为君药加以治疗。食物归经理论，对指导中医食疗配方具有重要意义。因此，熟悉并掌握食物性能、归经等特点，是正确使用中医膳食食疗的前提条件。

第三节　配伍理论

中医膳食食疗配伍理论，是在中医基础、中药学、方剂学等理论指导下，遵循中医膳食食疗配伍原则，认真选择指导食物配伍的中医治法，依照中医膳食食疗配伍的宜忌，辨证选食，合理搭配。

一、中医膳食食疗配伍原则

中医膳食食疗中的食物配伍，包括食物与食物之间、食物与药物之间两个方面。配伍既要遵循方剂学中的"君、臣、佐、使"配伍原则，又应考虑食疗方或药物与食物的主次关系，遵循中医膳食食疗的治法，合理搭配。

1. 主要食材：是中医饮食调理套餐中的主要原料，在套餐中为"君"，发挥主要养生保健作用的食物。

2. 辅助食材：是辅助主料发挥作用的原料，以及为均衡阴阳和均衡营养的辅助原料，在套餐中为"臣"的食物。

3. 佐使原料：是套餐中兼顾针对次要症状使用的食物和引经食物，以及调料等。

二、指导食物配伍的中医治法

1. 依据五行相生规律指导食物配伍的治法：常用依据五行相生规律指导食物配伍的治法有滋水涵木法、益火补土法、培土生金法、金水相生法等。

滋水涵木法：是滋肾阴以养肝阴的治法，又称滋肾养肝法、滋补肝肾法。适用于肾阴亏损而肝阴不足，或肝阳上亢之证。

益火补土法：是温肾阳以补脾阳的治法，又称温肾健脾法、温补脾肾法。适用于肾阳衰微而致脾阳不振之证。必须说明的是，按五行生克次序来说，心属火，脾属土，火不生土应当是心火不生脾土，益火补土应是温心阳以暖脾土。按照命门学说的观点，认为命门之火具有温煦脾土的作用。因此，目前临床上多将"益火补土"法用于肾阳（命门之火）衰微而致脾失健运之证。

培土生金法：是健脾生气以补益肺气的治法，主要用于脾气虚衰，生气无源，以致肺气虚弱之证，若肺气虚衰，兼见脾运不健者，亦可应用。

金水相生法：是滋养肺肾之阴的治法，亦称滋养肺肾法，主要用于肺阴亏虚，不能滋养肾阴，或肾阴亏虚，不能滋养肺阴的肺肾阴虚证。

2. 依据五行相克规律指导食物配伍的中医治法：常用依据五行相克规律指导食物配伍的中医治法有：抑木扶土法、培土制水法、佐金平木法、泻南补北法等。

抑木扶土法：是疏肝健脾或平肝和胃以治疗肝脾不和或肝气犯胃病证的治法，又称疏肝健脾法、调理肝脾法（或平肝和胃法）。适用于木旺乘土或土虚木乘之证。临床应用时，应依据具体的不同情况而对抑木和扶土法有所侧重。如用于木旺乘土之证，则以抑木为主，扶土为辅；若用于土虚木乘之证，则应以扶土为主，抑木为辅。

培土制水法：是健脾利水以治疗水湿停聚病证的治法，适用于脾虚不运，水湿泛滥而致水肿胀满之证。

佐金平木法：是滋肺阴、清肝火以治疗肝火犯肺病证的治法，也可称为"滋肺清肝法"，适用于肺阴不足，肃降不及的肝火犯肺证。若属肝火亢盛，上升太过，耗伤肺阴的肝火犯肺证，当清肝平木为主，兼以滋肺阴以肃降肺气为治。

泻南补北法：是泻心火补肾水以治疗心肾不交病证的治法，又称为泻火补水法、滋阴降火法，适用于肾阴不足，心火偏旺，水火不济，心肾不交之证。因心主火，火属南方；肾主水，水属北方，故称泻南补北法。由于心火独亢于上，不能下交于肾，则应以泻心火为主；若因肾水不足，不能上奉于心，则应以滋肾水为主。

3. 依据五行生克规律指导情志疾病食物配伍的中医治法：中医认为人的情志活动属五脏功能之一，而情志活动异常，又会损伤相应内脏。由于五脏之间存在相生相克的关系，故人的情志变化也有相互抑制作用。临床上可以运用不同情志变化的相互抑制关系来达到治疗相应情志病变的治疗目的。如：怒伤肝，悲胜怒（金克木）；喜伤心，恐胜喜（水克火）；思伤脾，怒胜思（木克土）；忧伤肺，喜胜忧（火克金）；恐伤肾，思胜恐（土克水），这就是情志病治疗中的所谓"以情胜情"之法。

三、中医膳食食疗配伍选料

中医膳食食疗配伍选料，也同样要考虑到食物与食物之间、药物与食物两个方面的合理配伍。中药学、方剂学的配伍规律，包括单行、相须、相使、相畏、相恶、相反等，中医临床辨证施膳只选用相须与相使的配伍。

相须：是指性能功效相似的食物或药物与同类食物配合使用，均作主料，取其协同作用，可以直接增强中医食疗套餐的效用，也属相宜的配伍。食物之间的配伍，如具有益气作用的五谷，如大米、莲子、山药、黑米、大枣相互配用，具有健脾益气的作用；益气五谷与母鸡汤配用，可显著增强补气强体作用；药物与食物之间的配伍，如黄芪与母鸡配用，可显著增强补气强体的作用；附片与狗肉配用，具有明显温阳强体的作用等。

相使：是指性能功效相近的食物或药物与同类食物配合使用，不作主料，而作辅料，也取其协同作用，可以协助主料增强中医食疗套餐的效用，也属相宜的配伍。如中医食疗益气套餐中，以益气五谷与母鸡汤健脾益气为主，辅以苹果、山楂、桃、洋葱、甘蓝、胡萝卜等健胃理气，生津益胃，就属相使为用。

四、中医膳食食疗配伍的宜忌

中医临床辨证施膳配伍的宜忌，这在生活实际中也非常重要，其具体内容包括相宜配伍和配伍禁忌两个方面。

1. 相宜配伍：相宜配伍具有两方面的含义，一是指食物的性能与中医对疾病辨证或对体质辨识的属性相符，或与所用中药复方的性能相符，则宜配用。如寒凉类食物，适用于热证和体质偏热者选用，用于辅助治疗热证的药物；温类的药食，适用于寒证和体质偏寒者选用，用于辅助治疗寒证的药物。二是药性与食性相同，取其同性相助的协同作用，配合使用，以增强套餐的效用。

2. 配伍禁忌：配伍禁忌也包括两方面的含义，一是药食性能与中医对疾病辨证或对体质辨证的属性不符，则不宜配用。如寒凉类药食，不宜于寒证和体质偏寒者选用；温热类药食，不宜于热证和体质偏热者选用，当予禁忌。二是食物与食物之间或食物与药物之间，具有相畏、相恶、相克及相反作用时，也不宜配合使用，均属古代食禁的范围。如鳖肉忌苋菜、地黄忌各种动物血、葱忌蜂蜜、甘草忌猪肉、附子忌豉汁、牛乳忌酸味食品等，所有这些古代对食禁的认识，至今仍然值得我们进一步研究。近现代食疗专家学者，又提出了许多疾病与饮食禁忌的新观点，如豆腐不能与菠菜、空心菜同煮服食，柿子不能与牛乳同服，痛风病人不宜饮用啤酒，过敏性疾病不宜食虾等，这些观点也值得大家借鉴参考。由此可见，在中医膳食食疗选料配方时，应当遵循这些认识，做到勿犯禁忌，合理配膳。

附：《中国居民膳食指南》（2011 年版）

为了给我国广大居民提供最基本、最科学的健康膳食信息，国家卫生部委托中国营养学会组织专家，制订了《中国居民膳食指南》（2011 年版）。《中国居民膳食指南》以先进的科学证据为基础，密切联系我国居民膳食营养的实际，对各年龄段的居民摄取合理营养，避免由不合理的膳食带来疾病具有普遍的指导意义。今后 10 ~ 20 年，是中国改善国民营养健康的关键战略时期，希望全社会的广泛参与，大力推广和运用《中国居民膳食指南》，科学改善国民营养健康素质，为全面建设小康社会奠定坚实的人口素质基础。

第一部分　一般人群膳食指南

一般人群膳食指南适用于 6 岁以上人群，共有 10 个条目。"提要"是该条目的核心内容；"说明"阐述与该条目相关的知识或消费者关心的问题；"参考材料"提供一些研究资料或有用的数据。

一、食物多样，谷类为主，粗细搭配

人类的食物是多种多样的，各种食物所含的营养成分不完全相同，每种食物都至少可提供一种营养物质。平衡膳食必须由多种食物组成，才能满足人体各种营养需求，达到合理营养、促进健康的目的。

谷类食物是中国传统膳食的主体，是人体能量的主要来源。谷类包括米、面、杂粮，主要提供碳水化合物、蛋白质、膳食纤维及 B 族维生素。坚持谷类为主是为了保持我国膳食的良好传统，避免高能量、高脂肪和低碳水化合物膳食的弊端。人们应保持每天适量的谷类食物摄入，一般成年人每天摄入 250g ~ 400g 为宜。另外要注意粗细搭配，经常吃一些粗粮、杂粮和全谷类食物。稻米、小麦不要研磨得太精，以免所含维生素、矿物质和膳食纤维流失。

说明：此段文字重点论述了谷类为主是平衡膳食的基本保证；粗细搭配有利于合理摄取营养素。没有不好的食物，只有不合理的膳食，关键在于平衡；人体必需的营养素和食物成分有哪些？食物多样化才能摄入更多有益的植物化学物质以及怎样正确理解血糖生成指数等。同时还分析了人们对于谷类食物营养的认识误区，如大米、面粉越白越好；主食吃得越少越好及吃碳水化合物容易发胖等。

二、多吃蔬菜水果和薯类

新鲜蔬菜和水果是人类平衡膳食的重要组成部分，也是我国传统膳食重要特点之一。蔬菜及水果能量低，是维生素、矿物质、膳食纤维和植物化学物质的重要来源。薯类含有丰富的淀粉、膳食纤维及多种维生素和矿物质。富含蔬菜、水果和薯类的膳食对保持身体健康，保持肠道正常功能，提高免疫力，降低患肥胖、糖尿病、高血压等慢性疾病风险具有重要作用。推荐我国成年人每天吃蔬菜 300g ~ 500g，水果 200g ~ 400g，并注意增加薯类的摄入。

说明：此段文字分别论述了蔬菜的营养特点，水果的营养特点和薯类的营养特点；介绍了绿色蔬菜的概念，怎样选择蔬菜，怎样合理烹调蔬菜和如何吃薯类；说明了膳食纤维是人体必需的膳食成分，以及蔬菜与水果不能相互替换的道理。

三、每天吃奶类、大豆或其制品

奶类营养成分齐全，组成比例适宜，容易消化吸收。奶类除含丰富的优质蛋白质和维生素外，含钙量较高，且利用率很高，是膳食钙质的极好来源。各年龄段人群适当多饮奶有利于骨健康，建议每人每天平均饮奶300ml左右，有高血脂和超重肥胖倾向者应选择低脂奶、脱脂奶。

大豆含丰富的优质蛋白质、必需脂肪酸、多种维生素和膳食纤维，且含有磷脂、低聚糖，以及异黄酮、植物固醇等多种植物化学物质。应适当多吃大豆及其制品，建议每人每天摄入30g～50g大豆或相当量的豆制品。

说明：此段文字阐述了奶及奶制品的营养价值和为什么我国居民要增加饮奶量；介绍了奶及奶制品的常见品种，提醒消费者含乳饮料不等同于奶，以及脱脂奶或低脂奶适用于哪些人；说明了饮奶可促进儿童生长发育、饮奶有利于预防骨质疏松及每日喝多少奶合适的道理。另外还介绍了大豆及其制品的营养特点和鼓励国人增加大豆及其制品消费的依据。

四、常吃适量的鱼、禽、蛋和瘦肉

鱼、禽、蛋和瘦肉均属于动物性食物，是人类优质蛋白、脂类、脂溶性维生素、B族维生素和矿物质的良好来源，也是平衡膳食的重要组成部分。瘦畜肉铁含量高且利用率好；鱼类脂肪含量一般较低，且含有较多的不饱和脂肪酸；禽类脂肪含量也较低，且不饱和脂肪酸含量较高；蛋类富含优质蛋白质，各种营养成分比较齐全，是很经济的优质蛋白质来源。

目前我国部分城市居民食用动物性食物较多，尤其是食入的猪肉过多，其实，人们应适当多吃鱼、禽肉，减少猪肉摄入。相当一部分城市和多数农村居民平均吃动物性食物的量还不够，还应适当增加。动物性食物一般都含有一定量的饱和脂肪和胆固醇，摄入过多可能增加患心血管病的危险性。

说明：本段文字分别论述了鱼类和其他水产动物的营养价值，禽类的营养价值，蛋类及蛋制品的营养价值及畜肉类的营养价值；解释了如何选择动物性食品，应合理烹调鱼、禽、蛋和瘦肉，以及饱和脂肪酸与人体健康的关系。

五、减少烹调油用量，多吃清淡少盐膳食

脂肪是人体能量的重要来源之一，并可提供必需脂肪酸，有利于脂溶性维生素的消化吸收，但是脂肪摄入过多是引起肥胖、高血脂、动脉粥样硬化等多种慢性疾病的危险因素之一。膳食盐的摄入量过高与高血压的患病率密切相关。食用油和食盐摄入过多是我国城乡居民共同存在的营养问题。为此，建议我国居民应养成吃清淡少盐膳食的习惯，即膳食不要太油腻，不要太咸，不要摄食过多的动物性食物和油炸、烟熏、腌制食物。

说明：本段文字论述了为什么要食用烹调油和烹调油的营养特点，烹调油每天摄入量

不宜超过25g或30g的依据。告诫消费者要远离反式脂肪酸和油炸食品不宜多吃。还说明我们为什么要吃盐，吃多了盐对健康的危害，一天吃多少食盐合适以及在日常生活中如何减少食盐摄入量。

六、食不过量，天天运动，保持健康体重

进食量和运动是保持健康体重的两个主要因素，食物提供人体能量，运动消耗能量。如果进食量过大而运动量不足，多余的能量就会在体内以脂肪的形式积存下来，增加体重，造成超重或肥胖；相反若食量不足，可由于能量不足引起体重过低或消瘦。正常生理状态下，食欲可以有效控制进食量，不过有些人食欲调节不敏感，满足食欲的进食量常常超过实际需要，食不过量对他们意味着少吃几口，不要每顿饭都吃到十成饱。由于生活方式的改变，人们的身体活动减少。目前，我国大多数成年人体力活动不足或缺乏体育锻炼，应改变久坐少动的不良生活方式，养成天天运动的好习惯，坚持每天多做一些消耗能量的活动。

说明：阐述了部分与健康体重及适量活动相关的14个问题：1. 健康体重的判断标准是什么？2. 能量平衡怎样影响体重？3. 体重异常有什么危害？4. 目前我国居民体重情况和参加运动锻炼的现状。5. 怎样理解食不过量，成年人每日大约应该吃多少？6. 胖子是一口口吃出来的。7. 什么叫身体活动？8. 运动对健康的有益作用。9. 健康成年人的适宜身体活动量是多少？10. 如何掌握适宜的运动强度？11. 坚持锻炼才能持久受益，也使运动更加安全。12. 锻炼应量力而行，循序渐进。13. 运动时应该注意的安全事项。14. 控制体重应当减少能量摄入和增加身体活动并重。

七、三餐分配要合理，零食要适当

合理安排一日三餐的时间及食量，进餐定时定量。早餐提供的能量应占全天总能量的25%～30%，午餐应占30%～40%，晚餐应占30%～40%，可根据职业、劳动强度和生活习惯进行适当调整。一般情况下，早餐安排在6：30－8：30，午餐在11：30－13：30，晚餐在18：00－20：00进行为宜。要天天吃早餐并保证其营养充足，午餐要吃好，晚餐要适量。不暴饮暴食，不经常在外就餐，尽可能与家人共同进餐，并营造轻松愉快的就餐氛围。零食作为一日三餐之外的营养补充，可以合理选用，但来自零食的能量应计入全天能量摄入之中。

说明：本段文字阐述了要合理分配三餐的时间和食物量，应天天吃早餐并保证营养充足，午餐要吃好，晚餐要适量的道理；告诫人们不暴饮暴食，在外就餐的一些注意事项以及如何选择和营造愉快的就餐环境。关于零食部分，解释了怎样合理选择零食，坚果好吃但不宜过量及吃零食要注意口腔健康等问题。

八、每天足量饮水，合理选择饮料

水是膳食的重要组成部分，是一切生命必需的物质，在生命活动中发挥着重要功能。体内水的来源有饮水、食物中含的水和体内代谢产生的水；水的排出主要通过肾脏，以尿液的形式排出，其次是经肺呼出，经皮肤和随粪便排出。进入体内的水和排出来的水基本相等，处于动态平衡。饮水不足或过多都会对人体健康带来危害，饮水应少量多次，要主

动，不要感到口渴时再喝水；饮水最好选择白开水。

饮料多种多样，需要合理选择，如乳饮料和纯果汁饮料含有一定量的营养素和有益膳食成分，适量饮用可以作为膳食的补充。有些饮料添加了一定的矿物质和维生素，适合热天户外活动和运动后饮用，有些饮料只含糖和香精香料，营养价值不高。有些人，尤其是青少年，每天喝大量含糖的饮料代替喝水，这是一种不健康的习惯，应当改正。

说明：解释了9个相关问题：1. 水是生命之源。2. 饮水不足或过多的危害。3. 人体水的来源和排出。4. 建议的饮水量。5. 饮水的时间和方式。6. 饮用水的分类和要求。7. 不宜饮用生水、蒸锅水。8. 饮茶与健康。9. 合理选择饮料。

九、饮酒应当适量

在节假日、喜庆和交际的场合，人们饮酒是一种习俗。酒中的酒精含能量高，白酒基本上是纯能量食物，不含其他营养素。无节制地饮酒，会使食欲下降，食物摄入量减少，以致发生多种营养素缺乏、急慢性酒精中毒、酒精性脂肪肝，严重时还会造成酒精性肝硬化。过量饮酒还会增加患高血压、中风等疾病的危险，并可导致事故及暴力的增加，对个人健康和社会安定都是有害的，应该严禁酗酒。另外，饮酒还会增加发生某些癌症的危险。若饮酒，尽可能饮用低度酒，并控制在适当的限量内，建议成年男性一天饮用酒的酒精量不超过25g，成年女性一天饮用酒的酒精量不超过15g。孕妇和青少年应忌酒。

说明：解释了与饮酒有关的6个问题：1. 哪些人不应饮酒。2. 不同酒的酒精含量。3. 酒精饮料可提供能量，但营养素的含量很少。4. 目前我国居民饮酒状况。5. 过量饮酒的危害。6. 限量饮酒，享受生活。

十、多吃新鲜卫生的食物

食物放置时间过长就会引起变质，可能产生对人体有毒有害的物质。另外，食物中还可能含有或混入各种有害因素，如致病微生物、寄生虫和有毒化学物等。吃新鲜卫生的食物是防止食源性疾病、实现食品安全的根本措施，正确采购食物是保证食物新鲜卫生的第一关。烟熏食品及有些加色食品可能含有苯并芘或亚硝酸盐等有害成分，不宜多吃。食物合理储藏可以保持新鲜，避免受到污染。高温加热能杀灭食物中大部分微生物，延长保存时间；冷藏温度常为4℃~8℃，只适于短期贮藏；而冻藏温度低达-12℃至-23℃，可保持食物新鲜，适于长期贮藏。烹调加工过程是保证食物卫生安全的一个重要环节，需要注意保持良好的个人卫生及食物加工环境和用具的洁净，避免食物烹调时的交叉污染；食物腌制要注意加足食盐，避免高温环境。有一些动物或植物性食物含有天然毒素，为了避免误食中毒，一方面需要学会鉴别这些食物，另一方面应了解对不同食物去除毒素的具体方法。

说明：阐述了和食品卫生有关的9个问题：1. 为什么要求吃新鲜食物？2. 选择食物为什么要注意卫生？3. 把好第一关：采购新鲜卫生的食物。4. 注意鉴别食物新鲜度。5. 可以品尝但不宜多吃的食物：熏制、腌制、酱制食品。6. 怎样合理储藏食物？7. 哪些措施能降低食物污染？8. 烹调加工食物时有哪些卫生要求？9. 常见的有毒动植物食物及其中毒预防措施。

第二部分 特定人群膳食指南

特定人群包括孕妇、乳母、婴幼儿、学龄前儿童、青少年，以及老年人，根据这些人群的生理特点和营养需要特制定了相应的膳食指南，以期更好地指导孕期和哺乳期妇女的膳食，婴幼儿合理喂养和辅助食品的科学添加，学龄前儿童和青少年在身体快速增长时期的饮食，以及适应老年人生理和营养需要的膳食安排，达到提高健康水平和生命质量的目的。

孕前期妇女膳食指南

一、多摄入富含叶酸的食物或补充叶酸

妊娠的头 4 周是胎儿神经管分化和形成的重要时期，此期叶酸缺乏可增加胎儿发生神经管畸形及早产的危险。育龄妇女应从计划妊娠开始尽可能早地多摄取富含叶酸的食物及从孕前 3 个月开始每日补充叶酸 400μg，并持续至整个孕期。

说明：阐述了孕期缺乏叶酸会引起胎儿神经管畸形及为什么育龄妇女需要在孕前开始补充叶酸。

二、常吃含铁丰富的食物

孕前缺铁易导致早产、孕期母体体重增长不足及新生儿出生体重偏低，故孕前女性应储备足够的铁为孕期利用。建议孕前期妇女适当多摄入含铁丰富的食物，缺铁或贫血的育龄妇女可适量摄入铁强化食物或在医生指导下补充小剂量的铁剂。

说明：解释了贫血妇女怀孕不利于母婴健康；怎样预防育龄妇女贫血。

三、保证摄入加碘食盐，适当增加海产品的摄入

妇女围孕期和孕早期缺乏碘，均可增加新生儿将来发生克汀病的危险性。孕前和孕早期除摄入碘盐外，还建议至少每周摄入一次富含碘的海产食品。

说明：阐述了围孕期缺碘可导致后代智力障碍及怎样预防碘缺乏。

四、戒烟、禁酒

提要：夫妻一方或双方经常吸烟或饮酒，不仅影响精子或卵子的发育，造成精子或卵子的畸形，而且影响受精卵在子宫的顺利着床和胚胎发育，导致流产。酒精可以通过胎盘进入胎儿血液，造成胎儿宫内发育不良、中枢神经系统发育异常、智力低下等。

说明：解释了为什么孕前 3 个月至 6 个月需要戒烟禁酒。

孕早期妇女膳食指南

一、膳食清淡、适口

清淡、适口的膳食有利于降低怀孕早期的妊娠反应，使孕妇尽可能多地摄取食物，满足其对营养的需要。

说明：解释了怀孕早期为什么会出现妊娠反应；严重妊娠反应可影响胎儿发育。

二、少食多餐

怀孕早期反应较重的孕妇，不必像常人那样强调饮食的规律性，应根据孕妇的食欲和反应的轻重及时进行调整，采取少食多餐的办法，保证进食量。

说明：阐述了如何预防或减轻妊娠反应。

三、保证摄入足量富含碳水化合物的食物

怀孕早期应尽量多摄入富含碳水化合物的谷类或水果，保证每天至少摄入150g碳水化合物（约合谷类200g）。

说明：阐述了孕早期缺乏碳水化合物将对母体和胎儿产生不利影响；哪些食物富含碳水化合物。

四、多摄入富含叶酸的食物并补充叶酸

怀孕早期叶酸缺乏可增加胎儿发生神经管畸形及早产的危险。妇女应从计划妊娠开始尽可能早地多摄取富含叶酸的食物。受孕后每日应继续补充叶酸400μg，至整个孕期。

说明：阐述了孕早期妇女需要补充叶酸；哪些食物富含叶酸。

五、戒烟、禁酒

孕妇吸烟或经常被动吸烟可能导致胎儿缺氧和营养不良、发育迟缓。孕妇饮酒，酒精可以通过胎盘进入胎儿血液，造成胎儿宫内发育不良、中枢神经系统发育异常、智力低下等，称为酒精中毒综合征。

说明：阐述了孕妇吸烟严重威胁胎儿健康；孕妇饮酒对胎儿有害。

孕中期、末期妇女膳食指南

一、适当增加鱼、禽、蛋、瘦肉、海产品的摄入量

鱼、禽、蛋、瘦肉是优质蛋白质的良好来源，其中鱼类还可提供n-3多不饱和脂肪酸；蛋类尤其是蛋黄，是卵磷脂、维生素A和维生素B_2的良好来源。

说明：阐述了要从孕中期开始增加鱼、禽、蛋、瘦肉的摄入；孕期选择动物性食物应首选鱼类。

二、适当增加奶类的摄入

奶或奶制品富含蛋白质，对孕期蛋白质的补充具有重要意义，同时也是钙的良好来源。

说明：进一步解释了要增加奶类摄入的理论依据。

三、常吃含铁丰富的食物

从孕中期开始孕妇血容量和血红蛋白增加，同时胎儿需要铁储备，宜从孕中期开始增加铁的摄入量，必要时可在医生指导下补充小剂量的铁剂。

说明：进一步解释了要增加铁摄入的理论依据。

四、适当活动身体，维持体重的适宜增长

孕妇应适时监测自身的体重，并根据体重增长的速率适当调节食物摄入量，也应根据自身的体能每天进行不少于30分钟的低强度身体活动，最好是1~2小时的户外活动，如散步、做体操等。

说明：进一步解释了孕期增加多少体重是适宜的，以及孕期怎样监测体重，保证适宜增长。

五、禁烟戒酒，少吃刺激性食物

烟草、酒精对胚胎发育的各个阶段都有明显的毒性作用，如容易引起早产、流产、胎儿畸形等。有吸烟、饮酒习惯的妇女，孕期必须禁烟戒酒，并要远离吸烟环境。

哺乳期妇女膳食指南

一、增加鱼、禽、蛋、瘦肉及海产品摄入

动物性食品，如鱼、禽、蛋、瘦肉等，可提供丰富的优质蛋白质，乳母每天应增加总量100~150g的鱼、禽、蛋、瘦肉，其提供的蛋白质应占总蛋白质的1/3以上。

说明：阐述了4个相关问题：1. 乳母营养不足影响乳汁的质与量。2. 如何判断奶量是否充足。3. 要保证乳母摄入充足的优质蛋白质。4. 乳母应增加海产品摄入。

二、适当增饮奶类，多喝汤水

奶类含钙量高，易于吸收利用，是钙的最好食物来源。乳母每日若能饮用牛奶500ml，则可从中得到约600mg优质钙，必要时可在保健医生的指导下适当补充钙制剂。

说明：阐述了3个相关问题：1. 乳母要增加奶类等含钙丰富的食物摄入。2. 乳母要多喝汤水。3. 摄入充足的微量营养素以保证乳汁的营养素含量。

三、产褥期食物多样，不过量

产褥期的膳食同样应是多样化的平衡膳食，以满足营养需要为原则，无须特别禁忌，

要注意保持产褥期食物多样充足而不过量。

说明：阐述了3个相关问题：1. 何谓产褥期。2. 为什么提倡产褥期食物充足不过量。3. 为什么产褥期要重视蔬菜水果摄入。

四、忌烟酒，避免喝浓茶和咖啡

乳母吸烟（包括间接吸烟）、饮酒对婴儿健康有害，哺乳期应继续忌烟酒，避免饮用浓茶和咖啡。

五、科学活动和锻炼，保持健康体重

哺乳期妇女除注意合理膳食外，还应适当运动及做产后健身操，这样可促使产妇机体复原，保持健康体重。哺乳期妇女进行一定强度的有规律性的身体活动和锻炼不会影响母乳喂养的效果。

说明：解释了为什么中国人认为产后"坐月子"应多吃少动的传统观念是不对的。

婴幼儿及学龄前儿童膳食指南

0月～6月龄婴儿喂养指南

一、纯母乳喂养

母乳是6个月龄之内婴儿最理想的天然食品，非常适合于身体快速生长发育、生理功能尚未完全发育成熟的婴儿。纯母乳喂养能满足6个月龄以内婴儿所需要的全部液体、能量和营养素。

说明：阐释了6个相关的问题：1～6月龄婴儿的生长特点，2～6月龄婴儿的消化和排泄功能发育，3～6月龄婴儿的脑和智力发育；什么叫母乳喂养；喂养出生不到6月龄婴儿要首选母乳的原因；母乳喂养有益于母婴健康。

二、产后尽早开奶，初乳营养最好

初乳对婴儿十分珍贵，对于婴儿防御感染及初级免疫系统的建立十分重要。尽早开奶可减轻婴儿生理性黄疸、生理性体重下降和低血糖的发生。产后30分钟即可喂奶。

说明：进一步解释了早开奶对母婴健康的益处及方法等。

三、尽早抱婴儿到户外活动或适当补充维生素D

母乳中维生素D含量较低，家长应尽早抱婴儿到户外活动，适宜的阳光会促进皮肤维生素D的合成，也可适当补充富含维生素D的制剂。

说明：进一步解释了纯母乳喂养婴儿也需要注意补充维生素D；如何给婴儿补充维生素D。

四、新生儿和1～6月龄婴儿及时补充适量维生素K

由于母乳中维生素K含量低，为了预防缺乏维生素K相关的出血性疾病，应及时给

新生儿和 1 ~ 6 月龄婴儿补充维生素 K。

说明：进一步解释了为什么新生儿容易发生维生素 K 缺乏性出血性疾病及如何预防新生儿出血症的发生。

五、不能用纯母乳喂养时，宜首选婴儿配方食品喂养

婴儿配方食品是除了母乳外，适合出生 0 ~ 6 月龄婴儿生长发育的食品，其营养成分及含量基本接近母乳。

说明：进一步解释了：1. 什么是婴儿配方食品。2. 婴儿配方食品有哪些种类。3. 什么叫人工喂养。4. 什么叫部分母乳喂养、混合喂养，该如何进行。5. 人工喂养时需要注意哪些事项。

六、定期监测生长发育状况

身长和体重等生长发育指标反映了婴儿的营养状况，父母可以在家里对婴儿进行定期的测量，了解婴儿的生长发育是否正常。

说明：进一步解释了定期监测婴儿的生长发育指标有助于指导婴儿喂养。

儿童及青少年膳食指南

一、三餐定时定量，保证吃好早餐，避免盲目节食

一日三餐不规律、不吃早餐的现象，在儿童及青少年中较为突出，影响到他们的营养摄入和身体健康。三餐定时定量，保证吃好早餐对于儿童及青少年的生长发育、学习都非常重要。

说明：进一步解释了：1. 养成健康的饮食习惯。2. 不吃早餐影响学习和健康。3. 早餐的营养要充足。4. 不要盲目节食。

二、吃富含铁和维生素 C 的食物

青少年由于生长迅速，铁需要量增加，女孩加之月经来潮后的生理性铁丢失，更易发生贫血。即使是轻度的缺铁性贫血，也会对儿童及青少年的生长发育和健康产生不良影响。为了预防贫血的发生，儿童及青少年应注意经常吃含铁丰富的食物和新鲜的蔬菜水果等。

说明：进一步解释了儿童及青少年中缺铁性贫血发生率较高；贫血影响儿童及青少年的发育和健康；积极预防贫血。

三、每天进行充足的户外运动

青少年每天进行充足的户外运动，能够增强体质和耐力；提高机体各部位的柔韧性和协调性；保持健康体重，预防和控制肥胖；对某些慢性病也有一定的预防作用。户外运动还能接受一定量的紫外线照射，有利于体内维生素 D 的合成，保证骨骼的健康发育。

说明：进一步解释了：1. 造成超重或肥胖的主要原因。2. 如何避免超重或肥胖的发

生。3. 适度运动保持健康体重。4. 鼓励参与家务劳动。

四、不抽烟、不饮酒

儿童及青少年正处于迅速生长的发育阶段，身体各系统、器官还未成熟，神经系统、内分泌功能、免疫机能等尚不十分稳定，对外界不利因素和刺激的抵抗能力都比较弱，因而，抽烟和饮酒对青少年的不利影响远远超过成年人。

说明：进一步解释了青少年吸烟严重危害身心健康；儿童青少年饮酒影响体格和精神发育。

老年人膳食指南

一、食物要粗细搭配、松软、易于消化吸收

粗粮含丰富的 B 族维生素、膳食纤维、钾、钙、植物化学物质等。老年人消化器官的生理功能有不同程度的减退，咀嚼功能和胃肠蠕动减弱，消化液分泌减少。因此，老年人选择食物要粗细搭配，食物的烹制宜松软易于消化吸收。

说明：进一步解释了老年人吃粗粮有什么好处；老年人一天要吃多少粗粮；怎样使老年人的食物松软而易于消化。

二、合理安排饮食，提高生活质量

社会和家庭应从各方面保证老年人的饮食质量、进餐环境和进食情绪，使他们得到丰富的食物，保证其需要的各种营养素摄入充足，以促进老年人身心健康，减少疾病，延缓衰老，提高生活质量。

说明：进一步解释了与家人一起进餐其乐融融和老年人营养需要的特点。

三、重视预防营养不良和贫血

60 岁以上的老年人由于生理、心理和社会经济情况的改变，可能使老年人摄取的食物量减少而导致营养不良。另外，随着年龄增长而体力活动减少，并因牙齿、口腔问题和情绪不佳，可能致食欲减退，能量摄入降低，必需营养素摄入减少，而造成营养不良。60 岁以上老年人低体重、贫血患病率也远高于中年人群。

说明：进一步解释了：1. 体重不足对老年人健康有一系列的负面影响。2. 如何预防老年人的营养不良与体重不足。3. 贫血对老年人健康有哪些影响。4. 如何防治老年人贫血。

四、多做户外活动，维持健康体重

老年人适当多做户外活动，在增加身体活动量、维持健康体重的同时，还可接受充足的紫外线照射，有利于体内维生素 D 合成，预防或推迟骨质疏松症的发生。

说明：进一步解释了：1. 老年人适当多做户外活动能延缓机体功能衰退。2. 哪些户外活动适合老年人。3. 老年人运动四项原则。4. 老年人运动注意事项。

第三章　中医膳食食疗原料

第一节　果　品

苹　果

《滇南本草》

为蔷薇科植物苹果的果实，在我国东北、华北等地广为栽培。

【别名】奈子、频婆、天然子。

【性味归经】甘、酸，平，主要归脾、胃二经。

【功效】清热化痰，生津止渴，益脾止泻，和胃降逆。

【食疗应用】

1. 痰咳（气管炎）　症见胸闷、痰多、咳嗽、纳差等，可取苹果2个，削皮切块煎汤。每日1剂，分早晚两次服完，中午饭后食入苹果，连服1周。有润肺宽胸、化痰止咳作用。

2. 哮喘（喘息性支气管炎）　取大苹果1个，巴豆（去皮）1个。将苹果挖一洞，放入巴豆，蒸煮半小时后去掉巴豆，食苹果，并饮汤汁。每日1剂，连服3~5日即可缓解。

3. 眩晕（高血压病）　将苹果洗净捣汁，每次100g，每日3次温服，10日为1个疗程，连服1~2个疗程。

4. 食滞（单纯性消化不良症）　每日三餐饭后食入一个苹果，有增加胃肠蠕动、提高胃酸浓度、消食化滞、行气除胀之作用。

5. 反胃恶心（急性肠胃炎）　取苹果皮30g，水煎取汁温服。每日2次，连服1周。

6. 腹泻　对于轻度腹泻患者，可取苹果1000g，洗净去皮去籽，捣成泥状。每次饭后食100g（小儿用量酌减），每日4次。

7. 便秘（老年性或习惯性便秘）　苹果不但有止泻作用，同时又有润肠通便之功。其方法为：取苹果2个，去皮切块，加入水后煮成药汁，去掉苹果，再兑入蜂蜜30g，混匀温服。每次60ml，每日4次，连服两日。如大便未通者可加入玄明粉适量即解。

8. 浮肿　因苹果内含有非常丰富的钾离子，可通过钾离子渗透性利尿作用，使体内多余的水分通过小便排出体外，发挥其利尿消肿作用。因钾离子主要存于苹果皮内，因此治疗时可取苹果皮60g，玉米须30g，白茅根30g，水煎取汁。每次1剂，每日2次，连服1周。

【用法用量】生食、捣汁，制成粉剂、煎汤或熬膏。

【使用注意】不宜多食，以免腹胀。便秘者不宜食用（含鞣酸等致便秘）。

【文献摘要】

《滇南本草》：炖膏食之生津。

《随息居饮食谱》：润肺悦心，生津开胃，醒酒。

【按语】

苹果中热量含量较低，每100克含60千卡，但其营养成分可溶性大，易被人体吸收，素有"活水"之称。同时，苹果中还含有铜、碘、锰、锌等元素，能防止皮肤干燥、皲裂、瘙痒。此外还有降血压的功效。

梨

《新修本草》

为蔷薇科植物白梨、沙梨及秋子梨等栽培品种的果实。

【别名】果宗、快果、蜜父、玉乳。

【性味归经】甘、微酸，性偏凉，主要归肺、胃二经。

【功效】润肺清热，消痰降火，清胃泻热，养阴生津，滋肾补虚，润肠通便。

【食疗应用】

1. 感冒　多用于素体阴虚复感外邪的病人。可取生梨1个，洗净后连皮切碎，加入冰糖炖服。每日1～2次，每次1个，连服3日。

2. 咳嗽　甜梨在治疗咳嗽中有着独特而明显的疗效，著名的"梨膏糖"即为其例，然因病种不同，又有不同的配伍。如治疗急性气管炎咳嗽，可取鲜梨适量，捣烂，熬浓去渣，加冰糖收膏。每次1匙温开水冲服，每日2次，连服3日。对慢性气管炎咳嗽，可取大梨1个，贝母9g（研末），冰糖30g，梨去皮去核，加入其余二物，放在碗中蒸熟。每日早晚各服1次。对百日咳，则取大梨1个，麻黄1g，将梨籽挖去，装入麻黄，置于碗内蒸熟，去麻黄，食梨饮汁。每日2次分食，连服数月。对麻疹咳嗽，可取梨1个，栝楼皮1个（焙干研末），将二物置于碗内蒸熟。将该物分为2～4次食用（根据年龄大小决定用量），每日1剂，连服3～5日。

3. 音哑　多因肺阴不足所致，可取雪梨3个，捣烂，加蜂蜜50g，水煎服。分两次服完，早晚饭后各1次，连服3～5日。

4. 失音　雪梨捣汁，慢慢咽下，一日数次。

5. 霍乱（急性肠胃炎）　取梨叶15g，水煎取汁温服，有一定的止呕效果。

6. 纳呆（单纯性消化不良症）　取生梨3个，洗净后去掉梨心，连皮切碎，文火煎煮30分钟后捞出梨块，然后加入粳米30～60g，熬成稀粥。每次1剂，每日2次，连服1周。此方对于脾虚胃热型纳谷不香疗效较佳。

7. 便秘（习惯性便秘）　取梨1个（去皮切成碎块），火麻仁30g，将二物文火同煮，去物取汁，再加入蜂蜜少许，顿服。每日1～2次，连服1周常可收效。

8. 水肿（营养不良性水肿）　素体脾虚，或久病亏损之患者如出现水肿，可用梨皮50g，五加皮15g，陈皮10g，桑白皮15g，茯苓皮20g，水煎服。每日1剂，连服1～3周。

9. 久痢不止　如果患者湿热已退，脾虚不甚，则可选用沙梨皮 100g，石榴果壳 30g，水煎服。每日 1 剂，连服 10 日。

10. 噎膈（食道癌）　此类患者晚期因饮食难入而致脾胃阴津缺乏，则可采用五汁安中饮治疗，方由梨汁、人乳、蔗汁、芦根汁、竹沥汁组成，五汁等量调匀，酌情饮服。

11. 痈疽（痈疮）　将梨皮捣烂，掺入青黛粉少许，外敷疮面即可收效。

12. 疮疡　痈疽溃烂后则发生疮疡，可饮生梨汁或煮梨汤，有清热散火之效。

13. 烧烫伤　把梨切成薄片，贴于伤处，有消炎止痛之功。

【用法用量】捣汁或熬膏服。生食清热生津，熟食滋阴润肺。

【使用注意】性凉，故风寒或寒痰阻肺型咳嗽及虚寒型脾胃病症者不宜使用。

【文献摘要】

《新修本草》：主咳嗽，止渴。

《本草纲目》：润肺凉心，消痰降火，解疮毒、酒毒。

【按语】

梨含有大量蛋白质、脂肪、钙、磷、铁和葡萄糖、果糖、苹果酸、胡萝卜素及多种维生素。梨为"百果之宗"，因其鲜嫩多汁、酸甜适口，梨壳所以又有"天然矿泉水"之称。

橘 子

《神农本草经》

为芸香科植物福橘或朱橘等多种橘类的成熟果实，产于福建、安徽、湖北等地。除橘皮（或陈皮）为中医常用药外，橘叶、橘核、橘络等也作药用。

【别名】橘实，黄橘。

【性味归经】甘、酸，温，归肺、胃、心、肝等经。

【功效】润肺止咳，开胃生津，健脾止泻，行气宣痹，疏肝解郁。

【食疗应用】

1. 感冒（上呼吸道感染）　若感冒经药物治疗后出现咳嗽等症，可取橘子（连皮）1 个，生姜 10g，水煎服。每次 1 剂，每日 3 次，连服 2 日即可收效，但对痰多者乏效。

2. 咳嗽（支气管炎）　取橘子 100g，连皮煎汤，兑入蜂蜜少许，每次吃橘肉并饮其汁。每次 1 剂，每日 2 次，连服 10 天为 1 个疗程。此方主要用于燥痰型咳嗽，伴见口干、痰黏难咯及大便秘结等症。

3. 恶心少食（慢性胃病）　取橘子 100g（连皮切块），生姜 15g，二物水煎取汁。每次 1 剂，每日 2 次，饭前温服，连服 1 周。此方对脾胃不和型恶心有缓解作用。

4. 呕哕（肠胃功能紊乱）　可取橘子 100g（连皮切块），生姜 15g，木香 10g，水煎服。每次 1 剂，每日 2 剂，连服 3 日。此方对一切呕哕均有显著疗效。

5. 酒醉　生食橘子肉适量，即可解酒。

6. 胸痹（冠状动脉硬化性心脏病）　取橘子 80g，枳实 15g，生姜 15g，丹参 10g，水煎服。每日 1 剂，分早晚两次饭前服完。此方对轻度冠心病胸痛有明显的缓解作用。

7. 中风失语（脑血管意外后遗症）　　取橘叶 180g（鲜品），鲜生姜 120g，鲜大葱 80g，共捣烂如泥，蒸熟后取适量贴于头顶（巅顶）处。每日 1 次，连用 1~2 个月。

8. 腰痛（腰肌劳损）　　取橘核 100g，杜仲 100g，焙干研末混匀。每次用淡盐水加酒冲服 10g，每日 2 次，连服 10 日。

9. 乳痈（乳腺炎）　　取橘核 200g，焙干捣烂研末，用陈醋调成糊状，取适量涂在纱布上，敷于患处。每日早晚各换 1 次。另外，可用蒲公英 60g，煎汁内服。每日 1 剂，早晚温服，连治 2 周，常可收效。

10. 乳疬（乳房结核）　　取青橘叶、青橘皮及橘核各 15g，以黄酒加水为溶液水煎服。每日 1 剂，分两次温服。

11. 乳汁不畅　　取鲜橘叶、青橘皮及鹿角霜各 15g，水煎后去渣，兑入黄酒少许温饮。每日早晚各 1 剂，连限 1 周。此方主要用于治疗乳络梗阻之人，对乳源不足者乏效。

【用法用量】　生食或绞汁饮。

【使用注意】　多食易生痰湿，故痰湿内蕴咳嗽患者不宜多食。

【按语】

橘子中富含维生素 A，能够增强人体在黑暗环境中的视力和治疗夜盲症。

柿　子

【别名】　朱果、镇头迦。

【性味归经】　甘、寒、微涩，归肺、大肠、脾、胃等经。

【功效】　润肺化痰，清热生津，涩肠止痢，健脾益胃，生津润便，凉血止血。

【食疗应用】

1. 喉痛（干性气管炎）　　可取柿饼 60g，川贝母 9g（研末），先将柿饼破开，除去柿核，加入川贝末，蒸熟后顿服。每日 2 次，连服 1 周，即可收效。

2. 咳嗽（百日咳及支气管炎等）　　取柿饼 1 个，生姜 6g，先将生姜切碎，夹在柿饼内焙熟后顿服。每日 2~3 次，连服 1~3 周。如果有效，可坚持治疗数月。

3. 肺痈（肺脓疡）　　取柿饼若干个，刮取柿饼表面之白霜（即柿霜，下同）30g，再取白芨粉 30g，混匀后共研细末。用鱼腥草 30g，仙鹤草 15g 煎汁送服。每次 1.5g，每日 2~3 次，连续治疗数月。

4. 眩晕（高血压病）　　取青柿子适量，捣烂挤汁，饭后温服。每次 10ml，每日 3 次，连治 1~3 周。此方对轻度高血压患者收效显著。

5. 中风（脑血管意外）　　用生柿子（常用野柿子）榨汁，再用牛乳或米汤调服。每次 20ml，每日 2 次，连服数月。此方对中风患者有预防发作、减轻病情的作用。

6. 咽痛（咽炎）　　急、慢性咽炎病人均可应用此法，取柿霜 3g，用温开水化开，含于口中，徐徐咽下。每日 3 次，连服 3 日。

7. 恶心呕吐（慢性或急性胃炎）　　取柿饼 60g，生姜 9g。先将柿饼捣烂如泥，生姜切碎为末，然后将二物混为小饼，用温开水送服。每次 23g，每日 3 次，连服数日。

8. 呃逆　　取柿霜 6g，丁香 12g，柿蒂 10g，煎水冲服。每日 2 次，连服 3 日。同时还可按压揉挤双手内关穴，发挥协同治疗作用。

9. 腹痛腹泻（慢性肠炎）　可取柿蒂适量，煅取为炭，研为细末，瓶装备用。发作时可用温开水冲服柿蒂炭末 2g，每日 3 次，连服两天即可见效。

10. 痢疾　主要用于痢疾初起，可将柿子切成薄片，晒干炒黄，研为细末，用开水送服。每次 5g，每日 3 次，连服 1~3 周。

11. 唾血（口腔糜烂）　将柿霜研细，撒于疮面。每日 3~5 次，连用 3 天。随着口腔糜烂的痊愈，唾血亦可消失。

12. 吐血（胃溃疡及肝硬化出血）　用柿饼 10 个，焙黄焦干，研为细末，装瓶备用。每次用温水送服 2g，每日 3 次。此法仅作为应急之选，如果止血效果不佳，应及时到医院就诊，并做必要的急救处理。

13. 便血（痔疮等）　在治疗原发病的同时，可取柿饼 8 个，灶心土 60g，并用灶心土将柿饼炒熟。早晚饭前各食柿饼 4 个，连服 1 周。若伴见严重便秘者，不宜采用本法。

14. 阴道出血　多见于妇人产后，用柿饼 2 个，烧炭存性，研为细末，用黄酒冲下。每日 1 次，顿服。

15. 皮肤溃疡　将柿皮连肉，敷于患处疮面。每日 2~4 次，连用 2 周。

16. 瘙痒（过敏性皮炎）　取青柿子 500g，捣烂后加水 1500ml，晒 7 天后去渣，再晒 3 天，装予瓶中备用。外涂患处，每日 3 次。

17. 紫癜（血小板减少症）　取干柿树叶 20g，侧柏叶 15g，花生衣 10g，水煎服。每次 1 剂，每日 2 次，连服数月。

18. 火丹（带状疱疹）　用柿子汁外涂患处，每日数次。

【用法用量】生食，或绞汁服。或加工成柿饼等糕点。

【使用注意】本品性寒，故脾胃虚寒性腹泻患者不宜多食。其味甘涩，故伴有风寒感冒、胸闷痰多者不宜多食。不与含高蛋白的蟹、鱼、虾等同食。结石患者慎用。

【文献摘要】

《名医别录》：软熟柿解酒热毒，止口干，压胃间热。

《本草纲目》：柿乃脾、肺、血分之果也。其味甘而气平，性涩而能收，故有健脾涩肠，治嗽止血之功。

【按语】

柿子富含果胶，它是一种水溶性的膳食纤维，有良好的润肠通便作用，对于纠正便秘，保持肠道正常菌群生长等有很好的作用。柿叶可以制茶，能降低血压，软化血管，净化血液，通利大小便。

核　桃

《开宝本草》

为胡桃科植物胡桃的种仁。

【别名】胡桃、合桃、羌桃、关桃。

【性味归经】甘，温，归肺、胃、肝、肾等经。

【功效】益肺平喘，养胃助纳，润肠通便，调肝和血，补肾健脑。

【食疗应用】

1. 音哑（慢性咽喉炎）　取核桃仁90g，缓慢嚼食。每次30g，每日3次，连服3～5日即收效。此方对于阴虚燥热型咽喉炎所致之音哑疗效尤佳。

2. 咳嗽（慢性气管炎）　对于咳嗽伴见痰少质稀、色白易咯者，可取核桃仁30g，党参15g（包），生姜10g，将三物同入锅中，共煮30分钟后，去掉党参，调入红糖50g，温服。每日睡前服1剂，连服5日。

3. 哮喘（支气管哮喘）　取核桃仁30g，甜杏仁10g，生姜10g，加水适量，炖熟后调入适量蜂蜜顿服。每次1剂，每日1次，发作时服之，连服7～10日即可缓解。此方宜用于肺阴亏虚、失于宣降而出现的哮喘。对于痰浊较甚者，不宜使用本方。

4. 肺痨（肺结核）　本病多因肺肾阴虚、虚火内生所致，可取核桃仁500g，芝麻500g，鲜鱼腥草200g，共捣烂如泥，以蜂蜜调为丸，每丸9g。每次1丸，每日3次，饭后服用。

5. 胃痛（慢性胃炎）　取大枣1枚，去掉枣核，塞进一个核桃仁，外用白菜叶裹紧后置于火中煨熟，再用生姜汁少许，兑入开水后送服该枣。每次1个，每日1～2次，连服1～3周便可收效。本方适用于本病脾虚胃弱、气津两虚，若有明显内热者用之不宜。

6. 便秘（习惯性便秘）　对于本病患者，尤其是老年患者，可用核桃仁60g，黑芝麻30g，共捣烂成糊状。每早空腹服食1匙，或用温开水送服，连服1～2周即可痊愈。此方具有良好的润肠通便作用。

7. 虚劳（身体虚弱）　大病久病之后，或年老体弱之人，可用核桃仁30g，大米100g，共煮稀粥，并调入红糖适量，待温后食用。每日1次，连续服食，有良好效果。

8. 胁痛（急性传染性肝炎）　取核桃枝30g，嫩柳枝及叶30g，小杨树叶30g，水煎服。每日1剂，连服3～5周。

9. 呃逆（膈肌痉挛症）　本病多由肝气挟胃浊上逆所致，可取核桃仁5个，连服2次即可收效。

10. 少白头（须发早白）　如伴有明显的头晕眼花、心悸失眠、不耐思虑者，可取核桃肉15g，黑芝麻30g，捣为粗粉状，再用何首乌30g煎取药汁，晾凉后送服药粉。每日1剂，分1～2次服用，连服1～2个月即可显效。

11. 腰痛（腰肌劳损）　取核桃仁9g，加水适量炖熟之后，再加黄酒100g，温服。每次1剂，每日2次，连服3～5日可奏效。此方适用于肾虚血瘀型腰痛。

12. 遗精　对于遗精因肾虚不固而致者，可取核桃仁33g，猪肾100g（切片），共放锅内用油炒熟，每晚临睡前趁热食用。每日1剂，连服3～5日。

13. 石淋（尿路结石）　取核桃仁60g，薏苡仁60g，赤小豆50g，加水同煮炖熟，调入冰糖适量。每日1剂，连服7日为1个疗程，可坚持3～5个疗程，多可收效。

14. 顽癣　包括体癣、头癣、股癣、牛皮癣等。将核桃青皮剥下搽于患处，以发痛为度。用药期间患处常起水泡，待泡消之后顽癣亦愈。

15. 痉症（破伤风）　可取核桃仁30g，全蝎3g，共研细末，用黄酒送服。每日1剂，连服2～3日，汗出即可收效。小儿用量酌减。

【用法用量】生食、煮食、炒食、蜜炙、油炸等。

【使用注意】阴虚火旺，痰热咳嗽及便溏者不宜食用。

【文献摘要】

《开宝本草》：食之令肥健，润肌，黑须发，多食利小水，去五痔。

《本草纲目》：补气养血，润燥化痰，益命门，处三焦，温肺润肠，治虚寒喘咳，腰脚重疼，心腹疝痛，血痢肠风。

【按语】

核桃中的磷脂，对脑神经有很好的保健作用。

香　蕉

《本草纲目拾遗》

【别名】蕉子、蕉果、甘蕉。

【性味归经】味甘寒微涩、无毒，主要归属心、胃、大肠等经。

【功效】清热止渴，清胃凉血，畅通便，降压利尿。

【食疗应用】

1. 高热（流行性乙型脑炎等）　取鲜香蕉根适量，去皮洗净，捣烂绞汁，加入蜂蜜、白糖少许。成年患者每次400ml 灌服，每日5 次，小儿酌减。此方对高热、头昏、便结、汗多等症属热毒上壅者疗效满意。待体温降至37.5℃左右，稳定后则应减量用药。服药后多伴有大便次数增多现象，否则乏效。

2. 眩晕（高血压病）　对于阴虚火旺型高血压患者，可取香蕉25g，剥皮食蕉；再取芹菜15g，与香蕉皮同煎取汁，加冰糖少许。每次1 剂，每日2 次，连服2 周即可收功。

3. 烦渴　取香蕉500g，剥去外皮。每次生食香蕉肉100g，每日3 次，以愈为度。此方对急性热病后期或慢性胃炎属阴虚津亏者疗效明显。

4. 腹泻　将香蕉放火炉上，烤熟（像烤馍片一样），趁热吃下。每次1～2 个，每日3 次，连服数日。此方主要用于小儿腹泻。

5. 便秘（习惯性便秘）　可于每日睡前一次服完，香蕉用量为250g。此方有润肠通便作用。

6. 便血（痔疮）　取香蕉2 个，不去皮，炖熟，连皮食用。每日2 次，连服数周。此方有较明显的润肠通便止血之效。

7. 痈疮　取鲜香蕉（去皮）适量，捣成糊状，再取鲜蒲公英适量，捣烂如泥，二物混匀，外敷患处。每日2 次，连用1 周。

8. 烫伤　取香蕉300g，去皮后将果肉捣烂，挤汁，涂于患处。每日2～4 次，以愈为度。

9. 皲裂　取香蕉（皮发黑者尤佳）1 个，放于炉旁焙热后，用热香蕉少许擦摩患处（热水洗过手、脚后）。每日3～5 次，一般连用数日可收效。

【用法用量】内服，生食或炖煮。

【使用注意】本品性寒滑肠，脾虚便溏者不宜多食。

【文献摘要】

《日用本草》：生食破血，合金疮，解酒毒。

《本草纲目》：出小儿客热。

《本草求原》：止渴润肺解酒，清脾滑肠；脾火盛者食之，反能止泻止痢。

【按语】

一根香蕉平均含有500mg的钾，可以帮助降低血压，控制体内水分的平衡。

石　榴

【别名】天浆、金罂、安石榴。

【性味归经】甘、酸、平，归肺、大肠等经。

【功效】清热止渴，养胃生津，杀虫止痢，利胆明目。

【食疗应用】

1. 鼻衄（鼻出血）　取酸石榴皮45g，白芨10g，水煎服。每日2剂，早晚各服1剂，连服3日即愈。

2. 喉痛（扁桃体炎及喉炎等）　用鲜石榴子60g，捣碎后以开水浸泡，凉后过滤取汁。每日含漱数次，连用3~6日。本方适用于阴虚火旺而痰浊不甚者。

3. 咳嗽（老年性慢性支气管炎）　对于肺阴不足者，可取石榴子100g，甜梨100g。每于睡前顿食，连服，以愈为度。

4. 肺痈（肺脓疡）　可取白石榴花15g，夏枯草18g，水煎服。每日1剂，连服1~3周。本方对本病初起者疗效较佳。

5. 泄泻（慢性肠炎）　多用于饮食不慎伤害肠胃所致的泄泻，可用石榴皮15g，茯苓30g，水煎去渣取汁，加入红糖适量。每日1剂，早晚分服。小儿用量酌减。此方对于秋季水泻疗效尤佳。

6. 脱肛（直肠脱垂）　用酸石榴皮60g、明矾15g，水煎去渣，趁热熏洗患处。每日2次，连治1~2周。

7. 闭经　可取酸石榴根30g，加水煎取浓汁，空腹，顿服。每日1剂，连服2~4周。月经来潮则立即停服。

【用法用量】生食、捣汁或煎汤服。

【使用注意】本品酸涩，故痰热较盛、水湿壅塞者应慎用，以免恋邪留患。

【文献摘要】《滇南本草》：治日久水泻。治痢脓血，大肠下血。

【按语】

石榴可谓全身是宝，果皮、根、花皆可入药，其果皮中含有苹果酸、鞣质、生物碱等成分。据有关实验表明，石榴皮有明显的抑菌和收敛功能，能使肠黏膜收敛，使肠黏腊的分泌物减少，所以能有效地治疗腹泻、痢疾等症，对痢疾杆菌、大肠杆菌有较好的抑制作用。

葡 萄
《神农本草经》

【别名】草龙珠、蒲桃。

【性味归经】性平，味甘酸，无毒，入肝、胃、肾等经。

【功效】益气补血，除烦止渴，健胃利尿，疏利筋骨。

【食疗应用】

1. 石淋、尿痛、尿血　葡萄汁 50ml，藕汁 50ml，混合饮服，每日 2 次。清热通淋止血。

2. 慢性肾炎水肿、胎动不安　葡萄干 30g，红枣 15g，粳米 60g，煮粥，每日 2 次。健脾、益肾，安胎。

【用法用量】生食、捣汁、煎汤或浸酒。

【使用注意】痰湿素盛、火热偏旺病人，或属于这些证候的相关病症之患者，应少吃或不吃葡萄为宜，谨防恋邪助热、加剧病情。

【文献摘要】

《神农本草经》：益气倍力，强志，令人肥健耐饥，忍风寒。

《名医别录》：逐水，利小便。

《随息居饮食谱》：补气，滋肾液，益肝阴，强筋骨，止渴，安胎。

【按语】

葡萄中还具有抗恶性贫血作用的维生素 B_{12}，常饮红葡萄酒，有益于治疗恶性贫血。葡萄中含有天然的聚合苯酚，能与病毒或细菌中的蛋白质化合，使之失去传染疾病的能力。

梅 子
《神农本草经》

为蔷薇科落叶乔木植物梅的近成熟果实，经烟火熏制而成。不同时期采收或采用不同方法炮制，则又有青梅、白梅、黄梅、乌梅之分，其中以乌梅入药最佳。此外，梅核、梅花、梅叶、梅梗及梅根等均可入药。

【别名】梅实、梅肉。

【性味归经】酸平无毒，入肺、肝、胃、肾及大肠等经。

【功效】敛肺止咳，生津止渴，涩肠止泻，养胃益肾，安蛔止痛。

【食疗应用】

1. 咽喉肿痛（急性喉炎）　在患者喉头水肿消失后，可用乌梅 15g，金银花 100g，共研细末，炼蜜为丸，每取 5g，每次 1 丸，含化后徐徐咽下，每日 3 次，连服数日。切莫过服，谨防碍胃。

2. 久咳不止（慢性支气管炎） 对于老年性慢性支气管炎咳嗽日久，耗及肺阴者，可取乌梅肉 250g，罂粟壳 10g（谨防中毒），甜杏仁 40g，三者用蜂蜜炒干，研末混匀，用开水冲服。每次 10g，每日 2 次，连服 2 周为 1 个疗程，连治 1~3 个疗程。

3. 盗汗 取乌梅 10 枚，糯米根 30g，浮小麦 15g，水煎服。每日 1 剂。

4. 恶心呕吐（胃病及妊娠等） 可用梅肉 20g，水煎取汁，化入冰糖 15g，温服。每日 1 剂，连服 3~5 日即可收效。此方尤其适用本病属胃阴不足，虚火上犯者。

5. 腹泻（急慢性肠炎） 取梅子 30g，诃子 10g，共研细末，调入蜂蜜适量。每次 8g，每日 3 次，早、中、晚饭前开水冲服，连服 1 周。

6. 腹痛（蛔虫性腹痛） 乌梅有较好的安蛔止痛作用，即"蛔得酸则伏"，故可取乌梅 3g，陈醋 15g，先将乌梅加水煎取浓汁，再兑入陈醋，混匀后予发作之时一次服下。或用乌梅 20g，川椒 5g，川楝子 24g，水煎，分 2 次温服。

【用法用量】 煎汤，或研末吞服。

【使用注意】 多食本品可损齿伤筋，本品亦不能同黄精、猪肉、羊肉等同时服食，因其均为腻胃滞脾之品。

【文献摘要】

《神农本草经》：下气，除热烦满，安心，止肢节痛。

《本草纲目》：敛肺涩肠，止久痢泻痢，止蛔厥吐利。

【按语】

经加工而成的乌梅干含柠檬酸 50%、苹果酸 20%，亦含有强杀菌性及提高肝脏功能的成分苦味酸及具有热镇痛作用的苦扁桃甙。

荔 枝

《本草拾遗》

为无患子科植物荔枝的成熟果实。

【别名】 离支、丽枝、丹荔及勒荔。

【性味归经】 性味甘、酸而温，无毒，归脾、胃、肝、肾等经。

【功效】 生津止渴，润肺化痰，健脾和胃，疏肝行气，滋补肾阴。

【食疗应用】

1. 哮喘（支气管哮喘） 多用于老年性哮喘，可取嫩荔枝树枝 90g，切成小段后水煎取汁，代茶频服。此方适用于哮喘伴见胸闷、痰少而黏等属痰浊阻肺者。

2. 胃痛（慢性胃炎） 多用于胃脘以胀痛为主者，可取荔枝果 60g（破开），加水煎汁，化入红糖少量，内服。每日 1 剂，连服 3~5 日。对于胃脘冷痛者，可用荔枝肉 25g，加水煮汁，兑入白酒少许，顿服。每日 1 剂，连服 3 日。

3. 泄泻（慢性肠胃炎） 荔枝治泻，多用于因脾胃虚弱所致者，可取干荔枝肉 15g，大枣 15g，水煎服。每次 1 剂，每日 2~4 次，根据病情选择服药次数，一般连服 1~2 周可愈。

4. 呕恶（慢性胃炎等） 多用于治疗胃阴不足所致者，可取荔子肉 30g，山药 15g，玉竹15g（包），粳米60g，将诸物共煮，待米粥熟烂后，去掉玉竹内服。每日1剂，早晚分服，连服3日，或以愈为度。

5. 遗尿　对于小儿单纯性遗尿，可每天吃荔枝干50g，连服至愈。

6. 遗精　可用荔子肉60g，山萸肉30g，枸杞子15g，水煎，汤物同服。每日1剂，分2次服完，连服2～4周即可见效。本方对肾阴亏虚型遗精疗效明显，但虚火较甚者忌服。

【用法用量】5～10枚。生食、煎汤、烧存性研末或浸酒。

【使用注意】荔枝性偏温热，故凡妊娠、出血及湿热性疾病患者均不宜多食，过食会引起烦热、口渴、恶心、乏力，甚至导致衄血及昏迷等严重情况。

【文献摘要】

《食疗本草》：益智，健气。

《本草纲目》：治瘰疬、疔肿，发小儿痘疮。

【按语】

荔枝果实除食用外，核入药为收敛止痛剂，治心气痛和小肠气痛。

荸　荠

《名医别录》

莎草科荸荠属浅水性宿根草本，以球茎作蔬菜食用。

【别名】马蹄，又称地粟、乌芋、尾梨。

【性味归经】味甘性寒、质滑无毒，主要归肺、胃、肝、肾等经。

【功效】清热生津，化痰止咳，凉血止血，润肠通便，利湿消积，解毒止痒。

【食疗应用】

1. 喉痛（急、慢性喉炎）　可取鲜荸荠120g，绞汁频服，连用1～3天可收效。

2. 鼻衄（鼻出血）　以荸荠500g，生藕500g，白萝卜500g切片煎汁代茶饮。连续饮用1～3日，即可起到治疗作用，亦有预防之功。

3. 痰喘（慢性支气管炎、肺气肿等）　荸荠60g，海蜇头30g水煎而成。每日1剂，饭后温服。该方对咳吐脓痰，甚则喘息不已之患者，用之辄效。同时具有良好的降压作用，故对本病兼有高血压之病人尤为适宜。

4. 眩晕（高血压病）　可用荸荠60g，海蜇头30g（浸洗过盐），海藻15g，海带30g，同煎取汁。日服1剂，连服7～15日即可获效。

5. 便秘（习惯性便秘）　对本病由肝胆湿热、肠胃燥结所致者，可用荸荠60g，海蜇30g，麻仁15g，水煎服。每日3剂，连服1周。

6. 便血（痔疮出血等）　荸荠250g，捣烂去渣滤汁，空腹温服。每日1剂，分3次服完。一般连服3日可收效。此方适用湿热下注者。

7. 产后尿痛　可取荸荠500g（捣烂），荠菜100g，冬瓜皮100g，水煎取汤，代茶饮。每日1剂，连服3～5日。此方对肾阴不足所致的小便涩痛有一定疗效。

8. 乳头皲裂　以荸荠鲜品25g，捣汁涂于患处，或加冰片3g效果更优。每日数次，以愈为度。

【用法用量】煎汤，捣汁或浸酒服。

【使用注意】因本品性寒质滑，故脾胃虚寒及水湿内停之患者不宜食用。古人认为本品不可与驴肉同食，可作参考。

【文献摘要】《名医别录》：主消渴，痹热，热中，益气。

【按语】

荸荠有预防急性传染病的功能，它营养成分丰富，是一种不可多得的两用食物。它含有大量的蛋白质、脂肪、粗纤维、胡萝卜素、维生素 B、维生素 C、铁、钙、磷和碳水化合物等。

山　楂

《新修本草》

【别名】棠球子、酸查等。

【性味归经】酸、甘，温，归脾、胃、肝经。

【功效】消食健胃，肉食积滞。

【食疗应用】

1. 血瘀经闭、痛经、产后恶露不尽、腹痛等瘀血症　生山楂 30g，浓煎，加红糖服用。

2. 高血脂、高血压、冠心病　山楂片 15g，水煎服，可降脂活血。

3. 痢疾腹泻　炒山楂 10g，地锦草 15g，黄连 3g，水煎服，可清热止泻。

4. 小儿食积腹泻　山楂炭 3g，山楂片 5g，水煎服。

【用法用量】10~15g，大剂量 30g。生用，或制成果脯等。

【使用注意】胃中无积、脾胃虚弱和牙齿有疾者不宜食用。

【文献摘要】

《新修本草》：冲服主水痢，沐头及洗身上疮痒。

【按语】

山楂含糖类、蛋白质、脂肪、维生素 C、胡萝卜素、淀粉、苹果酸、枸橼酸、钙和铁等物质，具有降血脂、降血压、强心和抗心律不齐等作用。山楂内的黄酮类化合物牡荆素，是一种抗癌作用较强的药物，山楂提取物对癌细胞体内生长、增殖和浸润转移均有一定的抑制作用。

柚　子

【别名】文旦等。

【性味归经】甘、酸，寒。

【功效】行气宽中，开胃消食。

【食疗应用】

1. 寒凝胃痛、腹痛　取柚子一只切碎，童子母鸡一只（去内脏），放入锅中，加入黄酒、红糖适量，煮至烂熟。

2. 醉酒取柚子生食。

3. 咳嗽痰多气喘　取柚子 1 只，去内层白囊，切碎，放于盖碗中，加适量饴糖，隔水蒸熟，每日早晚各 1 勺，冲入少许热黄酒内服。

【用法用量】生食，捣汁或蒸熟食。

【使用注意】脾胃虚寒者不可过食。

【文献摘要】《日华子本草》：去胃中恶气。消食，去肠胃气。解酒毒。

【按语】

柚子中含有高血压患者必需的天然微量元素钾，几乎不含钠，因此是患有心脑血管病及肾脏病患者（如果肾功能不全伴有高钾血症，则严禁食用）最佳的食疗水果。含有大量的维生素 C，能降低血液中的胆固醇。

枇　杷
《名医别录》

【别名】芦橘。

【性味归经】甘、酸，凉，归脾、肺、肝经。

【功效】润肺化痰止咳，和胃降逆止呕。

【食疗应用】

1. 肺燥咳嗽　每次吃鲜枇杷果肉 5 枚，每日 2 次。

2. 胃癌哕逆不止、饮食不入　枇杷叶 20g，陈皮 25g，炙甘草 15g，生姜 3 片，水煎服用，每日 2 次。

3. 糖尿病　枇杷根 60g，水煎服。

【用法用量】生食适量。

【使用注意】多食助湿生痰，脾虚滑泄者忌用。

【文献摘要】《日华子本草》：治肺气，润五脏，下气，止呕逆，并渴疾。

【按语】

枇杷中所含的有机酸，能刺激消化腺分泌，对增进食欲、帮助消化吸收、止渴解暑有一定的作用；含有苦杏仁甙，能够润肺止咳、祛痰，治疗各种咳嗽。枇杷果实及叶有抑制流感病毒作用，常吃可以预防四时感冒。

杨　桃
《本草纲目》

【别名】五敛子、五棱子等。

【性味归经】甘、酸，寒，归脾、胃经。

【功效】清热解毒，生津止渴，利尿通淋。

【食疗应用】

1. 风火牙痛，口疮　鲜杨桃 1 ~ 2 个，洗净，慢慢嚼服，每日 2 次，可清热利咽。

2. 风疹瘙痒　鲜杨桃 500g，捣烂，水煎外洗，每日 3 次，可祛风止痒。

【用法用量】生食，煎汤或捣汁。

【使用注意】脾胃虚寒、食少便溏者不宜多食。

【文献摘要】《本草纲目》：主治风热，生津止渴。

【按语】

杨桃果汁中含有大量草酸、柠檬酸、苹果酸等，能提高胃液的酸度，促进食物的消化。含有大量的挥发性成分、胡萝卜素类化合物、糖类、有机酸及维生素 B、维生素 C 等，可消除咽喉炎症及口腔溃疡，防治风火牙痛。能减少机体对脂肪的吸收，有降低血脂、胆固醇的作用。

猕猴桃
《开宝本草》

【别名】羊桃。

【性味归经】甘、酸，寒，归肾、胃、膀胱经。

【功效】清热生津，和胃消食，利湿通淋。

【食疗应用】

1. 去皮生食，每日 3 次，防治癌症、高血压、心脏病。

2. 胃热干呕　鲜猕猴桃 100g，捣烂，加温开水 1 杯，取汁加入生姜汁 10 滴，饮服，每日 2 次。清热和胃止呕。

【用法用量】30 ~ 60g。生食或绞汁，煎服。

【使用注意】脾胃虚寒者慎服。

【文献摘要】

《开宝本草》：止暴渴，解烦热，下石淋。热壅反胃者，取汁和生姜汁服之。

《食疗本草》：取瓤和蜜煎，去烦热，止消渴。

【按语】

猕猴桃含有丰富的维生素 C，可强化免疫系统，促进伤口愈合和对铁质的吸收；它所富含的肌醇及氨基酸，可缓解抑郁症，补充脑力所消耗的营养；它的低钠高钾的完美比例，可补充熬夜加班所失去的体力。它的含钙量是葡萄柚的 2.6 倍、苹果的 17 倍、香蕉的 4 倍，维生素 C 的含量是柳橙的 2 倍。

桑葚

《新修本草》

【别名】桑果。

【性味归经】甘，寒，归心、肝、肾经。

【功效】滋阴补血，生津润肠，利水消肿。

【食疗应用】

1. 神经衰弱、失眠健忘　干桑葚 30g，枣仁 15g，水煎服，每晚 1 次，可养血安神。

2. 肠燥便秘，头晕目眩　干桑葚 30g，首乌 15g，黑芝麻 15g，水煎服，每日 2 次，可养血润肠。

3. 盗汗，自汗　干桑葚 10g，五味子 10g，水煎服，每日 1 次，可养阴止汗。

【用法用量】10～15g，大剂量 30g。桑葚膏 15～30g，温开水冲服。

【使用注意】脾胃虚寒及腹泻者忌服。

【文献摘要】

《新修本草》：单食，主消渴。

《本草纲目》：捣汁饮，解酒中毒，酿酒服，利水气，消肿。

【按语】

桑葚果实中含有丰富的活性蛋白、维生素、氨基酸、胡萝卜素、矿物质、白藜芦醇、花青素等成份，营养是苹果的 5～6 倍，是葡萄的 4 倍。常吃桑葚能显著提高人体免疫力，具有延缓衰老、美容养颜的功效。

龙眼肉

《神农本草经》

【别名】桂圆。

【性味归经】甘，温，归心、脾经。

【功效】益心脾，补气血，安神。

【食疗应用】

1. 贫血、关节痛　龙眼肉 200g，首乌 200g，红花 30g，白酒适量，浸 1 个月后每日晚饭饮 15～30ml。益肾补血通络。

2. 产后头晕　龙眼肉 15g，红枣 15g，红糖 30g，生姜 6g，水煎服。益气补血。

3. 心悸、健忘、记忆力衰退、失眠多梦　龙眼肉 500g，白糖 500g，拌匀，隔水炖成桂圆膏，早晚 1 匙。健脑养心安神。

【用法用量】10～15g，大剂量 30g。煎汤、熬膏、浸酒或入丸剂。

【使用注意】凡有痰火及湿滞、停饮者忌服。

【文献摘要】

《神农本草经》：主安志，厌食，久服强魂魄，聪明。

【按语】

鲜龙眼烘成干果后即成为中药里的桂圆。龙眼含有极其丰富的维生素 C 和钾，此外还含有大量的镁和铜，有补气益血之功效，对治疗虚劳羸弱、失眠、健忘效果显著。

核　桃
《开宝本草》

【别名】胡桃。

【性味归经】甘，温，归肺、肾、大肠经。

【功效】补肾固精，温肺定喘，润肠。

【食疗应用】

1. 肺虚久咳，百日咳　核桃仁 4 个，冰糖 30g，炒川贝 5g，梨肉 100g，捣烂蒸熟，分 2 次服，能润肺止咳。

2. 须发早白，失眠多梦　核桃仁 10g，黑芝麻 10g，共捣，加白糖，用热豆浆或开水冲服，每日 2 次，可滋补肝肾。

3. 肺肾不足气喘　核桃仁 2 个（捣碎），人参 6g，水煎服，每日 1 次。

【用法用量】10～30g。定喘止咳、补肾温肺宜连皮用，润肠通便宜去皮用。

【使用注意】凡有痰火积热、阴虚火旺及泄泻、大便溏薄者忌食。

【文献摘要】

《本草纲目》：温肺润肠，治虚寒喘咳，腰脚重痛。

【按语】

50g 核桃的营养价值相当于 500g 牛奶或 250g 鸡蛋，也有"长寿果"之美称。民俗在冬至日起服食核桃肉，直至立春，把它作为冬令进补佳品。

西　瓜

【别名】夏瓜、水瓜或寒瓜。

【性味归经】甘，寒，归胃、心、肾等经。

【功效】清热解暑，除烦止渴，养心安神，利水退肿。

【食疗应用】

1. 感冒　主要用于暑湿型感冒，可取西瓜 1 个，切开，去皮、去籽、取瓤，纱布滤汁；取西红柿 2 个，去皮加白糖少许，化开取汁；将瓤及西红柿二汁混合。每次饮服 15ml，每日 4 次，连服 2～3 日。

2. 高热不退　临床上常遇到一些因感冒而致高热、口渴、烦躁之病人，可取西瓜 1 个，去籽、去皮、取瓤，纱布滤汁，再向汁内加入柴胡注射液 4 支，混匀饮服。每次 30～50ml，每日 2～4 次，连服 2 天。

3. 纳呆（消化不良症）　取西瓜皮若干，削去外表硬皮，切片，加盐、酱油、食糖及味精等适量，入锅爆炒。每日一餐，连服 3~5 日。此方对肠胃消化功能有明显的增强作用。

4. 泻痢　对轻型水泻及痢疾病人，可取西瓜叶 60g，马齿苋 60g，水煎服。每次 1 剂，每日 2~4 次，连服 1 周。

5. 腰痛　主要用于外伤及闪挫性腰痛。用西瓜青皮 500g，阴干炒黄研末，加食盐、白酒调为 10g 糊丸。每次 1 丸，每日 3 次，连用至痊愈。

6. 风水（急性肾炎）　取西瓜 1 个，连皮切碎，不加水，熬煮制成西瓜膏；再以白茅根 60g，煎浓汁化服西瓜膏。每次 10ml，每日 2 次。

7. 水肿（糖尿性肾病）　可用鲜西瓜皮 60g，鲜冬瓜皮 60g，天花粉 12g，白茅根 30g，水煎服。每日 1 剂，2 次分服。

8. 口疮　取西瓜翠衣 15g，炒栀子 6g，赤芍 10g，黄连 3g，甘草 15g，水煎取汁。早晚饭后各服 1 次，连服 3~5 日。

9. 牙痛　取经日晒、夜露的干西瓜翠衣适量，研为细末，加冰片粉少许，混匀后搽涂牙痛之处，对风火牙痛疗效非常明显。

10. 眩晕（高血压病）　对于单纯性高血压眩晕，可取西瓜翠衣 30g，草决明 9g，钩藤 9g，水煎后代茶饮。此方有明显的降压作用。

11. 鼻塞（慢性鼻窦炎）　取西瓜藤 30g，辛夷花 9g，焙干研末，开水冲服。每次 5g，每日 4 次。

12. 月经过多　取西瓜籽 30g，益母草 30g，加水煎汤。每日 2 剂，早晚分服，连服 1~2 周。

13. 烧烫伤　取西瓜皮 60g，晒干烧灰存性，加入冰片 0.9g，共研为细末，用香油调敷伤处。每日 2~4 次，连用至愈。

14. 外伤出血、鼻衄、吐血　取西瓜籽 50g，水煎去渣，加入三七粉 3g，冰糖少许，搅匀，分早晚两次服完，同时配合原发病其他治法及临时处理措施。

【用法用量】生食或绞汁饮。

【使用注意】本品性寒凉，多食易积寒助湿，症属寒湿盛者慎用。

【文献摘要】《日用本草》：清暑热，解烦渴。利小水，治血痢。

【按语】

西瓜中所含的糖、蛋白质和微量的盐，能降低血脂软化血管，对医治心血管病，如高血压等亦有疗效。西瓜皮及种子壳所制成的西瓜霜，能够治疗口疮、口疳、牙疳、急性咽喉炎等。

甘　蔗

《名医别录》

【别名】竿蔗、糖梗。

【性味归经】甘，平，无毒，归肺、胃、肾经。

【功效】润肺益胃，补肾生津。

【食疗应用】

1. 咳嗽（麻疹后咳嗽）　小儿在麻疹之后，常常出现咳嗽、发热、口渴等症，此时可用红皮甘蔗（切去皮节）100g，荸荠 50g，甜杏仁 6g，水煎取汤，代茶频服。每次 50ml，每日 2~4 次，最后一次同食荸荠、杏仁，连服 3~5 日。

2. 气喘（慢性气管炎）　如果患者以气喘为突出症，状而无痰浊者，可取甘蔗汁半碗、生山药 120g，将山药捣烂加入甘蔗汁，在火上炖熟，分 2 次服完。每日 1 剂，连服 1~3 周，小儿用量酌减。

3. 肺痨（肺结核）　患者以干咳、盗汗、颧红、潮热等症为突出表现，此时可取甘蔗汁 100g，白萝卜汁 100g，百合 60g，甜杏仁 15g，将百合、杏仁煮烂后兑入前二汁中，于每日睡前顿服。1 月为 1 个疗程，连服 3~6 个疗程。

4. 呕恶（慢性胃炎）　取甘蔗汁 100g，生姜汁 20g，混合均匀后温服，每次 60g，每日 2 次，连服 3~5 日。本方也可用于神经性呕吐、妇女妊娠呕吐及胃癌早期所致的呕吐，有一定缓解作用。

5. 腹痛（妊娠腹痛）　患者常以腹部隐隐作痛、持续难解为特征，伴见大便燥结、排便不畅等症。可取甘蔗根 100g，洗净捣碎，水煎服。每日 1 剂，连服 5~10 日。

6. 淋浊（肾炎蛋白尿等）　可取甘蔗青梢 200g，玉米须 60g，炙黄芪 30g，水煎服。每日 1 剂，早晚分服。此方适用于本病属气阴两虚者。

7. 尿血（泌尿系结石等）　本病常因阴虚内热、迫血下行所致，可取甘蔗梢 125g，白茅根 60g，小蓟 30g，水煎服。每日 1 剂，分 3 次饭前服完，连服 3~5 日可以收效。

8. 瘙痒（神经性皮炎）　取甘蔗皮 250g，烧灰存性，研为细末，再用麻油调涂患处。每日 2~4 次，连用至愈。

9. 疔疮溃烂　取紫色甘蔗皮 125g，烧灰存性，研为细末，用香油调成糊状，涂于患处。本方具有较好的生肌收口作用。

10. 婴儿湿疹　可取甘蔗皮 60g，生甘草 10g，水煎取汁。凉后温洗，连用至愈。

【用法用量】生食（嚼汁）或绞汁饮。

【使用注意】脾胃虚寒，痰湿咳嗽者慎用。

【文献摘要】《本草纲目》：蔗，脾之果也。其浆甘寒，能泻火热。蔗浆消渴解酒。

【按语】

甘蔗含糖量丰富，其中蔗糖、葡萄糖及果糖含量达 12%，还含有天门冬氨酸、谷氨酸、丝氨酸、丙氨酸等多种有利于人体的氨基酸，以及维生素 B_1、维生素 B_2、维生素 B_6 和维生素 C 等。各种水果中甘蔗的含铁量最高。

椰　子

为棕榈科椰属常绿乔木椰树的果实。

【别名】越王头。

【性味归经】甘，平。

【功效】生津止渴，利尿消肿。

【食疗应用】

灵芝 6g，石榴 2 个，椰子肉一个，龙眼肉 10g，冰糖 8g。滋养补血，乌黑头发，治脱发、早生白发，能生津解渴。

【用法用量】切开，饮液汁，食椰肉。

【使用注意】凡大便清泄者忌食椰肉；体内热盛的人不宜常吃椰子。

【文献摘要】《本草纲目》："椰子瓤，甘，平，无毒，益气，治风，食之不饥，令人面泽。椰子浆，甘，温，无毒，止消渴，涂头，益发令黑，治吐血水肿，去风热。"

【按语】

椰肉中含有蛋白质、碳水化合物；椰油中含有糖份、维生素 B_1、维生素 B_2、维生素 C 等；椰汁含有的营养成分更多，如果糖、葡萄糖、蔗糖、蛋白质、脂肪、维生素 B、维生素 C 以及钙、磷、铁等微量元素及矿物质。

第二节　蔬菜类

白　菜

《滇南本草》

【别名】菘菜、白菘、结球白菜、夏松。

【性味归经】甘凉无毒，主要归肺、胃、膀胱经。

【功效】清肺止咳，泻热除烦，和胃润肠，清利小便。

【食疗应用】

1. 感冒（流行性感冒等）　主要用于本病的预防，可取白菜根 120g，葱白须 60g，生姜 60g，水煎取汁。每日 1 剂，分 3 次服完。此方对于风寒型感冒疗效最佳。

2. 咳嗽（慢性支气管炎）　取鲜嫩白菜 120g，白萝卜 120g，甜杏仁 30g（去皮尖），水煎煮熟，饮汁吃物。每次 1 剂，每日 2 次，连服 1~3 周，或者痊愈后停用。

3. 便秘（习惯性便秘）　对于此类患者，可见大便难排，数日 1 次，可取大白菜 60g，麻子仁 15g（包煎），加水同煮至菜熟，去掉麻子仁，食菜喝汤。每次 1 剂，每日 2~3 次，连服 2 周。本方有明显促进肠蠕动的作用。

4. 眩晕（青光眼）　用于青光眼高眼压期眩晕明显的病人，可取嫩白菜 250g，薏苡仁 30g，水煎煮汤，不加或少加细盐，吃菜喝汤。每日 1 次，连服数月。

5. 淋症（泌尿道感染）　有两种治疗方法，对轻者可取鲜嫩白菜 500g，洗净切碎，加盐少许，绞取液汁，每次 20ml，每日 2~4 次，连服 1 周。对于重者，可取鲜白菜 120g，玉米须 60g，车前草 15g，水煎去渣取汁。每次 1 剂，每日 3 次，连服 1 周。此方对于热结膀胱之小便淋涩、混浊不清者有一定疗效。

【用法用量】生食、煮食或捣烂外敷。

【文献摘要】《滇南本草》：性微寒，味微酸。走经络，利小便。

【按语】

白菜含有蛋白质、脂肪、多种维生素和钙、磷等矿物质以及大量粗纤维，用于炖、炒、熘、拌以及做馅、配菜都可以。白菜和肉类搭配更是合理的荤素搭配，既可增加肉的美味，又能使肉类消化后的废弃物，在白菜高纤维的帮助下顺利排出体外。

芹　菜

《名医别录》

为伞形科植物芹菜的茎，可分为水芹和旱芹 2 种。生于沼泽地带的叫水芹，长江中下游各省、两广、台湾等地均有栽培；生于旱地叫旱芹，香气较浓。

【别名】旱芹、药芹、香芹。

【性味归经】甘辛而凉，无毒，入肝、胃、膀胱经。

【功效】清热平肝，健胃行气，利尿止血，调经解毒。

【食疗应用】

1. 呕恶（急性胃炎）　若患者以反胃、呕恶为突出表现，可取鲜芹菜 60g（洗净），甘草 15g，加水煎煮取汁，再打入鸡蛋一个，内服。每次 1 剂，每日 2 次，连服 3 天。本病初起属胃热者用之效佳。

2. 小儿腹泻　多用于腹泻初起，可用鲜嫩芹菜 15g，石榴皮 6g，水煎服。每次 1 剂，每日 2～4 次，以愈为度。

3. 眩晕（高血压病）　取鲜芹菜 120g（洗净），粳米 250g，味精适量。先将芹菜切为小段放入锅内，再入粳米，并加水适量，武火烧开，文火熬烂，加入佐料服食。连续治疗，有良好的平肝清热、降压止血作用。

4. 云翳遮障（角膜白斑等）　角膜白斑等病，多属中医肝经病变。可取鲜芹菜 15g，冰片 1.5g，先将芹菜捣汁，用白绸滤过后取汁，然后化入冰片末。用此药汁点滴白斑，疗效甚佳。

5. 淋症（泌尿道感染）　此病主要以小便淋沥涩痛为突出症状，可取鲜芹菜 500g（去叶），绞汁生饮。每次 30ml，每日 2～3 次，连用 1～2 周。此方有一定的辅佐治疗作用。

6. 尿血（泌尿系结石等）　可取老芹菜（连根洗净）250g，金钱草 30g，白茅根 30g，水煎取浓汁。分早晚两次饭前服完，连服 1 个月即可收效。

7. 腰痛（腰肌劳损）　取老芹菜（去根）120g，杜仲 10g，去杂洗净，水煎服。每次 1 剂，每日 2～3 次。本方有明显的止痛作用。

8. 月经疾病：

（1）月经先期。取干芹菜 500g，加水 2000ml，煎煮取汁 1000ml，兑入红糖适量，平时温服，连续治疗 1～2 个月，可获全效。

（2）经期不定及经量异常等情况。鲜芹菜 30g，茜草 6g，益母草 15g，水煎服。每次 1 剂，每日 2 次，连服 1～2 个月即可收效。

9. 芹菜捣成菜浆外用，还可以治疗痄腮（腮腺炎）、乳痈（乳腺炎）等痈肿病。

【用法用量】10~15g，鲜品50~100g。煎汤或捣汁，或入丸剂。外用适量捣敷。

【使用注意】本品偏凉，故对脾胃虚寒、肾阳不足者慎用。本品不可大量久服，否则可影响男性生育能力。

【文献摘要】

《随息居饮食谱》：清胃涤热，祛风，利口齿咽喉头目。

【按语】

芹菜含有利尿的有效成分，能消除体内水钠潴留，利尿消肿。临床对原发性、妊娠性及更年期高血压均有较好疗效。

菠　菜

【别名】菠棱菜、赤根菜及鹦鹉菜。

【性味归经】甘，寒，归脾、胃、大肠及小肠等经。

【功效】清热除烦，生津养血，益胃健脾，润肠通便及止虚解毒。

【食疗应用】

1. 肺痨（肺结核）　对于肺痨属阴虚内热而致干咳、咯血，可取菠菜子1500g，白芨200g，百部500g，共研细末，过筛混匀，拌蜜为丸，每丸9g左右。每次1丸，每日3次，坚持3~5个月。

2. 眩晕（高血压病）　可取鲜菠菜250g，鲜芹菜250g，去根洗净，切成小段，放入开水中，烫2分钟左右捞出，加入麻油、味精拌匀佐餐。每日1次，连服1~2周即可收效。此方适于阴虚阳亢型高血压病人。

3. 便秘（习惯性便秘等）　菠菜100g，麻油30g，蜂蜜30g，一起搅匀后生服。每日1剂，早晚分服，连服3~5日即可显效。

4. 消渴（糖尿病）　鲜菠菜根60g，干鸡内金15g，银耳20g，加水文火煎煮半小时后吃菜喝汤。每日1剂，连服3~5周。该方对糖尿病有一定的辅助治疗作用。

5. 夜盲症　鲜菠菜500g，捣烂滤渣取汁，分成2份，每次1份，于饭后饮服，每日2次，连服1~2周即可收效。

【用法用量】100~250g，熟食。

【使用注意】不宜与豆腐共煮，以碍消化影响疗效；脾虚便溏者不宜多食；患肾炎、肾结石的病人不宜食。

【文献摘要】

《食疗本草》：利五脏，通肠胃热，解酒毒。

《本草纲目》：甘冷，滑，无毒。通血脉，开胸膈，下气调中，止渴润燥，根尤良。

【按语】

菠菜中含大量的粗纤维和抗菌二皂甙，可使大肠通畅，缓解症状。含胡萝卜素，在体内转变成维生素A，能维护正常视力。含氟生齐酚、6羟甲基喋啶二酮及微量原素物质，能促进人体新陈代谢，增强健康。大量食用菠菜，可降低中风的危险。

韭　菜

《滇南本草》

为百合科植物韭的叶，全国各地均有栽培。

【别名】长草、壮阳草及钟乳草。

【性味归经】辛甘而温，主要入肾、肝、胃及心经。

【功效】补肾壮阳，温中开胃，暖肝散瘀，消瘕止痛。

【食疗应用】

1. 阳痿、遗精、不育　这三种病若出现肾阳不足证候时，可取鲜净韭菜150g，鲜虾250g，常规方法炒熟后服食（或作佐谱）。每日1剂，连续治疗1~2个月，或以愈为度。

2. 腰痛、耳聋　对于腰肌劳损导致的腰精虚而致的耳聋患者，若证属肾虚精亏，则可取鲜挣（切成短节），绪腰子（即猪肾脏）1枚，洗净后加油、盐少许，炒熟后佐餐，连服6~7日。

3. 五更泄泻　又称鸡鸣泄，即每到天亮时分的泄泻，中医辨证多属肾阳亏虚，脾失温养。可先取大米（或粳米）100g煮成稀粥，再把鲜韭菜60g洗净切断加入其中，调入细盐，稍煮片刻，待凉后温服。每日1剂，连服6剂。

4. 胃痛　多由慢性胃炎或胃溃疡所致，可取生韭菜叶适量洗净，用开水泡后捣烂取汁。每次100ml，每日3次，痊愈即止。

5. 腹部隐痛　对于脾胃虚寒性腹痛患者，可取带根韭菜500g，红糖30g，将韭菜洗净捣汁，加红糖，兑入开水适量，频频温服。

6. 噎膈　胃癌及食道癌病人常出现不同程度的噎膈、反胃情况，多与中医阴虚痰热有关，可仿《丹溪心法》五汁安中饮加以治疗，药用韭菜汁15g，生姜汁10g，牛乳汁30g混匀，加开水适量温服。每日2剂，连续服用。

7. 脱肛　用韭菜根煎水，放入盆内乘热熏浴。每日2次，坚持治疗。

8. 视觉异常　包括视物不清、角膜软化症、夜盲等多种疾病，可取韭菜100g，洗净切断，再取羊肝120g（切片），将二物用铁锅明火炒熟后食用。

9. 月经不调　多由肝失条达所致，可先将墨鱼丝、羊肉丝各100g爆炒片刻，再加入洗净切断的韭菜头100g，翻炒数次，调入细盐及香料等适量，即为药方。每剂分成六等份，每次1份，每日2次，连服3日为1个疗程，坚持治疗10个疗程左右。

10. 鼻衄　取韭菜250g，洗净捣烂取汁，分3次温服。

11. 痰咳　取韭菜根叶30g（洗净），大枣6枚，橘皮15g，水煎取汁，频频温服。

12. 哮喘　若属阳虚于下，肾不纳气者，可用鲜韭100g（洗净切碎），鸡蛋2只（去壳），将二物捣匀，加生油、食盐同炒至熟，辅佐治疗。

13. 肺痨　本病晚期多见肺肾两虚，可用韭菜100g，蛤蜊肉150g，加水适量煮熟后，掺入调味品。每日1剂，连续服食。

14. 牙痛　取韭菜根10个（洗净），川椒20粒，香油少许，同捣如泥，敷于痛处面颊上。据药王孙思邈经验，数次可愈。

15. 水田皮炎　用韭菜叶外擦病变皮肤即可获效。

16. 脚气　用韭菜一把，洗净后捣烂，敷于患处即可。此法亦可治疗荨麻疹。

【用法用量】10~30g，捣汁或炒熟作菜食，外用适量捣敷。适宜春季食用，夏季少食，隔夜不食。

【使用注意】阴虚内热及疮疡、目疾患者忌食。

【文献摘要】《本草拾遗》：温中、下气、补虚。

【按语】

韭菜还含有丰富的纤维素，每100g韭菜含1.5g纤维素，比大葱和芹菜都高，可以促进肠道蠕动、预防大肠癌的发生，同时又能减少对胆固醇的吸收，起到预防和治疗动脉硬化、冠心病等疾病的作用。韭菜的粗纤维较多，不易消化吸收，所以一次不能吃太多韭菜，否则大量粗纤维刺激肠壁，往往引起腹泻。

萝　卜

《新修本草》

为十字花科植物莱菔的新鲜根，有白皮、红皮、青皮红心以及长形、圆形等不同品种。药用以鲜品红皮白肉辣萝卜为佳。

【别名】莱菔、芦菔。

【性味归经】辛、微凉，归肺、胃等经。

【功效】清热化痰，顺气止咳，健脾益气，生津止渴及止痛解毒。

【食疗应用】

1. 感冒　取白萝卜250g，葱白（带须）3根，将二物洗净后切为小段，加清水适量，水煎后取汁一碗，加白糖少许，趁热温服并食二物。每日1剂，连服1~3天。

2. 咽痛（急性咽炎）　江西中医学院老中医傅再希教授所传经验方：取白萝卜一个，洗净去皮切片，取1片放入口中咀嚼取汁，慢慢咽下，连续食用。每日1斤，连服3天。

3. 鼻衄　取白萝卜250g，洗净去皮捣汁，掺入三七粉少许，用温开水250ml兑化，趁热服下240g，并以此汁数滴滴于鼻中。每日1~2次。

4. 咳嗽（支气管炎）　将白萝卜洗净（不去皮），切成薄片，放入碗中，加饴（麦芽）糖50g，放置一夜，溶为萝卜糖水，频频含温后饮服。每次100g，每日2~3次，连服1周。此方对于急、慢性支气管炎咳嗽，属于阴虚肺燥者疗效显著。

5. 哮喘　当支气管炎等病出现明显哮喘时，可取白萝卜1000g，洗净挤汁，加入蜂蜜30ml、贝母粉12g，用开水兑服。每次100g，每日2次，连服1~2个月。

6. 咯血　取白萝卜500g，洗净后去皮切片，加水300ml，煎煮至100ml时，去除菜片并加入明矾9g，蜂蜜90g，混匀后服用。每次50ml，每日2次，连服3日。此方对肺结核及支气管扩张等病引起的燥热咯血有明显疗效。

7. 防治肺癌　本品中含有一种可以分解致癌物的酶，因此常食萝卜（不拘量、生熟皆可）对肺癌有一定的防治作用。

8. 眩晕（高血压病）　可取鲜萝卜1000g，洗净榨汁，用开水兑服。每日2~3次，连服 7 日为 1 个疗程，直至病情稳定。

9. 头痛　对于头痛，尤其是偏头痛患者，可取白萝卜 250g，洗净不去皮，捣汁备用。先让患者仰卧，将含有适量冰片的萝卜汁灌鼻孔数滴，左痛取右，数次即可止痛。

10. 出血症　对于由各种原因所致的不同部位出血症，可用鲜萝卜取汁 50ml，并兑入藕汁 50ml，混匀后服用，每次 50ml，每日 2 次，连续服用。

11. 胃痛　可取白萝卜 250g，洗净切块，若伴见恶心呕吐者，可生食用；伴见纳差、疲乏、头晕者，可不拘多少，以痛减为度。此方用于慢性胃痛的辅助治疗。

12. 疳症　小儿疳积，可用鲜白萝卜 30g，鲜山楂 20g，鲜橘皮 6g，水煎成"三鲜饮"，取汁加冰糖少许，代茶频饮。

13. 泄泻、痢疾　取陈白萝卜适量，加水煎服；或加薏苡仁 30g，水煎服。每日 2 剂，连服 1 周。

14. 腹胀腹痛　对于气滞性腹痛，可取白萝卜 1250g，生绞其汁顿服，连服 3 日；对于虚寒性腹痛，可取白萝卜 500g，洗净切块，加入花椒适量，水煎，服汁吃物。每日 1 剂，连服 1 周。

15. 腹痛（肠梗阻）　取大白萝卜 1250g（连皮），洗净切片，加水 2500ml 煮 1 小时后，取出萝卜片，加入芒硝 120g，再熬至一碗左右，顿服。

16. 消渴（糖尿病）　患者出现"多食、多饮、多尿及体重减少"症状时，可用白萝卜 1000g（洗净切块），瘦猪肉 250g，炖煮，吃物饮汤，每日 1 剂，连服数日。或取白萝卜 500g（去皮洗净切块），小米 50～100g，共熬稠粥。每日 1 剂，连服数月。

17. 煤气中毒　首先将患者移至通风处进行急救，待清醒后，取白萝卜汁一杯，加白糖 60g，待二物搅化后，频频服饮，以解为度。

18. 吸烟成瘾　对于长期吸烟已成瘾者，可取白萝卜 500g，洗净切丝，加白糖调拌均匀。早晚各食 250g，连服 1 周。

19. 冻疮　对于冻疮未破者，可将萝卜切成厚片，煮熟后乘热敷于患处，待凉即换。

【用法用量】煎汤、煮食、捣汁饮或外用捣敷。

【使用注意】不可与人参同服。

【文献摘要】

《新修本草》：味辛甘，温，无毒。散服及泡煮服食，大下气，消食去痰癖，生捣汁服，主消渴。

【按语】

萝卜营养丰富，民间有"冬吃萝卜夏吃姜，一年四季保安康"的说法。萝卜含有能诱导人体产生干扰素的多种微量元素，对防癌、抗癌具有重要意义；可降血脂、软化血管、稳定血压，预防冠心病、动脉硬化、胆结石等疾病。

茄　子

《本草拾遗》

【别名】落苏、矮瓜、吊菜子。

【性味归经】甘，寒，归脾、胃、大肠及肺经。

【功效】清肺止咳，清胃解毒，健脾止带，收敛止血。

【食疗应用】

1. 咳嗽（慢性支气管炎）　取白茄子 30 ~ 60g，煮后去渣，兑入蜂蜜少许，温服。每次 1 剂，每日 2 次。此方对肺热伤阴者疗效尤佳。

2. 喘症（支气管哮喘）　取茄子梗 90 ~ 120g，炙麻黄 6g，水煎服，每日 2 ~ 3 次，每次 1 剂；亦可将茄子梗烧灰存性研末。用温开水冲服，每次 9g，每日 3 次。

3. 口疮（口腔黏膜溃疡）　取茄子蒂 15g，生首乌 30g，黄酒及河水各 1 碗，同煎取汁 1 碗，饭后温服。每日 1 剂，分 2 次服完。

4. 疝气　取青茄蒂 15 ~ 30g（干品减半），水煎取汁。每日 2 剂，饭前温服。

5. 纳呆（单纯性消化不良症）　取茄子 100g，山楂 15g，同煮至熟，吃物饮汁。每日 1 剂，连服 1 周。

6. 脱肛　取茄子根 60g，苦参 15g，煎水熏洗，并温熨回纳，连治数周，即可收效。

7. 胁痛（肝炎）　可用茄子数斤，闷煮米饭食用，连食数日。此方对甲型肝炎有一定的预防作用。

8. 白带　对于妇女因脾湿下注而成的白带症，可取白茄肉 30g，土茯苓 30g，水煎服。每次 1 剂，每日 2 次，连服 1 周。

9. 阴挺（子宫脱垂）　取茄子蒂 7 个，水煎成浓汁，饭前温服。每次 1 剂，每日 2 次，连服 1 月。若同时配用补中益气丸，对于本病属中气下陷者疗效尤佳。

10. 冻疮　取茄子杆 30g，茄子根 30g，水煎，乘热用煮水熏洗患处。每日 2 ~ 4 次，连洗 1 周。此方对冻疮未破或已破者均有良效。

11. 皮肤瘙痒　对于不明原因的皮肤瘙痒症，可以用茄子叶 30g，白藓皮 30g，熬水，加食盐少许，搅匀后用它外洗患处。

12. 无名疮毒　可取鲜茄子适量，去皮并捣烂如泥，加白酒少许，外敷疮面，再用纱布包扎，每 2 日更换 1 次。

13. 乳头皲裂　取紫茄 1 个，裂开茄皮，使其阴干，烧灰存性，研为细末，用水调为糊状，涂于疮口。

14. 痔疮出血　本病常与便秘并存，可取鲜茄绞汁，捣烂绞汁，饭前饮服，每次 10ml，每日 2 次，连服 1 周。此方有明显的清肠止血之效。

【用法用量】煎汤，浸酒服或熟食，外用捣敷。

【使用注意】其性寒滑，脾胃虚寒之人不宜多食，肠滑腹泻者慎服。

【文献摘要】《滇南本草》：散血，消乳疼，消肿宽肠。烧炭米汤饮，治肠风下血不止及血痔。

【按语】

茄子富含蛋白质、脂肪、碳水化合物、维生素以及多种矿物质，特别是维生素 P 的含量极其丰富，具有保护心血管的功能。茄子含有维生素 E，有防止出血和抗衰老功能。常吃茄子，可使血液中胆固醇水平不致增高，对延缓人体衰老具有积极的意义。

莲　藕

《神农本草经》

为睡莲科植物莲的肥大根茎，秋、冬及春初采挖，以肥白、嫩脆者佳。

【别名】藕、莲菜。

【性味归经】甘、涩，凉，归脾、胃、心、肝等经。

【功效】健脾益胃，清热生津，凉血止血，散瘀通淋。

【食疗应用】

1. 胃脘痛（胃及十二指肠溃疡）　取鲜莲藕1节（洗净），切去一端藕节，注入蜂蜜适量，放入锅中蒸熟，连续食用，每次120g，每日2次佐餐，连服1周。

2. 呕吐（慢性胃炎）　取鲜莲藕500g，洗净去皮切一碎，捣烂后用纱布绞汁，与生姜汁兑服，每日3次，每次10ml，连服3~5日。此方对寒邪犯胃型呕吐效果较好。

3. 腹泻（急、慢性肠胃炎）　取老莲藕250g，粳米100g，洗淘干净后放入锅中加水煮粥，调入白砂糖60g，早、晚空腹服食，每日1剂，连服3日。此方对脾胃虚弱型腹泻疗效明显。

4. 纳呆腹胀（消化不良症）　可取鲜莲藕60g，茯苓10g，青皮10g，麦芽15g，水煎服。早、晚分服，每日1剂，连服3~5日。

5. 痢疾　以下利赤白脓血、腹痛里急为主症，夏秋季多发。可用鲜莲藕500g，洗净切碎捣烂，调以黄酒或米酒，空腹服食，每次30g，每日3~4次，以愈为期。

6. 虚劳（大病、久病后）　多见疲倦头晕，可取鲜莲藕250g（洗净捣烂），大枣100g，山楂60g（去核），混匀后在锅中蒸熟，切成50g重小方块。每次1块，每日2次，连服数月。

7. 胸痹（冠心病）　先取草决明15g，水煎去渣取汁，再加入生莲藕30g，海带丝9g，煮熟至烂。每日1剂，连服10日为1个疗程，坚持2~3个疗程。此方对胸阳不振型胸痹效果较好。

8. 干咳（肺结核）　取鲜莲藕30g，鲜百合30g，枇杷果30g，将三物加水煮熟，服汁食果。每日1剂，连服数日。

9. 鼻衄（鼻出血）　取鲜藕250g，白萝卜120g，均洗净切碎绞汁，混合均匀后加入适量蜂蜜。饭后内服，每日4次，每次30g，连服7天。

10. 咳血（支气管扩张）　取鲜莲藕150g，白茅根30g，水煎藕熟后再加韭菜汁少许，于饭后一次服下。

11. 吐血（胃溃疡等病）　取鲜嫩白莲藕1000g，白砂糖250g，白芨粉适量。先将莲藕切碎捣汁，用汁将后两物化开，稍加开水，随时服用。此方有一定的止血效果，若出血量多，应采取其他特效疗法。

12. 便血　取鲜藕节15g，白果30g，白茅根30g，水煎服。每日1剂，连服2~4周。此方对小便带血及大便出血均有良效。

13. 紫斑（血小板减少性紫癜）　取藕节250g，大枣1000g，二物同煮至熟，食物饮汁。每次 50g，每日 2 次，连服 3～5 个月。若能同时服用花生红皮 10g，则疗效更佳。

14. 血友病　可用鲜莲藕 100g，鲜梨 500g，生荸荠 500g，生甘蔗 500g，鲜生地 250g，一同榨汁。每次 15ml，每日 3～4 次，连服至愈。

15. 淋症（泌尿道感染）　取生莲藕汁 100ml、生地黄汁 60ml、生葡萄汁 100ml，混匀，温服。每次 20ml，每日 2～3 次。

16. 产后发热（产褥期感染）　可取鲜藕 250g（切片），桃仁 10g（去皮打碎），加水适量煮汤，加白糖少许。每日 1 剂，连服 5～10 日。此方适用于瘀血型患者。

【用法用量】生食、绞汁服。蒸食或加蜜煮食均可，或加工成藕粉冲服。

【使用注意】藕性偏凉，故产妇不宜过早食用。一般产后 1～2 周后再吃藕可以逐瘀。

【文献摘要】《日用本草》：清热除烦，凡呕血、吐血、瘀血、败血，一切血证宜食之。

【按语】

在块茎类食物中，莲藕含铁量较高，故对缺铁性贫血的病人颇为适宜。藕的含糖量不算很高，又含有大量的维生素 C 和食物纤维，对肝病、便秘、糖尿病等一切有虚弱之症的人都十分有益。

藕中含有丰富的维生素 K，具有收缩血管和止血的作用。鲜藕汁可治疗烦渴、泌尿系感染、衄血不止，煮烂食用可治疗乳汁不下。

竹　笋

《本草纲目拾遗》

【别名】竹芽、竹萌、春笋、鞭笋等。

【性味归经】甘、微寒，归肺、胃、大肠等经。

【功效】清热解毒，利湿化痰，养阴止渴，通利大便。

【食疗应用】

1. 疹透不畅　麻疹初起，外透不畅时，可取竹笋 10～15 个，黄豆 60g，加清水适量，文火煮熟，饮汁并食竹笋、黄豆二物。日服 3 次，每日 1 剂，连服 3～5 日。

2. 咳嗽　对于风热犯肺的咳嗽患者，可取竹笋 10 个，清水炖熟，捞出后加生姜末、醋适量，拌匀服食。每日 1 剂，连服 5 日。

3. 痰喘　用鲜竹笋 60g，橘红 6g，杏仁 10g，水煎服。每日 1 剂，连服 1～2 周。此方有较好的清热和平喘作用。

4. 胃痛（慢性胃炎）　此类患者若有较明显的口渴、纳呆、嘈杂、便结等症状，可用鲜竹笋 30g，玉竹 10g，鸡内金 6g，水煎服。每日 1 剂，连服 2～4 周。

5. 便秘　可取鲜竹笋 30g，淡竹叶 10g，文火久煎，饮服汤汁。每日 1 剂，连服至愈。此方适用于各种原因引起的便秘不爽病人。

6. 水肿（慢性肾炎）　可取鲜竹笋 30～60g，白茅根 30g，玉米须 30g，水煎服取汁内服。早、晚空腹各 1 剂，连服 1～3 个月。本病至后期，以蛋白尿为主要病理变化，此方对消除本病水肿及蛋白尿有一定作用。

7. 酒精中毒　因饮酒过多致酒精中毒者，可取鲜竹笋 60g，用开水煮泡后温服代茶饮。

8. 口疮　取干竹笋，烧灰存性，过筛后用香油（芝麻油）调为糊状，涂于口腔内溃烂处。每日 3 次，以愈为度。

【用法用量】内服，煮，炒，炖均可，一次量 200～250g。

【使用注意】腹泻者不宜多食。

【文献摘要】

《本草纲目拾遗》：利九窍、通血脉、化痰涎、消食肿。

《名医别录》：主消渴，利水道，益气，可久食。

【按语】

竹笋具有低糖、低脂的特点，富含植物纤维，可降低体内多余脂肪，消痰化滞，治疗高血压、高血脂、高血糖症，且对消化道癌肿及乳腺癌有一定的预防作用。

仙人掌

【别名】龙舌、神仙掌、观音掌、观音刺及凤尾节。

【性味归经】苦，寒，归心、肺、胃经。

【功效】清热解毒，行气活血，泻肺止咳。

【食疗应用】

1. 腮肿咽痛（流行性腮腺炎）　对于无明显热象的流行性腮腺炎（由病毒所致）患者，可酌情选用以下诸方：

（1）取仙人掌 1 片（用刀刮去皮刺，捣成泥状），调入芒硝 10g，均匀地敷于患处，用纱布缠紧固定，每天换 1 次，连用 3 天。

（2）取鲜仙人掌 50g，蒲公英 15g，板蓝根 15g，水煎取汁，饭后内服，药渣外洗，其效尤著。

（3）取仙人掌 30g，捣烂取汁，再取冰片 1g（研细），鸡蛋清 1 只，混匀后用毛笔涂抹患处。每日 3 次，连涂 3 日。

2. 咳嗽吐血（支气管扩张等）　对于慢性支气管扩张所致的咳嗽、咯血，证属风热化燥者，可取仙人掌 100g（切片），白糖 50g，水煎去渣服汁。每日次温服，连服 7 日。

3. 胃脘疼痛（慢性胃炎等）　取仙人掌 100g 捣成糊状，用纱布包好，置于胃痛之处。此方对慢性胃脘疼痛属肝郁气滞者疗效显著。

4. 疮疖　对于疮疖初起、红肿热痛明显者，可取仙人掌适量，捣烂，外敷疮面，连续敷数日。

【用法用量】鲜品 50～250g；外用鲜品适量，去刺捣烂敷患处。

【使用注意】刺内含有毒汁，人体被刺后，易引起皮肤红肿疼痛、瘙痒等过敏症状。

【文献摘要】

《本草求原》：寒，消诸痞初起，洗痔。

《岭南采药录》：仙人掌焙热熨之，用于治疗乳痈初起结核。

【按语】

仙人掌所含的维生素能抑制脂肪和胆固醇的吸收，并可以减缓对葡萄糖的摄取。食用仙人掌的营养十分丰富，它含有大量的维生素和矿物质，具有降血糖、降血脂、降血压的功效。

荠　菜
《千金·食治》

为十字花科植物荠菜的带根全草，生长于田野、路边及庭园，全国均有分布。苏、皖、沪有栽培。

【别名】野菜。

【性味归经】甘、淡，微寒、无毒，主入脾、胃、肝、肾等经。

【功效】止血，清热利湿，泻火定眩及健脾养血，利尿消肿。

【食疗应用】

1. 预防麻疹　在小儿麻疹流行期间，可取荠菜（鲜品）60g，银花30g，荆芥15g，水煎取汁约300ml。6岁以上儿童每次服30ml，每日2~4次，连服3日；6岁以下儿童用量酌减。经临床观察，此方确有较满意的预防效果，但腹泻较甚者应当慎服。

2. 鼻衄（鼻出血）　取荠菜50~100g（鲜者加倍），白茅根30g，水煎服。每次1剂，每日2~4次，连服1~2日。此方对血热妄行之鼻衄病人收效较佳。

3. 吐血　可取荠菜花15g，侧柏叶12g，藕节30g，水煎服。每次1剂，每日2~4次，连服数日。此方有较明显的辅助治疗作用，多用于胃热上冲而致的吐血症。

4. 腹泻（慢性肠胃炎）　可取鲜荠菜30g，茯苓12g，水煎取浓汁。浓汁分3次服完，每日1剂，连服3~5日。5岁以下儿童药量酌减。

5. 痢疾（细菌性痢疾）　患者多以腹痛里急、胀满不适、赤白相兼、纳差口干为特征，此时可取鲜荠菜90g，青木香9g，陈皮6g，水煎取浓汁。每日1剂，连服3日。此方对于轻型患者多可获愈。

6. 目暗（视力减退）　对于原因不明的或用眼过度或年老体弱而致的视力骤减患者，可用荠菜子10g，决明子10g，菊花20g，青葙子5g，长期泡茶饮服，坚持2~3个月即可收效。

7. 目盲（高血压性眼底出血）　多见患者长期高血压，复因情绪激动等原因诱发的目盲症，在病情得到有效控制后，可配合下方治疗：取荠菜花15g，旱莲草12g，水煎服。每次1剂，每日2次。

8. 眩晕（高血压病）　取鲜荠菜250g，洗净去根后加水适量，熬成浓汁，去渣，加蜂蜜250g，文火熬成膏。每次内服1汤匙，每日3次，连服数周。此方适宜于治疗阴虚火旺型高血压患者。

9. 尿浊（丝虫性乳糜尿）　中医认为本病注所致，故可取鲜荠菜200g，水煎后吃菜饮汤。连服1~3个月后小便即可逐渐变清。

10. 水肿（慢性肾炎）　慢性肾炎所致的水肿，中医分型较多，下方主要适用于湿热蕴结、水邪闭阻患者，症见脘腹下肢肿甚、口粘而苦、小便短赤。可用荠菜子60g，葶苈子30g，水煎后去渣，将药汁分为3~4份。每次1份，每日3~4次，连服2~4日即可收效。本方药力较猛，不可久服，若尿增肿减应立即停药。

11. 肾痨（肾结核）　取鲜荠菜250g，干品加水1000ml，文火煎煮20分钟，打入鸡蛋1个，至蛋熟，调入细盐少许，连渣顿服。每日1次，一般连续服用1个月后病情即可缓解，腰痛减弱消失。

12. 崩漏（月经过多）　对于月经过多（或户多）属于热邪迫血妄行、兼见气虚者，可取干荠菜20g，炒小蓟15g，炙黄芪30g，水煎服。每次1剂，每日2次，连服3~5日即可收效。经血色黑、凝块较多者应慎用此方。

13. 带下（女性生殖系炎症）　多用于带下黏稠、色稍黄而有气味之患者，可用荠菜30g，猪苓15g，蒲公英30g，水煎服。每次1剂，每日2次，连服1周。

14. 产后腹痛　妇人产后，血海空虚，胞宫失养，故腹痛隐隐，此时可取鲜荠菜45g（洗净切碎），益母草15g，用武火煎煮20分钟，去渣留汁后化入红糖60g，温服。每次1剂，每日2次，连服3~5日。

【用法用量】煎汤或入丸散。外用适量，研末捣敷或捣汁点眼。

【使用注意】内服干、鲜皆宜，便以鲜品为好。治疗目赤涩痛等症，除内服外，还可以鲜品绞汁点眼。

【文献摘要】

《名医别录》：主利肝气，和中。

《本草纲目》：明目，益胃。

【按语】

荠菜中含荠菜酸有止血作用。

苦　菜

【别名】苣荬菜、取麻菜、苦荬菜、败酱草。

【性味归经】苦、辛，大寒，有小毒，归胃、大肠、肝、肾等经。

【功效】清热解毒，消痈排脓，抗癌止痢，利尿消肿。

【食疗应用】

1. 咽痛（急性咽炎）　苦菜具有良好的清热利咽、解毒祛痰之功，故对本病因痰热上炎所致者，可取鲜苦菜60g，板蓝根30g，山豆根12g，水煎服。每日1剂，分2~3次服完，连服3剂。

2. 胃痛（急性胃炎等）　取苦菜30g，蒲公叶15g，佩兰叶15g，水煎顿服。每日1剂，分2~4次服完，即可收效。本方适用于本病初起，证属胃火上炎痛、恶心呕吐患者。

3. 泄泻（慢性肠炎等）　主要适用于湿热蕴结肠胃型腹泻，症见泻下黄臭、腹痛呕恶等，可用鲜苦菜3g，生甘草3g，水煎服。每日1剂，分早晚服完。

4. 便秘（痔疮便秘等）　对于便秘因火邪盘踞大肠之患者，可取干苦菜15g，开水烫泡，代茶频饮，以通为度。本品对气虚性便秘应当慎用，以防伤正。

5. 肠痈（急、慢性阑尾炎）　　苦菜在治疗肠痈有着独到的功用，无论是本病初起，还是本病康复之时，均可配入方中大剂量应用。一般不单独应用，常常以此为主灵活组方，能发挥消肿除痈、祛瘀止痛作用。

6. 痢疾　可取鲜苦菜 250g，马齿苋 250g，洗净后浸泡 30 分钟左右，使叶饱满，然后捣烂滤汁备用。于病发后口服药汁，每次 10ml，每日 2 次，连服 5~7 日，主要适用于湿热下注型患者，对脾胃虚弱者禁用。

7. 黄疸（慢性黄疸型肝炎）　　本病多因湿热内熏、胆汁外溢所致，可取鲜苦菜 100g，茵陈 60g，金钱草 30g，水煎服。每日 1 剂，分早、晚服完，连服 1~3 周即可收效。

8. 目赤（急性结膜炎）　　可取鲜苦菜适量，去叶留根，洗净后切断，收取从断端流出的白色液汁，点于眼角内。每日 2~4 次，连用 3 日即收效。

9. 热淋（急性泌尿道感染）　　可取干苦菜 30g，瞿麦 30g，淡竹叶 20g，生甘草梢 10g，水煎服。每次 1 剂，每日 2 次，连服 3~5 日即可痊愈或减轻。

10. 消渴（糖尿病）　　对消渴以口渴、尿多为主要表现者，可取鲜苦菜 250g，乌梅 30g，南瓜肉 100g，共煮至熟，吃物喝汤。每次 1 剂，每日 2~3 次，连服数月，以愈为度。

11. 口腔糜烂（口腔炎及溃疡等）　　取鲜苦菜 60g，摘洗干净。每日分 4~6 次嚼服，连治 3~5 日。

12. 痔疮出血　主要用于外痔，取鲜品 50g，捣成泥状，掺入细麦面少许，调匀后局部外敷。

【用法用量】内服，煎汤，9~15g（鲜者 60~120g）；外用捣敷。

【使用注意】脾胃虚弱者慎用。

【文献摘要】

《神农本草经》：主五藏邪气，厌谷胃痹。

《名医别录》：疗肠澼，渴，热中疾，恶疮。耐饥寒。

【按语】

苦菜中含有丰富的胡萝卜素、维生素 C 以及钾盐、钙盐等，对预防和治疗贫血病，维持人体正常的生理活动，促进生长发育和消暑保健有较好的作用。

枸杞苗

《名医别录》

为茄科灌木植物枸杞的嫩茎叶，主产于宁夏、河北、甘肃、青海等地，以宁夏产者最为著名。春季采摘其嫩叶，老者不堪食用。

【别名】枸杞尖、枸杞菜、地仙苗、甜菜、枸杞叶、枸杞头。

【性味归经】苦、甘，凉，归肝、肾经。

【功效】清退虚热，补肝明目，生津止渴。

【食疗应用】鲜枸杞苗 30g，鲜车前草 30g，鲜桑叶 60g，加水适量，煎汤服用。用于肝经有热，目赤涩痛。鲜枸杞苗 30g，或干品 10g，用沸水浸泡，代茶频饮。用于阴虚发热，烦渴口干。

【用法用量】50～100g，凉拌、汆汤、煮粥、炒食等。

【使用注意】本品寒凉，脾胃虚寒者不宜食用。

【按语】

含甜菜碱、β-谷甾醇葡萄糖甙、鞣质、芸香苷、维生素 B_1、维生素 C、多种氨基酸，以及丁二酸、苹果酸等多种有机酸等。

马齿苋
《本草经集注》

为马齿苋科草本植物马齿苋的茎叶或全草。我国大部分地区均有分布，夏秋采收，洗净用，或烫后晒干备用。

【别名】马齿苋、长寿菜。

【性味归经】酸，寒，归大肠、肝、脾经。

【功效】清热解毒，消痈利尿。

【食疗应用】

1. 肠炎、痢疾、泌尿系统感染、疮痈肿毒　鲜马齿苋 100g，粳米 50g，葱花 5g。将马齿苋去杂洗净，入沸水中掉片刻，捞出洗去黏液，切碎；油锅烧热，放入葱花偏香，再投马齿苋，加精盐炒至入味，出锅待用；将粳米淘洗干净，放入锅内，加适量水煮熟，放入马齿苋煮至成粥，出锅即成。

2. 肝血不足、脾气壅滞、夜盲、身体疲乏　马齿苋 45g，金针菜 30g，熟猪肝 50g，鸡蛋互枚。将马齿苋洗净，切碎。金针菜水发后切成段。猪肝洗净，切成薄片。将马齿苋、金针菜放入锅中，加水煮 15 分钟后，再加入猪肝稍炖，打入鸡蛋，待沸后调人精盐、味精即成。

【用法用量】煎汤、绞汁饮或凉拌食。外用捣敷。

【使用注意】脾胃虚寒，肠滑腹泻者不宜食用。

【文献摘要】

《开宝本草》："服之长年不老。治痈疮，杀诸虫。生捣汁服，当利下恶物，去白虫。"

《本草纲目》："散血消肿，利肠滑胎，解毒通淋，治产后虚汗。"

《滇南本草》："益气，清暑热，宽中下气。滑肠，消积带，杀虫，疗疮红肿疼痛。"

【按语】

马齿苋含有大量的钾盐，有良好的利水消肿作用，对糖尿病也有一定的治疗作用。马齿苋对痢疾杆菌、伤寒杆菌和大肠杆菌有较强的抑制作用，可用于各种炎症的辅助治疗，素有"天然抗生素"之称。

黑木耳

《神农本草经》

为木耳科植物木耳的子实体，产于四川、云南、贵州、福建等地，有野生和栽培的。

【别名】黑木耳、桑耳、松耳。

【性味归经】甘，平，归胃、大肠经。

【功效】凉血止血。

【食疗应用】

1. 血管硬化、冠心病　黑木耳 5g，清水浸泡一夜，蒸 1 小时，加适量冰糖（也可不加），睡前服，连续食用。

2. 贫血　黑木耳 30g，红枣 30 个，煮熟服食，也可加红糖调味。

3. 痔疮出血、便秘　黑木耳 6g，柿饼 30g，同煮烂，随意吃。

【用法用量】9～30g，煮食、炒食，或研末服。

【使用注意】黑木耳较难消化，并有一定的滑肠作用，故脾虚消化不良或大便稀烂者忌用。

【文献摘要】《日用本草》：治肠癖下血，又凉血。

【按语】

木耳对胆结石、肾结石等内源性异物也有比较显著的化解功能，铁的含量极为丰富，故常吃木耳能养血驻颜，令人肌肤红润，容光焕发，并可防治缺铁性贫血。

银　耳

《本草再新》

为银耳科植物银耳的子实体。有野生的，全国大部分地区已有栽培。

【别名】白木耳、白耳子。

【性味归经】甘，平，归肺、胃、肾经。

【功效】滋阴润肺，益胃生津。

【食疗应用】

1. 虚劳咳嗽，痰中带血　银耳 6g，糯米 100g，冰糖 10g，银耳用水胀发，与糯米一起煮粥，调入冰糖食用。

2. 肺燥咳嗽、咳血、吐血或崩漏出血　银耳 3～6g，用水浸 1 小时，再加水炖烂，冰糖调味服用。

【用法用量】6～10g，煮食、炖服。

【使用注意】作用缓慢，久服才有效。

【文献摘要】《本草再新》：滋肺滋阴。

【按语】

银耳中的有效成分酸性多糖类物质，能增强人体的免疫力，调动淋巴细胞，加强白细胞的吞噬能力，兴奋骨髓造血功能；银耳多糖具有抗肿瘤作用。

山　药
《神农本草经》

为薯蓣科植物蓣的块根，现各地有栽培，在霜降后采挖。洗净润透、切片，生用或炒用。

【别名】薯蓣。

【性味归经】甘，平，归脾、肺、肾经。

【功效】补脾益胃，益肺补肾。

【食疗应用】

1. 久病初愈之人　山药5g，玉竹10g，麦冬10g，枸杞5g，鸽子1只。

2. 虚劳咳嗽　鲜山药350g，黄酒2000ml，蜂蜜适量。先将山药洗净、去皮、切片，备用；将黄酒600ml倒入砂锅中煮沸，放入山药，煮沸后将余酒慢慢地添入；山药熟后取出，在酒汁中再加入蜂蜜，煮沸即成。

3. 鲜山药蒸熟，每次饭前食90~120g，用于消渴引饮。

【用法用量】10~20g，煎汤或作丸、散、煮食等，外用捣敷。

【使用注意】该品养阴能助湿，所以湿盛中满，或有积滞、有实邪者不宜；有收敛作用，所以患感冒、大便燥结者及肠胃积滞者忌用。

【文献摘要】《本草纲目》：益肾气，健脾胃，止泄痢，化痰涎，润皮肤。

【按语】

鲜山药富含多种维生素、氨基酸和矿物质，可以防治人体脂质代谢异常以及动脉硬化，对维护胰岛素正常功能也有一定作用。

扁　豆
《名医别录》

为豆科植物扁豆的种子，我国南北各地都有栽培，在秋季豆熟时采收、晒干，生用或炒用，其花、种皮均可入药。

【别名】蛾眉豆、藤豆。

【性味归经】甘，平，归脾、胃经。

【功效】健脾和中，化湿消暑。

【食疗应用】

1. 夏季暑湿外感，见心烦发热、脘闷、头昏等症　扁豆子60g，香薷15g，加水煎汤，分2次服。

2. 妇女脾虚带下　扁豆子 60g 或嫩扁豆荚果 120g，以食油、食盐煸炒后加水煮熟食。每日 2 次，连食 1 周。

【用法用量】10～20g。煎汤、研末或熟食。

【文献摘要】

《滇南本草》："治脾胃虚弱，反胃冷吐，久泻不止，食积痞块，小儿疳疾。"

【按语】

扁豆的营养成分相当丰富，包括蛋白质、脂肪、糖类、钙、磷、铁、钾及食物纤维、维 A 原、维生素 B_1、维生素 B_2、维 C 和氰甙、酪氨酸酶等，扁豆衣的 B 族维生素含量特别丰富。有研究生表明肿瘤患者宜常吃扁豆，有一定的辅助食疗功效。

大　蒜
《本草经集注》

【别名】荤菜、葫、胡蒜、独头蒜。

【性味归经】辛温，有小毒，主要归脾、胃、肺等经。

【功效】行气解毒，祛痰止咳，健胃消食，利便杀虫，消痈除癥。

【食疗应用】

1. 感冒（流行性感冒）　取大蒜 30g，连翘根 15g，水煎饮汁。每日 1～2 次，每次 1 剂，连服 3～5 日，或以愈为度。本方对病毒性感冒疗效显著。

2. 咽喉肿痛（急性咽喉炎、扁桃腺炎）　取独头蒜 1 个（捣烂），杏核（打开去仁）若干，将蒜泥装入半边杏核中，然后扣于单侧列缺穴上，用胶布固定。每日 1 次，左右交替应用，敷后 1～2 小时去掉。有的病人可能会出现水泡，可用消毒针挑破，再敷上消毒纱布。一般连用 3～4 天即可。

3. 鼻衄（鼻出血）　取大蒜 30g 捣烂如泥，左病贴右足心，右病贴左足心，两鼻均出血者双足同时贴之。每日 1 次，一般 3 次以内即可收效。

4. 顿咳（百日咳）　取大蒜 30g 去皮捣烂，加白糖 120g，开水 300ml，搅匀澄清后取汁内服。每日 3～4 次，每次 6g，连服 4～5 日即可收效。

5. 肺痨（肺结核）　取独头大蒜 1 个，切成薄片，平放于大椎穴（脊背穴位）上，把艾绒搓成如小豆大的三团，分别放在蒜片上点燃（燃尽为一炷），连灸 2～3 炷，以感到灼痛、不起水泡为度。每 2～3 日 1 次，连治 1～2 个月。有效者可连用此法，以愈为度。本法对结核杆菌有一定的抑制作用，故在应用抗痨药物的同时，配合本法常可起到缩短病程、控制病情发展的作用。

6. 牙痛（胃寒牙痛）　可取独头大蒜一枚，切成数片（不切断），用湿纸包裹煨热，乘热撕片敷于痛牙外面的皮肤上，凉后再换。连用数次有明显的止痛作用，但对火热上炎或脓毒内蕴所致的牙痛非但无效，而且还可能加重病情。

7. 胃病（慢性胃炎等）　主要用于胃寒所致的疼痛，可取小蒜连叶 7 根，用盐、醋加水煮熟，于胃痛剧烈时顿服。一般 1～3 次即可缓解。

8. 泄泻（慢性肠胃炎）　取大蒜 60g，用火烧熟后顿服，每日 1 次，连用 7 日。此方既可起到治疗作用，同时也有积极的预防意义．

9. 霍乱（夏季伤暑） 对于夏季因感受暑热之邪而致上吐下泻，甚则突然昏仆之患者，在应用其他急救治疗措施的同时，可取大蒜30g，明矾9g，共捣为烂泥状，再用凉绿豆汤送服，有较好的协同治疗作用。

10. 腹痛（急性肠梗阻） 多用于本病初期、病情尚不严重者。可取大蒜50g，捣烂后冲入开水，待凉后于发病之时顿服。每次1剂，酌情连服1~3次即可缓解病情，甚至痊愈。

11. 水肿（慢性肾病） 对慢性肾病出现下肢浮肿、伴见小便不利者，可取紫头大蒜60g，蓖麻子30g，共捣成烂泥状。每日睡前将药泥敷在脚底部（提前涂一层凡士林，以防起泡），第二天早晨另换一次，再保留2~3小时即可。连用3~5日，以小便通利、水肿消退为度。本法仅作辅助治疗方法之一。

12. 昏迷（产后晕厥） 多用于妇人产后突然出现昏迷之病。在急救的同时，可取大蒜60g，加水500ml，煎取汁200ml，一次灌服，多能苏醒，必要时还可配合针刺人中及其他措施进行应急治疗。

13. 阴痒（阴道滴虫病） 可用大蒜30g（切成薄片），鲜小蓟20g，苦参45g，水煎去渣留汁，趁热熏洗外阴。每日1次，连用3~5日，以白带减少、局部无明显刺激不适为度。

14. 蛇咬伤 取雄黄与大蒜头各适量，磨为泥酱状，局部外涂，有良好的解毒作用。

15. 斑秃（局限性脱发） 用大蒜250g，去皮除根，捣烂，滤渣取汁，外搽斑秃处。每日2~4次，连用1~2个月即有新发长出，但对毛囊完全破坏者疗效欠佳。

16. 鸡眼 取独头紫皮蒜1个，去皮；再取大葱一根，去叶，共捣如泥，敷鸡眼处，绷带扎好，六七日鸡眼可落。

【用法用量】生食、绞汁服或煎服。

【使用注意】过食能动火、耗血，有碍视力，阴虚火旺者忌用。

【文献摘要】

《名医别录》：散痈肿𧏾疮，除风邪，杀毒气。

《新修本草》：下气，消谷，化肉。

【按语】

大蒜能促进血液循环，蛋黄含有丰富的维生素E，能抑制活性酸素，减缓血管与皮肤老化。两者搭配优势互补，既能发挥好的抗衰老作用（血管与皮肤），又能对恐寒症的治疗或美容产生很多的好处。

生 姜

【性味归经】味辛，性温，入脾、胃、肺经。

【功效】发表散寒，健脾止呕，解毒。

【食疗应用】

1. 感冒（细菌性感冒） 适用于感受风寒、头痛、无汗、鼻塞等症。可取生姜15g，葱、白酒少许，共捣为泥糊状，用纱布包扎后分别在后背、手足心、腘窝及前额处摩擦，然后覆厚被，以发汗收功。每日 1 次，连用 3 天即可痊愈。

2. 咳嗽（百日咳）　取生姜汁 30g，川贝末 10g，蜂蜜 100g，装入小缸中，置沸水中煮烧 1 小时后，取 30g，每日 2 次，连服 3～5 周。本方适用于阴虚肺，对痰浊较甚者不宜应用。

3. 哮喘（支气管哮喘）　生姜治疗哮喘，药物合用，可取生姜 30g，白芥子 9g，加白酒少许成糊状，再用药棉擦涂前胸、脊背两部，以局部灼猜度。每 2 日外擦 1 次，连治 1～3 周。

4. 胃痛（急、慢性胃炎）　适用于寒凝胃脘，可取生姜 60g，红糖 100g，大枣 15g，水煎后服用。每日 1 剂，分早晚 2 次服完，连服 3 剂可愈。

5. 呕吐　生姜对各种原因引起的呕吐均有疗效，被誉为"呕家圣药"，如治霍乱吐泻，可取老生姜 15g，洗净后捣烂绞汁，加适量开水后服用 10g，每日 2～3 次。对慢性胃炎之呕吐者，可用生姜 9g，灶心土（伏龙肝）30g，每日 1 剂，早晚分服。对单纯性呕吐者，可取生姜 15g，半夏 9g，茯苓 12g，水煎温服，每日 1 剂，早晚分服。对妇女妊娠后呕吐者，亦可取生姜 9g，半夏 9g，灶心土 30g，水煎温服，每日 1 剂，连服 3～5 日即愈。凡因胃失和降而致呕吐者，若阴虚火旺不太明显，均可用生姜治疗。

6. 泄泻（慢性肠炎）　多用于寒阻脾胃所致者，可取生姜 9g，肉桂 4g，红糖 30g，先将前两味水煎，去渣留汁，然后化入红糖。每日 1 剂，连服 3 日即可收效。

7. 痢疾（细菌性痢疾）　取生姜 9g，糯米 9g，赤石脂 15g，水煎后取汁温服。每次 1 剂，每日 2 次，对脾胃虚寒性痢疾（多为休息痢）疗效更好。

8. 黄疸（黄疸型肝炎等）　适用于阴黄，禁用于阳黄。可取茵陈 18g，生姜 6g，白术 9g，水煎服。每日 1 剂，早晚分服，连服 5～7 日即可缓解。

9. 疟疾　取生姜 30g，大蒜 30g，桃树叶 15g，捣烂备用。每于本病发作前 3 小时敷于双手桡动脉搏动处，用纱布包扎。每日 1 次，连用 3～7 日可见效。

10. 中风（脑血管意外）　中医认为中风一病多与肝风内动有关。如为中风不语，可取鲜生姜 120g，鲜橘子叶 180g，鲜大葱 60g，洗净切碎，共捣如泥，蒸熟后贴于头顶上（以有热感为度，谨防烫伤）；如为昏迷不醒，喉中痰涌，则在急救治疗的同时，取生姜汁 30g，白矾 6g，用开水化开搅匀后灌服，以醒为度。

11. 手足麻木（末梢神经炎等）　可取生姜 60g，老葱 120g，陈醋 120g，水煎后局部熏洗，每日 2～4 次，连用数日即可痊愈。

12. 冻疮　取姜 250g，放入锅中加热，熬成糊状外涂患处。每日 2～4 次，连用数日，以愈为度。

13. 斑秃　取鲜生姜 1 块，切成数片，每日在脱发处擦涂数次，连用数月可收效。

14. 烫伤　取生姜适量，洗净后嚼烂，连唾沫一同敷于患处。每日 1～2 次，连用 2～3 日可愈。

15. 骨疽（骨结核）　取鲜生姜 100g，加水煮沸，熬成浓汁，再将毛巾浸湿后拧至半干，趁热熨于患部，稍凉即换，连敷数月。此方有一定的辅助治疗作用。

16. 白癜风：取生姜 1 块，切成两半，用切面外擦患处，至皮肤知热为度，每日 3～4 次，连用 2～3 个月可以收到一定的效果。

【用法用量】煎汤，绞汁，或作调味品。

【使用注意】阴虚内热、血热妄行者忌服。

【文献摘要】

《名医别录》：味辛，微温。主治伤寒头痛、鼻塞、咳逆上气，止呕吐。又，生姜，微温，辛，归五脏。去痰，下气，止呕吐，除风邪寒热。

【按语】

实验证明生姜可作用于交感神经及迷走神经系统，有抑制胃机能及直接兴奋胃平滑肌的作用。

土　豆

【别名】马铃薯、洋芋、土芋、粥芋及山药蛋。

【性味归经】甘，平，归脾、胃等经。

【功效】清热解毒，健脾和胃，和湿止痒，消炎止痛。

【食疗应用】

1. 纳呆（单纯性消化不良症）　如属脾虚湿困并伴见口粘乏力者，可取土豆60g（去皮切块），猪肉30g（切细），加水同煮至熟。每日1剂，连服3~5日即可收效。

2. 胃脘痛（胃及十二指肠溃疡）　取土豆50g，洗净去皮，捣烂滤汁，兑入蜂蜜60g，混匀后内服。每日晨起顿服，连服15天为一疗程，一般坚持2~3个疗程即可痊愈。

3. 腹泻（慢性肠炎）　取土豆250g，洗净切碎，捣烂后用纱布绞汁。饭前口服30ml，每日2次，小儿用量酌减，连服2日后可见效。

4. 烧伤　多用于小面积轻度烧伤，可先将土豆洗净，再放入沸水中煮20分钟左右，剥取与伤面大小相同的土豆皮，敷于伤面，用消毒绷带固定，连用3~5日。

5. 皮肤瘙痒（婴幼儿尿布性皮炎）　取土豆250g，洗净去皮，切碎捣烂，用纱布绞汁，然后将消毒纱布用汁浸湿，敷于患处。每日2次，一般3日左右即可收效。

6. 湿疹　多用于治疗婴幼儿湿疹，可取土豆250g，洗净切碎，捣成泥状，渗入苦参末30g，混匀后敷于患处，涂药厚度约2厘米。每日1次。

7. 骨疽（骨髓炎）　由土豆、白矾等提炼加工而制的"消疽散"，是1988年通过陕西省省级鉴定的治疗"骨髓炎"的新药，具有清热拔毒，祛腐生新等功用；局部外敷，使用方便，疗效显著。

【用法用量】内服，煮食煎汤。外用，磨汁或煎汤涂擦患处。

【使用注意】脾胃虚寒易腹泻者应少食。凡腐烂、霉烂或生芽较多的土豆（均含过量龙葵素，极易引起中毒）一律不能食用。

【文献摘要】《本草纲目拾遗》：功能稀痘、小儿熟食、大解痘毒。

【按语】

马铃薯含有丰富的维生素，其含量相当于胡萝卜的2倍、大白菜的3倍、番茄的4倍，B族维生素更是苹果的4倍。

西红柿

《陆川本草》

【别名】番茄、番柿、六月柿。

【性味归经】甘酸微寒，主要归肝、胃、脾、肾等经。

【功效】清热生津，凉血平肝，解暑止渴，健胃消食，养阴益肾，泻火止血。

【食疗应用】

1. 夏季中暑，可采取以下多法治疗此疾：

（1）取鲜熟西红柿10个，洗净后放入容器内压碎，用纱布包后挤汁，做成冷饮。每次20～30ml，每日2～3次。

（2）取鲜西红柿2～3个，鲜西瓜1个，鲜荷叶15g，先将前二物去皮去籽，滤出鲜汁，再将荷叶熬15～20分钟取汤，三汁兑匀，温服。每次10ml，每日2～4次，连服3天。此方有良好的清暑止渴效果。

2. 小儿食滞（小儿厌食症）　取西红柿500g，洗净后用沸水烫煮去皮，再用纱布绞汁，并用山楂60g煎取浓汁，二汁相合。每次温服30ml，每日2次，连服1周。

3. 咽干口渴（慢性胃炎）　多因外受热邪、耗伤胃阴所致，可取西红柿300g，开水烫后去皮，再化入冰糖60g，顿服。每日1次，连服数周，渐收全功。

4. 便秘（习惯性便秘）　热病后期或老年人常可出现大便数日一行排便困难之症状，多因阴虚胃热、肠道失润所致。此时可用西红柿500g，洗净去皮，加入蜂蜜、白糖，化匀。每次服食50g，每日3次，连服1周。

5. 肠癌　西红柿有一定的预防肠癌作用，原因在于西红柿中富含细纤维素，可促进肠道中腐败物的排泄，减少异物对肠道的不良刺激，从而防止肠癌的发生。

6. 眩晕（高血压及高脂血症）　多由肝肾阴虚、肝阳上亢所致。可取鲜西红柿100g，洗净去皮，纱布绞汁；同时用天麻10g煎取浓汁，二汁兑匀后温服。每次30ml，每日2次，连服1个月。

7. 夜盲症　多属中医肝阴不足证。可用西红柿500g（洗净去皮），猪肝1具（洗净切块），二物同煮至熟，分3天服完。

8. 出血性疾病　西红柿尚有良好的养阴泻热、凉血止血作用，可广泛用于治疗各种出血性疾病，如治齿衄、鼻衄等。可将熟透的西红柿洗净，去皮生食，每次1～2个，每日2～3次，连服2周即可见效。若用西红柿和土豆分别取汁合饮，每次10ml，每日2～4次，连续服用，则可治疗消化道出血。

【用法用量】生食或煮食、煎炒等。

【文献摘要】《陆川本草》：健胃消食，治口渴、食欲不振。

【按语】

番茄中含有番茄红素，具有很强的抗氧化活性，有抗衰老、防治心血管疾病、防癌抗癌作用。

南　瓜

《滇南本草》

【别名】麦瓜、金瓜。

【性味归经】甘，平，无毒，归肺、脾、胃及肾经。

【功效】化痰排脓，润肺平喘，健脾益气，驱蛔安胃，生津止渴。

【食疗应用】

1. 胸痛　可用于治疗胸膜炎、肋间神经痛等病。取南瓜肉适量煮熟，摊于布上，敷贴疼处，每日2次。此方可消炎止痛。

2. 咳嗽（老年慢性支气管炎）　取南瓜1个，切碎，加麦芽糖500g，加水少许煮至烂熟，掺入川贝母末60g，做成黏膏，冷却后切成9g小块，嚼服。每次1块，每日3次，连服数月。此方对咳嗽、咳痰等症有良效。

3. 喘症（支气管哮喘）　取南瓜藤30g，炙麻黄10g，水煎服。每日1剂，早晚分服，连服2~4周。

4. 肺痈（肺脓疡）　多用于本病晚期，可取南瓜肉500g，牛肉250g，加水3000ml，清煮至熟后分餐服（不加盐油）。每日2次，每次30~60g，连服1~2个月。

5. 肺癌　取南瓜藤400g，加水久煎取浓汁，饭后温服。每日1剂，早晚各服1次，连服3个月为一疗程。

6. 胃痛　主要用于治疗慢性胃炎及胃溃疡所致的胃痛。可取南瓜藤30g，水煎成100ml浓汁，于疼痛发作时一次服下，有缓急止痛之效。

7. 呕吐　如治小儿呕吐，可取南瓜蒂3~5个，水煎久煮取汁。每次1剂，每日3次，连服3日。成人呕吐时用量酌增。

8. 脱肛　可取南瓜蒂3个，薏苡仁120g，加水煎服。每日1剂，连服数周。

9. 淋症（前列腺肥大症）　在该病早期，西医尚缺乏特效药物，晚期则只能手术治疗，但却有一定的痛苦和危险。然而若每日嚼服生南瓜子100g，连服2~4周，就可在本病早期取得显著疗效，即使本病到了后期亦有一定效果。

10. 消渴（糖尿病）　取鲜嫩南瓜500g，清水炖熟（不加油盐），早晚空腹服食。每日1剂，连服数月。

11. 顶疮　取南瓜蒂适量，炒黄研末，用香油调敷患处。每日1次，用至痊愈。

12. 牛皮癣　用鲜南瓜叶直接外擦患部皮肤。

13. 烫伤　用鲜南瓜瓤贴敷伤面，再用纱布包好，每日换贴1次，连续治疗数次，直至伤面愈合。

14. 乳疮（乳房疖肿）　取南瓜瓤30g（去籽），蜂蜜10g，用面粉调涂患处。每日1次，连治1~3周。

15. 乳痈（乳腺炎）　取南瓜蒂180g，烧灰存性，研为细末，用黄酒60g调服。每次3g，每日2次，连服1个月。

16. 胎动不安（先兆流产）　取南瓜蒂1个，莲蓬带2个，烧灰存性，研为粉末，用温开水送服。每日 1 次。

17. 产后浮肿　取南瓜籽 30g，益母草 30g，水煎服，每日 1 剂，连服 1~2 周。

【用法用量】蒸煮食，外用捣敷。

【使用注意】不宜多食，多食则易生湿发黄，令人腹胀。

【文献摘要】《本草纲目》：补中益气，多食发脚气。

【按语】

南瓜内含大量的果胶，与淀粉类食物混食时，能提高胃内容物的黏度，使碳水化合物吸收缓慢。果胶在肠内充分吸收后，可形成胶状物质，减少肠道对糖及脂肪的吸收，起到控制血糖升高、降低血液胆固醇含量的作用，能促进人体胰岛素分泌，较好地防治糖尿病、高血压等。

冬　瓜
《本草经集注》

【别名】白瓜、枕瓜。

【性味归经】甘、淡，微寒，无毒，归肺、胃、膀胱、大肠及小肠经。

【功效】清热解毒，化痰开胃，利水消肿，除烦止渴，消痈止痛。

【食疗应用】

1. 咳嗽（支气管炎）　患者多出现明显的痰咳症状，可取嫩冬瓜半个，切口去瓤，填入冰糖适量，水煎煮熟，吃瓜饮汁。每次 1 个，每日 1 次，连服 1 周。此方适用于肺阴不足，痰浊不甚之咳嗽。

2. 顿咳（百日咳）　可用冬瓜籽 15g，加红糖适量，捣烂研细，用开水冲服。每次 5g，每日 3 次，连服 1~2 个月。

3. 肺痈（肺脓疡）　本病为内痈之一，在肺痈初期或晓期，可取冬瓜籽 15g，桃仁 9g，丹皮 6g，桔梗 6g，败酱草 30g，水煎服。每日 1 剂，早晚空腹各服 1 次，连服 2~4 周。

4. 水肿（慢性肾炎）　用于水肿病人，尤其是肾性水肿病人，可取冬瓜皮 60~90g，玉米须 30~45g，白茅根 15g，加水浓煎。每日 1 剂，早、中、晚饭前分服，连用数年。

5. 消渴（糖尿病）　患者以"三多一少"为临床主要特征，即吃得多、喝得多、尿得多，而体重减少得快。可取冬瓜 60g（去皮），麦冬 10g，天花粉 15g，黄连 9g，水煎服。每日 1 剂，早、中、晚饭前分服，连服数月。

6. 白带　取冬瓜 30g（切碎），冰糖 30g，先将冬瓜炖熟，再加入冰糖，待化开后服食。每日 2 剂，连服 4 日。此方对脾虚湿热下注型白带疗效尤佳。

7. 乳汁不足　取冬瓜皮 500g，鲜鲫鱼 1 条，加水炖熟，吃物饮汁。可将炖物分成两份，每次 1 份，每日 2 次。此方对阴血不足型缺乳疗效显著。

8. 妊娠水肿　取冬瓜 1 个，赤小豆 120g，加水炖烂，全部服食。每日 1 剂，早晚分服。若肿甚，可加白茅根 60g 煎服。

9. 食物中毒　由误食烂鱼、河豚等物而致的食物中毒，可取鲜冬瓜适量，捣烂绞汁，频频饮服。

10. 中暑　夏季中暑，多见口渴、汗大、乏力、头昏等，可用冬瓜绞汁，与绿豆汤兑匀，大量温服，可消暑止渴。

11. 冻疮　取冬瓜皮240g，熬浓汁外洗患处；或取冬瓜皮30g，茄子根30g，煎成药水局部外洗，皆有可靠疗效。

12. 雀斑　取鲜冬瓜瓢适量，捣烂取汁，外涂患处。每日1~2次。

【用法用量】100~120g，连皮煮汤服食。外用适量，捣敷或煎水洗。

【文献摘要】《名医别录》：主治小腹水胀，利小便，止渴。

【按语】

冬瓜汁及冬瓜提取物能增加动物排尿量，减轻由升汞引起的肾病病变程度，并具有显著减少血清肌醉含量的作用。

黄　瓜

《本草拾遗》

【别名】胡瓜、刺瓜及王瓜。

【性味归经】甘，凉，归胃、膀胱等经。

【功效】清热解毒，润肠通便，和胃降逆，生津止渴，利水消肿。

【食疗应用】

1. 反胃（慢性胃炎）　取黄瓜碳（焙干烧灰存性）3g，平胃散3g，大枣（去核皮）6g，捣烂混匀，糊为2丸，用黄稠酒送服。每次1丸，每日2次，连服1周。此方对于本病属脾胃虚寒、湿食交阻者均有明显疗效。

2. 便血（慢性结肠炎等）　由慢性结肠炎或痔疮而致的便血症，可用黄瓜（烧灰存性）100g，生地100g，黄连25g，研末炼蜜为9g药丸，用温开水送服。每次1丸，每日3次，连服3~5日即可收效。

3. 泄泻　此类患者皆可用黄瓜叶炮制物治疗。寒泻者取黄瓜叶（性味苦平，有小毒）10g，烧灰存性，用生姜汤送服，每日2次，连服3日。热泻者取黄瓜叶10g，陈醋10g，加水煎煮半小时，去渣服汤。脾胃虚弱者，取黄瓜叶10g，红糖15g（化水），先煎黄瓜叶取汁，与后者混匀兑服。每日3次，连服2~5日。

4. 胃痛（胃溃疡等）　主要用于热犯中焦之胃痛，可取黄瓜藤（性味苦、微寒）50g，用水煎取浓汁一大碗，于胃脘灼痛剧烈时顿服。

5. 喉风（急性喉炎等）　取嫩黄瓜（去瓢）1条，芒硝适量，将芒硝研细后纳入黄瓜中扎紧，通风阴干，3日后刮取瓜皮上的白霜备用，于发病时吹喉治疗，每日数次。

6. 消渴（糖尿病）　在特效药物治疗的同时，可取嫩黄瓜1个，去皮切块，于饭后嚼服100g，有一定的辅助治疗作用。

7. 水肿（慢性肾炎）　《千金方》中用老黄瓜1个，破开去瓢，水醋各半将其煮烂，取汁频服；另可用老黄瓜皮100g，水煎服汁，每日1次，连服1~2周。

8. 产后受风　若出现抽搐等症状时，可取黄瓜藤20g，僵蚕10g，水煎服。每日2剂，连服 1 ~ 2 周。

9. 红眼病（流行性眼结膜炎等）　取老黄瓜 1 条，从顶端切口去瓢，纳入芒硝适量，密封阴干，3 日后刮霜备厢。发病时可将其用蒸馏水化开，点眼治疗。

10. 烫伤　取鲜黄瓜 1000g，捣烂榨汁，装入瓶中密封，烫伤后外涂伤面，不拘次数，用至伤面完全愈合。

【用法用量】生啖或煮熟食。外用浸汁、制霜或研末调敷。

【使用注意】其性寒凉，胃寒者不宜食用。

【文献摘要】《陆川本草》：治热病身热、口渴，烫伤；瓜干陈久者，补脾气，止腹泻。

【按语】

黄瓜含水量达 96% ~ 98%，居蔬菜之冠，生津解渴作用极佳；常用黄瓜作美容品（面膜）；含纤维素非常细软，易消化吸收，能促进肠道内腐败食物的排泄。

丝　瓜

《滇南本草》

【别名】天丝瓜、天罗瓜、布瓜、絮瓜等。

【性味归经】甘凉无毒，归肺、胃、肝经。

【功效】清热解毒，化痰止咳，通经活络，凉血止血。

【食疗应用】

1. 麻疹　将丝瓜近蒂端连皮切下 3 寸，再取朱砂 1.5g，将丝瓜蒂烧灰存性，加朱砂混匀，用白糖开水冲服。每次 0.3 ~ 0.9g，每日 1 ~ 2 次。切忌过多服用。

2. 咳嗽（慢性支气管炎）　取丝瓜藤 500g，甘草 30g，加水 2000ml，浓煎至 1000ml 装瓶备用，每次 10ml，每日 3 ~ 4 次，连服 3 个月；对于阴虚痰咳，司取丝瓜 500g，粳米 100g，加水煮成丝瓜米粥。早晚各服 1 剂，连服 1 周。

3. 胃脘痛　取丝瓜络 30g，明矾 3g，早晚各煎 1 次，每日 1 剂，连服 3 剂。

4. 痢疾　多用于细菌性痢疾，可取干丝瓜 1 个，连皮火煅存性为末，用黄酒兑水煎煮，睡前顿服。每日 1 剂，连服 5 ~ 7 日。

5. 蛔虫病　取生丝瓜籽（去壳）30 ~ 50 粒，南瓜籽（连壳）30 ~ 50 粒，油炒发香后嚼服。每日 1 剂，连服 3 天，小儿用量酌减。此方有良好的驱虫作用。

6. 便血　多用于痔疮出血，可取老丝瓜 30g，洗净切碎，水煎取汁，再兑入白糖水适量，内服，每日 2 剂，连服 1 周；或用丝瓜炭 30g，槐花 30g，共研细末，用温开水送服，每日早晚各服 6g。

7. 黄疸　取丝瓜 250g，烧灰存性，研为细末，用茵陈煎汤取汁冲服。每次 3 ~ 6g，每日 3 次，连服 1 个月。

8. 腰痛　对于气滞血瘀型腰痛，可取丝瓜 1000g，切碎洗净后焙黄，研为细粉，用酒少许冲服。每次 3g，连服 1 周。

9. 水肿　用于慢性肾病引起的水肿，可取丝瓜 60g，冬瓜皮 30g，水煎取汁，加入红糖100g。每日1剂，连服2～4周。

10. 佝偻病　此病多见于小儿，以肾虚者居多。用丝瓜200g，水煎去渣取汁，再加入猪肝50g，虾皮30g，佐料适量炖熟。每日1剂，连服10～20日，有效者可连服1～3个月（亦可去除猪肝）。

11. 痈疽疮毒　取丝瓜250g，香菇100g，水煎调味内服；或取丝瓜叶或嫩丝瓜适量，捣烂后外敷患处，每日2次。

12. 疝气　取老丝瓜250g（焙干），陈皮30g，共研细末，用白酒（或黄酒）冲服。每次3g，每日2次，连服1个月。

13. 顽癣　取新鲜丝瓜叶30～60g，捣烂，外涂患处，再用大蒜（切开）局部摩擦，以皮肤发红为度。每周1次，连用4次。

14. 外伤出血　取丝瓜叶焙干研粉。对出血者，立敷上丝瓜叶粉，可迅速结痂而愈，不会化脓。

15. 漆过敏　用鲜丝瓜叶30g，洗净后加入食盐10g，捣烂后敷于患处。

16. 乳汁不通　用丝瓜络25g，王不留行籽25g，水煎服。每日1剂，连服1周。伴有乳房胀痛者，可加香附10g煎服。

17. 妊娠呕吐　可取丝瓜络15g，生姜10g，水煎服。

18. 赤白带下　取经霜小丝瓜250g，焙干烤黄，研为细末。每于睡前服下6g，连服1周。

19. 闭经　对于继发性闭经，可取丝瓜30g，乌鸡肉150g，鸡内金9g，水煎调味服食。每日1剂，连服7剂。

20. 痛经　用于轻型痛经患者，可取丝瓜60g，红糖10g，生姜15g，水煎煮熟，调入黄酒少许，全部服食。每日1剂，分3次服完，连服1周，若无效应改用他法。

【用法用量】生用绞汁，或煎汤。外用捣汁或研末调敷。

【使用注意】多服能滑肠致泻，脾虚便溏者不宜服用。

【文献摘要】《陆川本草》：生津止渴，解暑除烦。治热病口渴，身热烦躁。

【按语】

丝瓜含有防止皮肤老化的B族维生素，增白皮肤的维生素C等成分，能够保护皮肤、消除斑块，使皮肤洁白、细嫩，具有很好的美容作用。丝瓜中维生素B_1等含量亦高，有利于小儿大脑发育及保持中老年人大脑健康。

苦　瓜

【别名】凉瓜、癞瓜、癞葡萄、癞荔子或锦荔枝。

【性味归经】苦寒，归肝、胃及心经。

【功效】清热解毒，消暑除湿，清肝明目，凉血止血，散结止惊。

【食疗应用】

1. 烦渴（夏季受暑）　炎热季节感受暑邪常可出现烦渴，此时可取鲜苦瓜叶60g，香瓜15g，水煎熬汤，温服。每日2剂，早晚分服，连服2日即可收效。

2. 痄腮（流行性病毒性腮腺炎）　多见于小儿，根据我们的经验，可取苦瓜鲜品 1 个，连皮捣成糊状，加入冰片适量，外敷腮腺肿区；亦可同服板蓝根冲剂（中成药），按说明或医嘱服用。连续治疗 1～2 周则可好转。

3. 瘰疬（颈淋巴结核，俗称老鼠疮）　取干苦瓜 30g，浙贝母 15g，水煎服。每次 1 剂，每日 2 次，饭后温服。连治数月方可收效。

4. 腹痛（肠伤寒）　对于肠伤寒病情缓解后，若患者有明显腹痛、便结者，可取苦瓜头 15g，煎取浓汁，化入白糖 30g。每日 1～2 剂，饭后温服，作为辅助治疗。

5. 腹泻（慢性肠炎）　对于腹泻属于热毒壅结肠胃者可采用下方治疗：取苦瓜藤 100g，晒干捣为细末，用温开水冲服。每次 6g，每日 3 次，连服 3 日。儿童患者药量酌减，亦可配合其他有关疗法进行治疗。

6. 痢疾（急性细菌性痢疾）　取生苦瓜 200g，洗净后捣烂，加入白糖 60g，混合均匀，两小时后将水滤出，一次顿服。每日 1～2 次，5 日为 1 个疗程，可治疗 1～2 个疗程。此方对痢疾属热毒炽盛者疗效较好。

7. 痉病（小儿惊风）　本病多属肝风内动所致，可用苦瓜根 5g，晒干研末，用米泔水（淘米水）冲服。每日 2～4 次，药量应酌情变化，5g 为一般量，成人加倍。连服 1～2 周可缓解。

8. 目赤肿痛（沙眼）　取鲜苦瓜 1 条（去籽留瓤），装入芒硝适量，固封后悬吊在通风之处，1 个月后刮取瓜外透霜，备用。发病后用蒸馏水化开苦瓜霜，早晚各点眼 1 次，以愈为度。

9. 阴疮（厌氧菌感染）　以疮面不红不肿不热等为其症状特征，可取苦瓜叶（鲜品）若干，捣烂后局部外敷。每日 2 次，连用 2 周。

10. 扁平疣　此病为临床上非常多见的皮肤疾病，俗称"猴子"，治疗时较难速愈。可将鲜苦瓜（去籽）放入泡菜坛酸水中浸泡 1 周，取出切碎，用菜油爆炒数分钟，盛入盘中作菜食用。每次 100g，每日 3 次，连服 2 周左右即可。此方可配合桃刺法治疗。

11. 狂犬咬伤　取苦瓜叶 60g，雄黄 0.6g，先将苦瓜叶捣成糊状，掺入雄黄末搅匀，再加桐油少许，外敷咬伤处。每日 1～4 次，连用 2 周即愈，同时应当注射狂犬疫苗。

【用法用量】6～15g，煎汤或炒食。外用适量，捣敷。

【使用注意】脾胃虚寒者不宜食，食之令人吐泻腹痛。

【文献摘要】《滇南本草》：治丹火毒气，疗恶疮结毒，或遍身疔疮，疼痛难忍。泻六经实火，清暑，益气，止渴。

【按语】

苦瓜含有的丰富的维生素 C，能增强免疫力，并预防心血管疾病。苦瓜蛋白质成分及大量维生素 C 能提高机体的免疫功能，使免疫细胞具有杀灭癌细胞的作用。

第三节　肉食类

猪　肉

【别名】豚肉、豕肉。

【性味归经】甘、咸，微寒，归脾、胃、肾经。

【功效】健脾益气，滋胃润燥，润肠通便，补肾益精，养肝润肤。

【食疗应用】

1. 咳嗽（慢性气管炎）　猪五花肉（带皮）500g，甜杏仁120g，以冰糖为配料，烹调后食用。每次25g，每日3次，连服1周，即可见效。对肺痨（肺结核）、便秘也有效。主要适用于肺阴不足之痰少难咯、口渴欲饮症，对痰热壅肺者无效。

2. 汗症（自汗或盗汗）　取瘦猪肉200g，黑豆300g，浮小麦50g，将猪肉切块，浮小麦用纱布包扎，三味共炖，加少量调味品，饮汤食肉。每日1剂，连服3~5日。对于体虚自汗、盗汗有补养和治疗作用。

3. 胃脘痛（慢性胃炎）　对于脾胃阴虚而致胃脘痞满胀痛者，取猪后腿肉100g，山楂片50g，猪肉切成块水煮，加适量佐料与山楂片共食。每次50g，每日2次，连服两天。方中山楂能降血压、降血脂，故本方亦可作为高血压病、高血脂症、冠心病等患者的保健膳食之方，但对痰浊瘀热等实证者不宜使用。

4. 泄泻（慢性肠炎）　取五花猪肉（带皮）500g，炒米粉125g，鲜荷叶8片，将米粉与猪肉适当烹调后以荷叶包好，放入笼中蒸烂后服食。每日3次，每次1包。本方对于体虚脾弱、易为水湿所伤而致食欲不振，甚或泄泻的病人疗效显著。

5. 眩晕（贫血）　头晕、目眩伴见腰酸或酸痛者，取猪瘦肉100g，枸杞子60g，将枸杞子洗净水煎，把瘦猪肉切片，放入汤内加少量盐，待肉熟、枸杞子烂后，饮汤食肉及枸杞子。每日1剂，连服7日。此方对属于肾阴不足者疗效更佳。

6. 腰痛（腰肌劳损）　取猪脊肉150g，枸杞子50g，将肉切成块与枸杞子加水煎煮，至肉熟、枸杞子烂后，去药饮汁食肉。每次25g，每日3次，连服10日。适用于肾阴不足型腰酸隐痛患者。

7. 烧伤（包括烫伤、火伤及电伤等）　可取肥猪肉150g，炼油后冷却，用猪油外涂伤面。每日2次，连涂5~10日，以疮面皮肤愈合修复为度。

8. 痔疮　大便秘结和出血是痔疮病人的主要表现，多为肠胃燥热、阴津不足所致。取猪瘦肉100g，槐花50g，地榆炭30g，先将后两药煎取药汁，再将猪肉碎丝倒入煮熟，不加调料，去肉留汁，空腹内服。每日1剂，分2~3次服完，连服5~8日，大便即畅。坚持数周，便血可止。

【用法用量】内服煮汤饮。

【使用注意】湿热痰滞内蕴者不宜食。

【文献摘要】

《本草备要》：猪肉，其味隽永，食之润肠胃，生津液，丰肌体，泽皮肤，固其所也。

《随息居饮食谱》：补肾液，充胃汁，滋肝阴，润肌肤，利二便，止消渴。

《金贵要略》：驴马肉合猪肉食之成霍乱。猪肉共羊肝和食之，令人心闷。

《饮膳正要》：虾不可与猪肉同食，损精。

【按语】

富含蛋白质和脂肪，同时是磷和铁的丰富来源，含有丰富微量元素和维生素。肥肉主要含脂肪，并含少量蛋白质、磷、钙、铁等；瘦肉主要含蛋白质、脂肪、维生素 B_1、维生素 B_2、磷、钙、铁等，后者含量较肥肉多。

羊　肉

【性味归经】甘，热，归脾、胃、心、肾等经。

【功效】温脾暖胃，补中益气，补气养血，大补脾肾。

【食疗应用】

1. 纳呆（单纯性消化不良症）　羊肉治疗本病，多用于脾胃虚寒所致者。脾虚所致者可取羊肉 150g，洗净后切成薄片，与高粱米 100g 同煮成粥，加入调料后食用，每日 1 剂，连服 3 日；如属脾虚湿蕴所致者，则可用忽思慧的"山药粥"，即取羊肉 30g，山药 60g，煮粥服食，每日 1 剂，连服 1 周。

2. 反胃吐食（急性胃炎等）　可取羊肉（去掉脂膜）10g，做成羊肉脯，再用大蒜作为佐料，空腹食用，每日 1～2 剂，连服 3 日即获效，此方适用于寒邪阻胃所致的反胃症；如属脾虚所致者，则可取羊肉 250g，再以蒜、韭、酱、豉和人，上笼蒸熟，空腹食用，每剂可服 2～3 日，连服 10 日左右可收效；如属老年人膈痞所致的反胃，则应谨防食道癌可能，在排除此病之后，可取羊肉 120g（切碎），橘皮、生姜适量，同煮至熟，然后拌入小麦细面 60g 做成汤羹，每日 1 剂，连服 1 周即可收效。

3. 阳痿　羊肉性热，又归肾经，故为治疗阳痿的常用食物之一。可取白羊肉 250g（去除脂膜），切成小块，煮至半熟，再以大蒜佐之，共煮至熟后服食，每 3 日服用 1 剂，连服 1～3 个月；或用羊肉 250g，肉苁蓉 30g，大米 60g，向三物中加水，然后文火久煮成粥，每剂分 2 日服完。连服 1～2 周时可收效，如属肾虚寒甚者，亦可加附子 10g（开水先煎），连服 1～2 周，收效更佳。

4. 消渴（糖尿病或甲状腺功能亢进症等）　可取羊肉 500g，南瓜肉 500g，先将羊肉洗净切碎，加水后文火煮至半熟，再将南瓜肉切块倒入锅内，同煮至熟，放温后混匀备食。每日 2 次，每次 50g，有效者可连续服 2～4 个月。本方适用于脾肾阴阳两虚者。

5. 水肿（慢性肾炎或肾病综合征等）　可取羊肉 100g（切成小块），玉米须 60g，先将玉米须煎煮 30 分钟（宜多加水），去渣留汁，再放入羊肉碎块煎煮 50 分钟至熟。每次 1 剂，每日 1 次，连服 1～2 个月。本法对水肿久治不效者有良好的改善作用。

6. 产后腹痛　主要用于妇人产后气血亏虚，胞宫失于温养而致的小腹冷痛，常采用医圣张仲景所创立的当归生姜羊肉汤来治疗。方用当归 10g，生姜 15g，精羊肉 100g（切为碎块），三物同煮至熟，食肉喝汤。每日 1 剂，连服 3 剂即可收效。

7. 产后带浊不止　可取羊肉 100g（切成小块），香豉 10g，大蒜 10g，加水 1000ml，同煮至熟，食物饮汁。每日 1 剂，连服 1 ~ 2 周。本方主要适用于白带不止的患者，对于黄带量多、质黏、味臭者应慎用。

此外，羊肉及其配方对老年性支气管咳喘及疟疾病亦有一定的防治作用。

【用法用量】适量煮食。

【使用注意】暑热天或发热病人慎食之；水肿、骨蒸、疟疾、外感、牙痛及一切热性病症者禁食。

【文献摘要】《本草纲目》中说："羊肉能暖中补虚，补中益气，开胃健身，益肾气，养胆明目，治虚劳寒冷，五劳七伤。"

【按语】

羊肉含有蛋白质、脂肪、糖类、无机盐、硫胺纱、核黄素、尼克酸、胆甾醇、维生素A、维生素 C、烟酸等成分，具有大补脾肾阳气、温胃散寒等作用。

牛　肉

【性味归经】甘，温，主要归脾、胃、肾等经。

【功效】补中益气，化痰熄风，强筋壮骨，利水消肿等。

【食疗应用】

1. 自汗（植物神经功能紊乱）　对于气虚自汗病人，常用牛肉作主药进行治疗。可取牛肉 250g，黄芪 30g，浮小麦 30g，白术 15g（三药均包），大枣 12g，加水文火煮，至牛肉烂熟后加适量细盐调味，去掉药渣，食肉饮汁。每剂分 3 ~ 4 日服完，连服 2 ~ 3 剂。

2. 疟腮（流行性腮腺炎）　可取牛胶两条，每条长 2 寸左右，用开水泡软，贴于肿胀之处，开始病人会感到粘得很紧，但肿消之后则可自然脱落。本法对腮腺炎热痛红赤不甚者效果较佳，如腮腺出现化脓者，则应采取其他方法治疗。

3. 纳呆（单纯性消化不良症）　可取牛肉 60g（绞碎），用 60 度热水泡 10 分钟，制成牛肉汁。每日 1 剂，连服 5 日为 1 个疗程，酌情服 1 ~ 3 个疗程。该方对脾胃气虚型纳呆疗效较好。

4. 胃痞（慢性萎缩性胃炎）　本病常以胃脘痞塞不通为突出症状，临床上属脾虚胃热者并不少见。可用牛肉 120g（切片），鸡内金 30g，加水久煮至熟。每次 50g，每日 2 次，连服 1 ~ 3 周胃痞即可解除。

5. 泄泻、脱肛　牛肉（黄牛肉最佳）120g，山药 60g，二物同煮至熟烂。每次 45g，连服 3 ~ 5 日，泄泻即可痊愈。对脱肛较甚者，可配用补中益气丸内服。

6. 体虚乏力（贫血）　牛肉 60g（切成薄片），大米 100g，先将牛肉煮至半熟，调入适量五香粉及精盐，再将大米倒入，熬成肉粥。每日 1 剂，早晚分服。经常服用，能大补元气，延年益寿。

7. 消渴（糖尿病等）　对于属气血两虚、脾肾失养的消渴患者，可用"红烧牛肉"进行治疗。取牛脯肉 750g（切成小块），先用植物油将肉略炒，再加入清汤、小辣椒及调味品适量，炖煮 2 小时左右制成牛肉膏备用。每日 2 次，每次 60g，连服 1 ~ 3 周即收效，或以愈为度。

8. 遗精　牛脯肉 500g，枸杞子 50g，洗净。将牛肉切成小块后放入水中久煮，至半熟时倒入枸杞子再煮，直至牛肉烂熟，然后将肉汁倒入方盘中冷却至胶冻状。最后用刀将其切成 9g 重的小方块，每次 1 块，每日 3 次，连服 1~2 周。

9. 阳痿　对于阳痿久治不效之患者，可用牛鞭 500g，鸡汤 250g，大蒜 12g。先将牛鞭用开水洗净，撕去外皮，切成小段放入锅中，加水 1000ml，调入葱、姜、花椒等，文火久煮至烂熟为度，然后再倒入鸡汤，共成肉汁。每次空腹服食 50g，每日 2 次，连服 5 日为 1 个疗程，一般坚持 2~3 个疗程即可收效。

【用法用量】适量煮食，煎汤，红烧等。

【使用注意】患疮疡、皮肤瘙痒者不宜食用。

【文献摘要】

《别录》："主消渴，止泄，安中益气，养脾胃。"

《千金·食治》："止唾涎出。"

《本草拾遗》："消水肿，除湿气，补虚，令人强筋骨、壮健。"

《滇南本草》："水牛肉，能安胎补血。"

《韩氏医通》："黄牛肉，补气，与绵黄芪同功。"

【按语】

牛肉富含蛋白质、脂肪、维生素 A、维生素 B、维生素 D、钙、磷、铁、铜、锌等。其中蛋白质含多种人体必需氨基酸。西方现代医学研究认为，牛肉属于红肉，含有一种恶臭乙醛，过多摄入不利健康。患皮肤病、肝病、肾病的人应慎食。

鸡　肉

【性味归经】甘、咸，微温，归脾、胃、心、肾等经。

【功效】温中补脾，益气养血，补肾添精，补肝调经，扶正祛邪。

【食疗应用】

1. 疳积　取鸡肫（不剖开）1 个，加水煮熟，然后剖开鸡肫，除去内容物，专吃鸡肫。每日 1 个，连服 10 日。此方对小儿疳积有特效。

2. 泄泻（慢性肠炎）　主要适用于脾虚泄泻，可用黄母鸡 1 只，去杂洗净，再将盐、酱、醋、小茴香末拌匀后刷在鸡身上，用炭火炙成干焦状，空腹食用。每次 100g，每日 1 次，连服至愈。本方对湿热下注之泄泻者疗效不佳。

3. 虚劳（营养不良症）　可取当归 15g，黄芪 60g，水煎后去渣留汁（注意多加水），再放入干净鸡肉 100g（切成小块），继续煎煮至熟。每 2 日 1 剂，连服 1~3 周即可收效。本方主要用于气血双亏性虚劳，有较理想的升高血红蛋白作用。

4. 水肿（营养不良性水肿）　主要用于脾虚型水肿，伴见纳差、腹泻、乏力等症。可取鸡肉 250g，单独炖熟，每次 60g，每日 2 次，连服 1~2 周；或用鸡肉 60g，赤小豆 30g，二物同煮至熟，吃物饮汁，每日 1 剂，连服 1 周即可见效。

5. 噎膈（食道癌）　对于早期食道癌患者，如果仅感食纳不振，肢倦乏力，则可取鲜鸡食管一具，在新瓦上焙干，研为细末。每次用黄酒冲服 9g，每日 2 次，连服数月。

本方尚可配合放射治疗，有减轻后者副作用之功。

6. 心悸　对于各种心脏病出现心悸、失眠等症为主者，可取鸡肉 60g，当归 15g（包煎），大枣 5 枚，水煎至肉熟，去当归渣，服食鸡肉及大枣，并饮汤汁。每日 1 剂，连服 3～5 日即收效。此方对属心脾两虚者疗效尤为显著。

7. 眩晕（低血压病）　选用鸡肉 250g（切成小肉块），当归 30g，川芎 15g。先将后二物加水适量，文火煎煮，留取浓汁备用，再将鸡肉块文火久煮至熟，然后加入药汁，煎煮片刻，即可服用。每日 2 次，每次 40g，连服 3 日即可见效。此方主要用于气血虚弱型低血压眩晕病人。

8. 尿频（泌尿系感染）　可用李时珍《本草纲目》上的方剂进行治疗，取雄鸡肉 100g（切成小块），用米酒掺适量水共煮，肉熟后食用。每日 1 剂，早晚分服，连服 1 周即可收效。此方常用于肾气失固型，对于湿热下注的尿道灼痛、小便黄赤者不宜使用。

9. 遗精　鸡肉止遗，主要适用于肾阳亏虚、肾精不同之遗精。可用鸡肉 60g（切成碎块），韭菜子 15g，菟丝子 15g（后二物均以纱布包煮），共煮至肉熟，食肉饮汁。每日 1 剂，分早晚 2 次服完，连服 2～4 周。服药期间应清心寡欲，以增强疗效。

10. 阳痿（性神经功能失常症）　主要用于肾阳亏虚所致之阳痿，可取 500g 以下的小公鸡 1 只，除去鸡毛及内脏，加黄酒 60g，加水炖熟后服食。每次 100g，每日 1 次，连服 10 日为 1 个疗程，可服 1～3 个疗程。

11. 消渴（糖尿病）　黄雌鸡 1 只（重约 2000g），文火煮烂，去其浮油，饮汤食肉。连续食用 3～5 只，有效者可坚持食用 1～3 个月或以愈为度。此方适用于糖尿病以气阴两虚为主者。

【用法用量】内服：煮食或炖汁。

【使用注意】鸡肉性温，肝火旺盛或肝阳上亢、外感发热、热毒未清或内热亢盛者不宜多食。

【文献摘要】

《神农本草经》："丹雄鸡，主女人崩中漏下，赤白沃。补虚温中，止血，杀毒。黑雌鸡，主风寒湿痹，安胎。"

【按语】

鸡肉含有维生素 C、E 等，蛋白质的含量比例较高，种类多，而且消化率高，很容易被人体吸收利用，另外含有对人体发育有着重要作用的磷脂类，是中国人膳食结构中脂肪和磷脂的重要来源之一；可能含有激素残留，长期食用易造成孕妇回奶，另外其胆固醇含量较高。

狗　肉

狗肉用于治病时，以黄狗肉为上，黑狗肉及白狗肉稍差。

【别名】犬肉、地羊肉。

【性味归经】咸温，微酸，归脾、胃、肾等经。

【功效】补胃益气，健脾助阳，暖中散寒，养精填髓，托毒敛疮。

【食疗应用】

1. 咳嗽（慢性支气管炎） 对于辨证属虚寒型者，可取黄狗肉 500g，熟附片 30g，生姜 50g，先以水煮后二物取汁 60ml，另外将已剁成小方块的狗肉用水煮至将熟，取出肉块留汁，以细面粉抓匀油余后取出，再与附片、生姜浓缩取汁同入肉汤锅内，以佐料葱、姜、酱油、味精、白糖、醋等物烹调适当后服食。空腹或饭后服食，每次 100g（连肉带汤），每日 2 ~ 3 次，连服 7 日为 1 个疗程，坚持 4 ~ 6 个疗程。

2. 胃脘冷痛 对于脾胃虚寒所致的脘腹冷痛、纳少、肢凉，可取黄狗肉 150g，粟米 300g，将狗肉切片、粟米洗净，加水煮成肉粥，然后调入适量盐、豆豉，待肉熟米烂后食用。每日 1 剂，早晚分服，连服 10 日。本方亦用于老人尿多的治疗和体弱的补养。

3. 单腹胀（早期肝硬化） 可取狗肉 500g，切细，和米煮粥，空腹食用。每剂 3 日，连服 2 ~ 3 剂。本方主要适用于脾胃阳虚、水湿内停之患者。

4. 阳痿（性神经功能障碍） 对于中医辨证属肾阳虚所致的腹胀、腰冷痛、小便多、阳痿、滑精等病症的治疗，可取黄狗肉 1000g，洗净切块，加入八角、小茴香、橘皮、草果、生姜和盐，将狗肉炖熟食用，连续服食，以愈为期。另外，以黄狗肉 500 ~ 1000g 与黑豆 500g 共煮服食，对本病治疗亦有效，用法为每次 50 ~ 100g（带肉连汤），每日 2 次，饭前服食，连用 2 周为 1 个疗程。

5. 耳聋 取黑狗肉 500g，黑豆 60g，炖烂服食。每次 30g，每日 2 次，连续服食 1 ~ 3 个月。此方适用于肾精亏虚、耳窍失养所致者，以老年人居多。

6. 遗尿 取狗肉 150g，黑豆 30g，调以盐、姜、五香粉及少量糖。每次 30g，每日 2 次，连服 1 ~ 2 周。若属湿热下注者，则不宜使用本方。

7. 疟疾 虚寒疟疾可取黄狗肉适量，煮熟入五味后食之，连服 7 日。本方对疟疾发作过后人体虚寒较甚者效果较佳，该方可以缩短疟疾控制后的康复时间，但对本病发作不仅无治疗作用，而且会影响药物疗效，因此不可在疟疾发作时使用本方，值得注意。

【用法用量】适量煮食炖服。

【使用注意】狗肉属热性食物，不宜夏季食用，凡实火及阴虚火旺者不宜食用。脑血管病人不宜多吃狗肉。大病初愈的人也不宜食用，因此时病人体虚，进补只能温补。

【文献摘要】

《日华子本草》："补胃气，壮阳，暖腰膝，补虚劳，益气。"

《本经逢原》："治败疮稀水不敛。"

《医林纂要》："补肺气，固肾气，壮营卫，强腰膝。"

【按语】

狗肉除含蛋白质、脂肪、灰分、维生素外，还含有核酸、肌肽、肌酸、钾、钠、氯等成分；含有少量稀有元素，对辅助治疗心脑缺血性疾病、调整血压有一定益处。

鸭　肉

【别名】鹜肉。

【性味归经】甘、咸，微寒，归脾、胃、肺、肾等经。

【功效】补中益气，养胃生津，滋阴清热，止咳息惊，消胀利水，托毒敛疮等。

【食疗应用】

1. 咳嗽（百日咳等）　症见咳嗽、自汗者取母鸭 1 只（约重 2000g），冬虫夏草 12 条；症见咳嗽、盗汗者取鸭肉 2000g，玉竹 20g，沙参 20g；症见咳嗽痰少者取母鸭 1 只（约重 2000g），分别烹调适当，食肉饮汤。每次 100g，每日 2 次，坚持服用半月即见效。

2. 咯血（支气管扩张等）　可取白鸭 1 只（约重 2000g），在其腹中放入红枣 500g 后缝合，用慢火煨熟。每日 3 次，每次 50g，连服 1 个月。此方主要适用于肺阴不足、脾失统摄所致的小量咯血症。

3. 肺痨（肺结核）　对于肺结核以干咳为主症者，可取鸭肉 2000g 炖熟烹调之，饮汁食肉。每次 50g，每日 3 次，连服 1~3 个月。本方适用于肺阴不足、痨虫蚀肺而致的肺痨病。

4. 胃脘痛（慢性胃炎等）　症见胃脘隐痛、口渴便秘，可取鸭子 1 只（约重 2000g），玉竹 20g，沙参 20g，先煎后二物取汁 400ml，浇于已经烹调的鸭肉上食之。每次 100g，每日 2 次，连服 1 个月。对于湿热瘀血阻滞肠胃者不宜食用。

5. 便秘　取鸭 1 只（约重 2000g），松子仁 100g，共煮后适当烹调，食肉饮汤。每次 100g，每日 3 次，连服 7 日。

6. 泄泻（慢性肠炎）　取净鸭 1 只（约重 1000g），莲子 50g，白果 20g，人参 3g，大枣 50g，以莲子、白果、大枣入鸭腹中，其上放入参片共煮后服食。每次 100g，每日 3 次，连续服食 10 日。此方对于脾虚食少、乏力及血虚眩晕、心悸、面色无华等症，确有良好防治效果。

7. 臌胀（肝硬化腹水）　取鸭肉 300g，大米 300g，将鸭肉切片与大米煮粥，待肉熟粥烂后加入适量调味品；或以野鸭肉 300g，花生米 50g，冬瓜皮 100g，前者切块与后二物共煮，至三物均熟烂后服食。两方均每日 3 次，每次 30g，连服 1~2 个月。常用此方，对于肝硬化腹水形成、营养不良性水肿可获良效。

8. 水肿（慢性肾炎）　取家鸭肉 250g，海参 50g，将鸭肉洗净切片，待海参水发后切成薄片，两者共煮汤，加少量调味品；或取鸭 1 只（约重 2000g），去皮、毛及内脏，再取大蒜 50g 放入鸭腹内，用线缝好切口，水煮，均于肉熟后饮汤食肉。每次 50g，每日 2 次，连服 1 个月。此方对于慢性肾炎之水肿有肯定的疗效。

9. 腰痛　症见腰膝酸软、畏寒怕冷、疲乏无力者，取净鸭 1 只（重约 1500g），丁香 6g，鸭肉洗净沥干，以丁香、酱油、盐、白糖等腌渍入味并油汆后食用。每次 100g，每日 2 次，坚持服用半月。

10. 遗精、早泄　取烤鸭 1 只（约重 1500g），山药 300g，共煮并稍加烹调后服食。每次 100g，每日 3 次，连服 1 个月。此方对脾肾两虚者效果较佳。

11. 健忘　本病多因肾精亏虚所致，通常与失眠并见。可用黄雌鸭 1 只（约重 1500g），加入海参 4 个，火腿 90g，同煮熟服食。每次 60g，每日 3 次，连服 1 个月。

12. 消渴（糖尿病）　鸭汤煮粳米成粥，有较好的益肾养阴之功。故可取鸭子 1 只（约重 1500g），煮熟，后以肉汤煮粳米适量，食肉喝粥。每次食肉 50g，饮粥 1 碗，连服数月。此方对本病有积极的辅助治疗作用。

13. 瘰疬（颈淋巴结核）　可取鸭肉 60g，浙贝母 15g，先将鸭肉切成小块，清水炖熟后捞肉留汁，再将浙贝母焙干研末，撒入汤汁中搅匀，服用汤汁并食鸭肉。每日1剂，分早晚两次饭后服完，连治1~2个月可收效。

14. 跌打损伤　对于外伤所致的瘀血肿痛，可取鸭肉100g（切成细丝），加水煮熟，兑入黄酒500ml，煮开后服用。每次50ml（连汤带肉），每日2~3次，连服5~7日。此方有良好的活血化瘀、通络止痛作用。

【用法用量】内服：煮食、煎汤或红烧食用。

【使用注意】对于素体虚寒，受凉引起的不思饮食、胃部冷痛、腹泻清稀、腰痛、寒性痛经以及肥胖、动脉硬化、慢性肠炎应少食；感冒患者不宜食用。鸭肉性凉，脾胃阴虚、经常腹泻者忌用。鸭肉不能与龟肉、鳖肉同食。

【文献摘要】

《本草纲目》：鸭肉补虚除客热，利脏腑及水道，疗小儿惊痫，解丹毒，止热痢。

《随息居饮食谱》：滋五脏之阴，清虚劳之热，补血行水，养胃生津，止嗽息惊。

【按语】

鸭所含B族维生素和维生素E较其他肉类多，能有效抵抗脚气病、神经炎和多种炎症，还能抗衰老；含有较为丰富的烟酸，对心肌梗死等心脏疾病患者有保护作用。鸭肉中的脂肪不同于其他动物油，其各种脂肪酸的比例接近理想值，化学成分和橄榄油很像，有降低胆固醇的作用，对患动脉粥样硬化的人群尤为适宜。

兔　　肉

【性味归经】辛、凉，无毒，归脾、胃、心、肾经。

【功效】凉血解毒，补中益气，健脾利肠，明目退翳。

【食疗应用】

1. 肺痨（肺结核）　取胎兔搅碎，烘干研粉，压片，片重0.3g，日服3次，每次服2~4片。3~6个月为1个疗程，可与其他抗痨药物配合同用。上述方药对于咳嗽（慢性支气管炎）亦有积极的治疗意义。本方有扶正补阴、润肺止咳作用。

2. 便秘（习惯性便秘）　可用兔肝煅成灰，再加兔屎（望月砂）等量冲服。每日3次，每次10g，连用2~3天。此方适用于肠胃阴虚、燥屎内结的习惯性便秘症。

3. 虚劳（贫血）　对于中医辨证属脾虚胃弱、纳食减少、体倦乏力、舌淡苔薄白、脉弱者，可取兔肉250g，党参15g，黄芪30g，山药15g，大枣5枚，煎汤至肉熟，食肉饮汁。每日服1剂，连服10日。如纳食无味者，可于本方中加鸡内金4g（研末）冲服。

4. 消渴（糖尿病）　以口干喜饮、形体消瘦为主者，取兔肉200g，山药15g，天花粉10g，煎汤至肉熟，食肉饮汁。每日服1剂，连服两周。或以兔1只（约重1500g），去皮、毛、爪及内脏，与淮山药100g同煎取浓汁，待凉，随意食肉饮汁。此方有益于消渴患者的康复。

5. 目翳（老年性白内障）　适用于肝胆血虚、风热上扰而致的目翳。可取兔肝300g，白米250g，豆豉60g，先将兔肝切成碎块，再与白米、豆豉一同煮粥。每2日1剂，每日2次，早晚空腹内服，连服3~5周即可收效。

6. 目暗不明 多用于肝肾阴虚、精明失养而致者，伴见眩晕耳鸣、记忆力衰减等症状。可取兔肉 100g，枸杞子 30g，加水适量，文火炖熟后稍加调味品，食肉喝汤。每次50g，每日 2 次，连服 10～20 日即可痊愈。

【用法用量】内服：煎汤或煮食。

【使用注意】兔肉性偏寒凉，凡脾胃虚寒所致的呕吐、泄泻者忌用。兔肉不能与鸡心、鸡肝、獭肉、桔、芥、鳖肉同食。

【文献摘要】

《纲目》：凉血，解热毒，利大肠。

《本经逢原》：治胃热呕逆，肠红下血。

《本草拾遗》：主热气湿痹。

《千金·食治》：止渴。

【按语】

兔肉富含大脑和其他器官发育不可缺少的卵磷脂，有健脑益智的功效，经常食用可保护血管壁，阻止血栓形成，对高血压、冠心病、糖尿病患者有益处，并增强体质，健美肌肉。它还能保护皮肤细胞活性，维护皮肤弹性。

鹅 肉

鹅是鸟纲雁形目鸭科动物的一种，是食草动物。

【别名】家雁肉。

【性味归经】甘，平，归脾、肺经。

【功效】益气补虚，和胃止渴，止咳化痰。

【食疗应用】

1. 脾胃气虚所致疲乏、食少等证，以鹅肉与黄芪、党参、山药一起煮食。

2. 气阴不足所致口渴、咳嗽及消渴等，以鹅肉与北沙参、玉竹、怀山药一起煮食。

【用法用量】适量煮食或炖汤、红烧等。

【使用注意】湿热内蕴者勿食。

【文献摘要】

《本草拾遗》：主消渴，煮鹅汁饮之。

《本草纲目》：利五脏，解五脏热，煮汁止消渴。

《随息居饮食谱》：补虚益气，暖胃生津。

【按语】

鹅肉含蛋白质、脂肪、维生素 A、B 族维生素、烟酸、糖。鹅蛋含蛋白质、油脂、卵磷脂、维生素、钙、镁、铁等。鹅肉蛋白质的含量很高，富含人体必需的多种氨基酸、多种维生素、微量元素，并且脂肪含量很低，脂肪的熔点亦很低，质地柔软，容易被人体消化吸收。

鸽　肉

【别名】鹁鸽、飞奴。

【性味归经】咸，平，归肝、肾经。

【功效】滋肾益气，祛风解毒。

【食疗应用】

1. 肝肾阴虚所致消渴多饮及虚羸　鸽肉与怀山药、玉竹各 30g 一起煮食。

2. 恶疮疥癣　地榆、臭椿皮等放入鸽腹中蒸熟，食肉。

【用法用量】炖汤食肉。

【使用注意】鸽肉性平，诸无所忌。《随息居饮食谱》记载"孕妇忌食"。

【文献摘要】

《随息居饮食谱》：清热，解毒，愈疮，止渴，熄风。

《本经逢原》：久患虚羸者，食之有效。

《本草纲目》：补肝壮肾、益气补血、清热解毒、生津止渴。

【按语】

鸽肉的蛋白质含量高，鸽肉消化率也高，而脂肪含量较低，在兽禽动物肉食中最宜人类食用，所含的钙、铁、铜等元素及维生素 A、B 族维生素等都比鸡、鱼、牛、羊肉含量高。

鹌鹑肉

【别名】宛鹑肉、鹑鸟肉等。

【性味归经】甘，平，归脾、胃经。

【功效】补中益气，清利湿热。

【食疗应用】

1. 治疗神经衰弱或欲提高智力　可将鹌鹑肉与枸杞子、益智仁、远志肉一起煎熬食用。

2. 治肺结核和肺虚久咳　可用沸水、冰糖适量，冲鹌鹑蛋花食用。

3. 治肾虚、腰痛、阳痿　可用鹌鹑蛋炒韭菜食用。

【用法用量】内服，煮食，煎汤饮用。

【文献摘要】

《食疗本草》：补五脏，益中续气，实筋骨，耐寒暑，消结热。

《食经》：主赤白下痢，漏下血暴，风湿病，养肝肺气，利九窍。

【按语】

鹌鹑肉所含丰富的卵磷，可生成溶血磷脂，抑制血小板凝聚，可阻止血栓形成，保护血管壁，阻止动脉硬化。

蛇　肉

【性味归经】甘、咸，温，归肝、肾等经。

【功效】搜风祛湿，通经活络，镇痛定痉，强筋健骨及消肿解毒。

【食疗应用】

1. 腰痛（坐骨神经痛）　　主要适用于风湿瘀血型腰痛患者。可取蛇粉内服，每次3g，每日2次冲服。或用复方海蛇注射液（中成药）穴位注射，具有良好的祛湿散寒、活血止痛之效。

2. 痹症（骨质增生症等）　　可取乌梢蛇、白花蛇、细辛、杜仲和威灵仙各等份，炒于研末，用陈醋和成糊状，局部外搽，连用至愈。

3. 骨疽（骨结核）　　可取蛇肉100g，黄连30g，土鳖虫15g，地丁草30g，水泛为丸，每丸3g。每次1丸，每日2次，开水送服。

4. 阳痿（性神经功能异常）　　取蛇肉60g，高丽参10g，加水炖煮至肉熟。每日1剂，早晚分服，连服3～5周。本方对脾肾阳虚型阳痿伴见腰膝酸痛、畏寒肢凉、性欲减退等症患者收效较佳。

5. 咳嗽（慢性支气管炎）　　主要用于肺热痰阻型咳嗽，常用蛇胆丸、蛇胆川贝液等市售蛇成药制剂治疗本病。

6. 肺痨（肺结核）　　肺痨晚期，常存在不同程度的肺络阻闭不通病症，此时即可食用蛇肉，以通络化痰、理肺止咳。可取鲜蛇肉100g，鱼腥草60g（包），同煎煮至蛇肉烂熟后，去掉鱼腥草，食肉喝汤。每日1剂，连服1～3个月或以愈为度。

7. 偏瘫（脑血管病变后遗症）　　取蛇肉适量，以白酒500ml浸泡1周后饮用。每次10ml，每日2次，连用1～2个月。此方多用于痰瘀阻络型偏瘫。

8. 痉症（破伤风等）　　对于本病缓解之后，可取乌梢蛇6g，地龙10g，全蝎6g，水煎服。每日1剂，连服5～7日即收效。

9. 疥癣　　对于手足及皮肤疥疮和癣症，常以皮肤瘙痒为突出表现，而蛇肉，尤其是蛇蜕有着良好的搜风止痒作用，可酌情将其加入相应的治疗方药中以增强疗效。

10. 疖肿　　蛇肉还有较好的解毒作用，故对一些疖肿，可在其他药物治疗的同时，另取蛇肉50g（鲜品），加水文火炖熟后服食。每次10g，每日2次，连服数日。

【用法用量】炖煮或泡酒等。

【使用注意】热病后忌服。阳热亢盛或阴虚内热所致的发热面红、烦躁口渴、便秘、尿赤者忌用。阳虚内热，脾胃湿热及高血压患者应慎食或禁食。孕妇忌服。

【按语】

五步蛇制成的注射剂能治疗高血压病，能使麻醉犬的血压显著下降，其降压作用机制是直接扩张血管，对小鼠亦有镇静、催眠和某些镇痛作用。

壁　虎

【性味归经】性味咸平，无毒，入肺、肾二经。

【功效】温肺止咳，养阴平喘，补肾益精，健脾补虚。

【食疗应用】

1. 咳嗽（急、慢性支气管炎）　取壁虎 2 只（约 150g），海螵蛸 250g，焙干后研为细粉，加入白糖 500g，混匀分成 24 份。每次用开水送服，每日 2 次，早晚分服，连服 1 ~ 4 周多能痊愈。此方主要适用于咳嗽、痰少、口干咽燥患者。

2. 咳血（慢性支气管扩张）　多因肺热阴虚所致，可取干壁虎 1 对（约 100g），白芨 100g，共研细末，混合均匀，用开水送服。每次 6g，每日 2 次，早晚分服，连服至愈。

3. 哮喘（慢性支气管哮喘）　多用于久病肾虚型哮喘患者，可伴见腰酸气短、口渴便结、小便自遗等症。先取壁虎 1 条（约 60g），焙干研末，再取核桃仁 45g，切碎如末，将二物混匀，分为 4 份；另取党参 12g，五味子 15g，沉香 2g（后下），文火煎汁，送服前药。每次 1 份，每日 2 次，连服 3 ~ 5 周即收效。

4. 肺痨（肺结核）　其临床突出表现为咳嗽气短、痰少而黏、潮热盗汗、两颧红赤等，可取壁虎 2 只（约 150g），沙参 60g，知母 30g，贝母 30g，杏仁 30g，炒干后共研细末，炼蜜为丸，每丸重 9g。每次 1 丸，每日 2 次，用温开水送服。1 个月为 1 疗程，连服半年以上。

5. 小儿喘咳　小儿因发育尚未成熟而易患喘咳诸疾，可用生壁虎 1 只（约 60g），去皮爪头脏，切成小块，与瘦猪肉适量同蒸至熟，剁为肉泥，加调味品后服食。7 岁以上儿童每日 1 剂，不足 7 岁者酌情减量，连服 3 ~ 5 周。

6. 腰痛（腰肌劳损等）　可取壁虎 4 只，去皮脏头爪，浸入白酒中 1 个月余，用药酒局部外擦痛外，疗程不限，具有明显的补肾通阳、散寒止痛之效。

7. 小儿疳积（营养不良症）　对于小儿因肠胃吸收功能低下而致消瘦、发稀者，可取鲜壁虎 1 条，去皮脏头爪，切成小块，再取鸡内金 12g，同煮至熟，调以适量佐料。每日 1 剂，分 2 ~ 4 次服完，连服 1 ~ 2 周即收效。

8. 疖肿（毛囊炎）　对于疖肿初起患者，可取壁虎 1 条，去皮脏头爪，蒸熟后食之。每日 1 条，连服数日即见效。

【用法用量】内服炖煮或泡酒、外敷等。

【文献摘要】

①《纲目》：治中风瘫痪，手足不举，或历节风痛，及风痉惊痫，小儿疳痢，血积成痞，厉风瘰疬；疗蝎螫。

②《四川中药志》：驱风，破血积包块，治肿痛。

【按语】

有实验证明壁虎水溶液对人体肝癌细胞的呼吸有明显抑制作用。

燕　窝

为雨燕科动物金丝燕及多种同属燕类用唾液与绒羽等混合凝结所筑成的巢窝。燕窝因采集时间不同可分为三种：白燕，古代曾列为贡品，故又称为宫燕；毛燕；血燕。

【别名】燕菜、燕根、燕蔬菜。

【性味归经】甘，平，归肺、胃、肾经。

【功效】滋阴润肺，益气补中。

【食疗应用】

治老年痰喘　用秋白梨1个，去心，入燕窝3g，先用开水泡，再加入冰糖3g蒸熟，早晚服。

【用法用量】内服，包煎，隔汤炖，或入膏剂。

【使用注意】肺胃虚寒、湿停痰滞及有表邪者忌用。

【文献摘要】《本草纲目拾遗》载："燕窝大养肺阴，化痰止嗽，补而能清，为调理虚损劳疾之圣药。一切病之由于肺虚不能清肃下行者，用此者可治之。"

《本经逢源》：调补虚劳，治咳吐红痰。

【按语】

燕窝主要成分：水溶性蛋白质、碳水化合物；微量元素钙、磷、铁、钠、钾及对促进人体活力起重要作用的氨基酸（赖氨酸、胱氨酸和精氨酸）。《燕窝考》所分析：燕窝含蛋白质49.9%，有大量的生物活性蛋白分子，还有向量脂肪和磷、硫、钙、钾等成分。

第四节　水　产　类

鳝　鱼

【别名】海蛇、黄鳝。

【性味归经】甘、温，归肝、脾、肾经。

【功效】补益气血，强筋骨，祛风湿，止血。

【食疗应用】

1. 气血不足，筋骨软弱无力　黄鳝1条（去内脏），牛蹄筋15g，党参15g，当归9g，调料适量。补气血，健筋骨。

2. 气血两虚所见神疲乏力，心悸气短，头昏眼花　鳝鱼1条，猪瘦肉100g，黄芪15g。补益气血。

【用法用量】适量煎炒或煮食。

【使用注意】虚热，或热证初愈，痢疾，腹胀属实者不宜用。多食动风发疥。

【文献摘要】《本草拾遗》：主湿痹气，补虚损，妇人产后淋沥，血气不调，羸瘦，止血，除腹中冷气肠鸣。

【按语】

鳝鱼富含 DHA 和卵磷脂，它是构成人体各器官组织细胞膜的主要成分，而且是脑细胞不可缺少的营养，含降低血糖和调节血糖的"鳝鱼素"，且所含脂肪极少，是糖尿病患者的理想食品。鳝鱼含丰富的维生素 A，能增进视力，促进皮膜的新陈代谢。

草 鱼
《本草纲目》

【别名】鲩鱼等。

【性味归经】甘、温，归脾、胃经。

【功效】暖胃和中，平降肝阳。

【食疗应用】

1. 高血压、眩晕、头痛等，可食用草鱼葛根汤：草鱼肉 150g，葛根粉 30g，健脾益胃，解热生津。

2. 治胃寒冷痛，可食用砂仁草鱼汤：草鱼 1 条，白豆蔻、砂仁各 3g。

【用法用量】适量蒸食、煮食或煎炒。

【文献摘要】《本草纲目》：其形长身圆，肉厚而松，状类青鱼。有青鲩、白鲩两色，白者味胜。

【按语】

草鱼含有丰富的不饱和脂肪酸，对血液循环有利，是心血管病人的良好食物；含有丰富的硒元素，经常食用有抗衰老、养颜的功效，而且对肿瘤也有一定的防治作用；对于身体瘦弱、食欲不振的人来说，草鱼肉嫩而不腻，可以开胃、滋补。

鲇 鱼

【别名】额白鱼、粘鱼等，俗称塘虱。

【性味归经】甘，温，归胃、膀胱经。

【功效】滋阴利尿，催乳，开胃。

【食疗应用】

鲇鱼 1 尾，切块，煮汤至烂熟，取汁，打入鸡蛋 2 个，煮熟，以食盐、生姜调味，用于产后乳汁不足。

【用法用量】适量煮食。

【使用注意】鲇鱼不宜与牛羊油、牛肝、鹿肉、野猪肉、野鸡、中药荆芥同食。

【文献摘要】《新修本草》：主水，浮肿，利小便。

《食经》：主风冷冷痹，赤白下痢，虚损不足，令皮肤肥美。

【按语】

鲇鱼可以和鱼翅、野生甲鱼相媲美，独特的强精壮骨和益寿作用是它独具的亮点。鲇鱼含有丰富的蛋白质和矿物质等营养元素，特别适合体弱虚损、营养不良之人食用。

鲤　鱼
《神农本草经》

【别名】赤鲤、白鲤。

【性味归经】甘，平，归脾、肾经。

【功效】补脾健胃，利水消肿，通乳。

【食疗应用】

1. 治脾肾阳虚水肿、脚气、肝硬化腹水，可选用鲤鱼赤豆汤：鲤鱼 1 条，赤小豆 30g。

2. 产后气血虚亏，乳汁不足，可选用归芪鲤鱼汤：大鲤鱼 1 尾，当归 15g，黄芪 50g，煎汤服。

【用法用量】煮汤或炖食。

【使用注意】本品系发物，素体阳亢及疮疡者慎食。

【文献摘要】《本草纲目》：鲤，其功长于利小便，故能消肿胀、黄疸、脚气、喘嗽、湿热之痢。

【按语】

鲈鱼含蛋白质、脂肪、胱氨酸、组氨酸、谷氨酸、赖氨酸、精氨酸等氨基酸，肌酸、烟酸、维生素 A、维生素 B_1、维生素 B_2、维生素 C 及钙、磷、铁等。

鲫　鱼

【别名】鲋鱼。

【性味归经】甘，平，归脾胃大肠经。

【功效】补益脾胃，通乳，除湿利水。

【食疗应用】

1. 急、慢性水肿　鲫鱼冬瓜皮汤：鲫鱼 1 条，冬瓜皮 60g，苡米 30g。鲫鱼赤小豆汤：鲫鱼 3 尾，商陆 10g，赤小豆 50g，一并填入鱼腹，扎定，用水煮至烂熟，去渣，食豆饮汤。

2. 消渴多饮以及糖尿病　鲫鱼 1 尾（保留鱼鳞），绿茶 20g。将茶叶装入鱼腹内，用纸包裹鱼，放入盘中，上笼蒸至熟透。

【用法用量】煎汤，煨食，蒸熟，入菜肴。

【使用注意】感冒发热期间不宜多吃。

【文献摘要】

《吕氏春秋》：鱼之美者，有洞庭之鲋。观此则鲫鱼为佳品，自古尚矣。

《医林纂要》：鲫鱼性和缓，能行水而不燥，能补脾而不清，所以可贵耳。

《本经逢原》：鲫鱼，有反厚朴之戒，以厚朴泄胃气，鲫鱼益胃气。

【按语】

鲫鱼可食部分含水份、蛋白质、脂肪、糖类、钙、磷、铁、维生素 B_1、维生素 B_2、尼克酸等。

银　鱼

【别名】银条鱼。

【性味归经】甘，平，归脾胃经。

【功效】宽中健胃，润肺止咳。

【食疗应用】

1. 小儿疳积、营养不良等　银鱼 50g，谷芽 30g，山楂 15g，煎汤服食，连食数日。健脾胃，消积食。

2. 脾虚泄泻，消化不良　银鱼 120g，加葱、姜，煎汤服。健脾和胃补虚。

【用法用量】适量，煮食或煎炒。

【文献摘要】

《医林纂要》："补肺清金，滋阴，补虚劳。"

《随息居饮食谱》："养胃阴，和经脉。"

【按语】

干银鱼的蛋白质含量为 72.1%，脂肪含量为 13%，高于其他食用鱼。每百克银鱼还含赖氨酸 4820mg、蛋氨酸 2308mg、异亮氨酸 4176mg、缬氨酸 4396mg、苏氨酸 6652mg，如此丰富的氨基酸，是其他鱼种所少见的。每百克银鱼可供给热量 407 千卡，几乎是普通食用鱼的 5~6 倍，其含钙量高达 761mg，为群鱼之冠。

黄　鱼
《本草述》

【别名】石首鱼、黄花鱼、石头鱼。

【性味归经】甘、咸，平，归肾、胃经。

【功效】和胃止痛，益肾补虚。

【用法用量】适量，蒸食或煮食。

【食疗应用】

1. 体虚食少　黄花鱼 1 条（去鳞及内脏），与大米煮粥，常食。补气益胃。

2. 食欲不振　黄花鱼 1 条（去鳞及内脏），生姜 5 片，生葱 5 根，炖熟食。

【文献摘要】

《本草纲目》：主治妇人难产。止呕血，散瘀血。

《食经》：主下利，明目，安心神。

【按语】

黄鱼对人体的滋补很有作用，因其肉质中含有多种维生素、微量元素，且高蛋白；含有丰富的微量元素硒，能清除人体代谢产生的自由基，能延缓衰老，并对各种癌症有防治功效。

鲈　鱼
《食疗本草》

【别名】花鲈、鲈子鱼。

【性味归经】甘，平，归脾、肾经。

【功效】健脾利水，补肾安胎。

【食疗应用】

1. 脾胃虚弱，消化不良，少食腹泻，或胃脘隐隐作痛怕冷者　鲈鱼50g，白术10g，陈皮5g，胡椒0.5g，煎汤食。

2. 手术后调理　鲈鱼1尾，黄芪60g，隔水炖熟，饮汤食肉。

3. 脾虚胎动不安　鲈鱼250g，将捣碎的砂仁10g，生姜粒10g，装入鱼腹，放碗中，加水和食盐少许，置锅内蒸熟。食肉饮汤。

【用法用量】适量，煮食，炖食或作煎炒。

【文献摘要】《本草经疏》：鲈鱼，味甘淡气平与脾胃相宜。肾主骨，肝主筋，滋味属阴，总归于脏，益二脏之阴气，故能益筋骨。

【按语】

鲈鱼含蛋白质、脂肪、维生素A、维生素B_1、维生素B_2、维生素PP、钙、磷、铁、铜等。

龟　肉

【别名】金龟、水龟、元绪。

【性味归经】咸、平，归肺、肝经。

【功效】滋阴补血，止血血痢，肠风痔血。

【食疗应用】

1. 肺痨吐血　龟肉、沙参、虫草花，共炖服。

2. 阴虚失眠、心烦、心悸等症　龟肉250g，百合50g，红枣10枚，共煮汤调味食用，有补血养心的作用。

3. 肾虚尿多或遗尿　龟肉150g，鸡肉250g。

4. 月经过多　龟版30g（先煎），鹿角霜6g（冲服），党参15g，坎气（脐带）1条，百草霜9g（包煎），生地、黄芪各9g，水煎服，每日1剂。

【用法用量】适量煮食。

【文献摘要】《唐本草》："酿酒，主大风缓急，四肢拘挛，或久瘫缓不收摄，皆差。"

《食疗本草》："主除温瘴气，风痹，身肿，踒折。"

《医林纂要》："治骨蒸劳热，吐血，衄血，肠风血痔，阴虚血热之症。"

【按语】含蛋白质、脂肪、无机盐等。

鳖 肉
《名医别录》

【别名】团鱼、甲鱼，水鱼。

【性味归经】平，甘，归肝经。

【功效】滋阴清热，凉血，散结，益肾健骨。

【食疗应用】

肾阴不足，头昏目眩，多梦遗精。腰膝酸痛可选用甲鱼猪髓汤：甲鱼 1 只，猪骨髓 200g，文火煮熟。

阴虚咳喘、低热、盗汗　甲鱼 1 只，川贝母 5g，鸡清汤 1000g，蒸食。

【用法用量】50～200g，煮食或炖汤食。

【使用注意】消化不良、孕妇及产后泄泻、失眠者不宜食用。

【文献摘要】《名医别录》：主伤中，益气，补不足。

【按语】

鳖肉含蛋白质、脂肪、维生素 A、维生素 B_1、维生素 B_2 和烟酸、钙、磷、铁等成分。

牡 蛎
《神农本草经》

【别名】蛎黄、海蛎子。

【性味归经】甘、咸，温，归心、肾经。

【功效】滋阴生津，养血安神。

【食疗应用】心悸失眠　蛎肉 250g，海带 50g。

【用法用量】适量，鲜用或制成干品及罐头使用。

【使用注意】急慢性皮肤病患者忌食；脾胃虚寒、慢性腹泻便池者不宜多吃。

【文献摘要】

《本草纲目》：（牡蛎）补阴则生捣用，煅过则成灰，不能补阴。化痰软坚，清热除湿，止心脾气痛，痢下，赤白浊，消疝瘕积块，瘿疾结核。

《本草拾遗》：捣为粉，粉身，主大人小儿盗汗；和麻黄根、蛇床子、干姜为粉，去阴汗。

【按语】

牡蛎含 18 种氨基酸、肝糖元、B 族维生素、牛磺酸和钙、磷、铁、锌等营养成分，常吃可以提高机体免疫力。牡蛎所含牛磺酸降血脂、降血压，所含的多种维生素与矿物质特别是硒，可以调节神经、稳定情绪。牡蛎中钙含量接近牛奶，铁含量为牛奶的 21 倍，食后有助于骨骼、牙齿生长；富含核酸，核酸在蛋白质合成中起重要作用，因而能延缓皮肤老化，减少皱纹的形成。钙使皮肤滑润、铜使肤色好看，看起来特别有血色。

海　虾

【别名】红虾、大头虾、对虾、明虾等。

【性味归经】甘、咸、温，归肾经。

【功效】补肾壮阳，下乳汁，温补托毒。

【食疗应用】

1. 产后乳汁分泌不足或无乳　与猪蹄煮汤服食；鲜河虾180g，微炒，1日分3～5次嚼食，以黄酒煨热送下，可使"其乳如泉"。

2. 肾虚阳痿　海虾浸酒中醉死后服食或取出略加食盐和油，炒熟食。

【用法用量】炒食，煮汤，浸酒或作虾酱。

【使用注意】对海虾过敏者勿食。

【文献摘要】《本草拾遗》：大红虾蚱，主蛔虫，口中疳匿，风瘙身痒，头疮，龋齿，去疥癣。

《纲目拾遗》：对虾，补肾兴阳；治痰火后半身不遂，筋骨疼痛。

《随息居饮食谱》：开胃、化痰。

【按语】

龙虾壳和内脏都含 β – 胡萝卜素，而壳中含类胡萝卜素如叶黄素、鸡油菌黄质、海胆烯酮、玉蜀黍黄素、梳黄质等为数颇多。

海　参

《本草从新》

【别名】刺参、海鼠。

【性味归经】甘、咸，温，归心、肾经。

【功效】补肾益精，养血润燥。

【食疗应用】

1. 虚火燥结　海参、木耳，入猪大肠煮食。

2. 便秘　海参50g，木耳20g，猪大肠200g，调味品少许。

3. 休息痢　海参每日煎汤服。

4. 肾虚阳痿　海参250g，羊肉250g，切片或块，加水煨炖，用生姜、食盐调味后服食。

【用法用量】煎汤、煮食，或煎炒。

【使用注意】脾虚便溏、出血兼有瘀滞及湿邪阻滞者忌用。

【文献摘要】

《本草从新》：补肾益精，壮阳疗痿。

《随息居饮食谱》：滋阴，补血，健阳，润燥，调经，养胎，利产。凡产后、病后衰老尪羸，宜同火腿或猪羊肉煨食。

【按语】

含蛋白质、脂肪、糖类、维生素 B_1、维生素 B_2 和烟酸、钙、磷、铁等。本品含海参素，是一种抗霉剂，能抑制多种真菌。

紫　菜

《本草经集注》

【别名】索菜、子菜。

【性味归经】甘、咸，寒，归肺经。

【功效】化痰软坚，清热利尿。

【食疗应用】

1. 瘿瘤、瘰疬和痰核肿块　紫菜 15g，加水煎服；或用猪肉与紫菜煮汤，略加油、盐调味食。本方独取紫菜软坚散结的功效。

2. 肺脓疡、支气管扩张　紫菜 15g，研成细末，每次 5g，蜂蜜兑开水送服。本方取紫菜清热化痰，蜂蜜润肺止咳，咳嗽痰稠或腥臭。

【用法用量】10～30g，煎汤。

【使用注意】不宜多食，尤其是素体脾虚者，可致腹胀。

【文献摘要】

《本草纲目》：热气烦塞咽喉。凡瘿结积块之疾，宜常食紫菜。

【按语】

1. 营养丰富，含碘量很高，可用于治疗因缺碘引起的"甲状腺肿大"。紫菜有软坚散结功能，对其他郁结积块也有用途。

2. 富含胆碱和钙、铁，能增强记忆，治疗妇女贫血，促进骨骼、牙齿的生长和保健；含有一定量的甘露醇，可作为治疗水肿的辅助食品。

3. 紫菜所含的多糖具有明显增强细胞免疫和体液免疫功能，可促进淋巴细胞转化，提高机体的免疫力，可显著降低进血清胆固醇的总含量。

4. 紫菜的有效成分对艾氏癌的抑制率为 53.2%，有助于脑肿瘤、乳腺癌、甲状腺癌、恶性淋巴瘤等肿瘤的防治。

海　带

《嘉佑本草》

【别名】江白菜、昆布。

【性味归经】咸，寒。

【功效】痰软坚，泄热利水，止咳平喘，祛脂降压，散结抗癌。

【用法用量】煎汤：9~15g，或研末入丸、散。

【使用注意】脾胃虚寒者忌食，身体消瘦者不宜食用。

【食疗应用】

1. 皮肤湿毒瘙痒　海带50g，绿豆50g，红糖50g，水煮服食，每日1次。

2. 暑热、高血压、高血脂　海带30g，冬瓜100g，苡仁30g同煮汤，加适量白糖食用，每日1次。

3. 睾丸肿痛　海带15g，海藻15g，小茴香6g，水煎服，每日1次。

4. 肝火头痛、眼结膜炎　海带20g，草决明30g，水煎，吃海带饮汤，每日2次。

5. 慢性咽炎　水发海带500g，洗净切小块，煮熟后捞出，加白糖200g拌匀，腌渍1日后即可食用。每日2次，每次食用50g。

6. 肥胖病　海带粉2g，话梅1粒，开水浸泡服用，每日2次。

【文献摘要】

《名医别录》：主十二种水肿，瘿瘤聚结气，瘘疮。

《本草拾遗》：主颓卵肿。

【按语】

该品含藻胶酸、昆布素、半乳聚糖等多糖类，海带氨酸、谷氨酸、天门冬氨酸、脯氨酸等氨基酸，维生素 B_1、B_2、C、P 及胡萝卜素、碘、钾、钙等无机盐。

第五节　酿造类

白砂糖

【别名】白糖、石蜜。

【性味归经】甘，平，归脾、胃经。

【功效】补中缓急，润肺生津。

【食疗应用】

1. 治肺燥久咳　白糖、芝麻、大枣等分，捣研为丸，饭后服。

2. 肺虚咳嗽、胸闷痰多　白糖100g，白萝卜250g，水煮服。

3. 风寒感冒、过食鱼蟹后胃脘不舒、啖蒜韭后口臭　白糖100g，生姜5片，水煮服。

4. 酒醉　白糖100g，香醋30g，煮汤饮。

【用法用量】10~15g。入汤剂或用药汁熔化服，外用适量。

【使用注意】过食易致龋齿、肥胖症、糖尿病等，证属痰湿或中满者不宜使用。

【文献摘要】

《本草纲目》：润心肺燥热，治嗽消痰，解酒和中，助脾气，缓肝气。

【按语】

适当食用白糖有助于提高机体对钙的吸收，但过多就会妨碍钙的吸收。

赤砂糖

【别名】红糖、片黄糖、砂糖等。

【性味归经】甘，温，归脾、胃、肝经。

【功效】活血化瘀，补血养肝，散寒止痛。

【食疗应用】

1. 产妇恶露不净，痛经，崩漏　红糖100g，益母草30g，水煎服。此方可活血调经暖宫。

2. 妇女血虚，月经不调　红糖100g，鸡蛋2个，水煎服。此方可补血调经。

3. 脾胃虚寒之腹泻　红糖100g，茶叶20g，水煎服。此方可温中止泻。

4. 风寒咳嗽，痰多，胃寒呕吐　红糖50g，生姜10g，水煎慢服。此方可温肺化痰，和胃止痛。

【用法用量】10～15g。入汤剂或溶化后服，或用黄酒、药汁冲服。外用适量。

【使用注意】有痰湿或中满纳差者不宜服。

【文献摘要】《本草纲目》：和中助脾，缓肝气

《本草从新》：生胃火、助湿热、损齿生虫。

【按语】

赤砂糖主要成份是蔗糖，并含有铁质、核黄素、胡萝卜和烟酸等微量元素。

饴　糖

《名医别录》

【别名】麦芽糖、胶饴。

【性味归经】性温味甘，归肺、脾、胃经。

【功效】润肺止咳，补益虚损，缓急止痛。

【食疗应用】

1. 胃溃疡，胃痛不止，面色苍白　饴糖1～2匙，温水化服，补中和胃。

2. 风寒咳嗽，咳痰不爽　饴糖150g，干姜15g，豆豉30g。先煮豆豉，再溶饴糖，最后加干姜。散寒化痰。

3. 顿咳不止　饴糖50g，白萝卜汁50g，蒸煮，热服。补肺化痰。

4. 咳嗽喉痛　饴糖200g，红皮萝卜200g切碎，拌匀，放置一夜，溶成糖水饮服。清热利咽。

5. 胎动不安　饴糖20g，砂仁5g，水煎服。

【用法用量】30～60g。内服宜烊化。

【使用注意】湿阻中满、湿热内郁、痰湿甚者忌用。

【文献摘要】

《名医别录》：补虚乏，止渴去血。

《本草纲目》：解附子、草乌头毒。

【按语】

饴糖是以米、小麦或玉米等粮食经发酵糖化制成的糖类食品，有软、硬之分，软者为黄褐色浓稠液体，黏性很大；硬者为多孔之黄白色糖饼。药用以秋饴糖为佳。

蜂　蜜

【别名】石蜜、石饴、沙蜜、食蜜、蜜糖及蜂糖。

【性味归经】甘、平，无毒，入肺、脾、大肠、肝、肾等经。

【功效】润肺止咳，补中益气，润肠通便，解毒止痛及养肝明目。

【食疗应用】

1. 咳嗽（慢性支气管炎）　主要用于肺燥津亏型咳嗽，伴见喉干咽痒、手足心热者。可用大梨1个，蜂蜜60g，先将梨挖洞去核，装入蜂蜜，盖严后蒸熟。每日服食1剂，最好于睡前顿服。连服3~7日即收效。

2. 鼻渊（鼻窦炎）　可取蜂蜜15g，辛荑花6g（焙干研末），将二物混匀后外涂鼻根。每日2~4次，连涂1~3周即收效。

3. 肺痨（肺结核）　根据临床症状的偏重不同又有以下选择：如果患者主要表现为久咳不愈，则可用蜂蜜60g，猪板油60g，先将猪油放在热锅内，化油去渣，再将热油倒入蜂蜜之中，溶化至沸，每次用开水冲服15g，早晚分服，连服5~10日可收效。如以盗汗、潮热、气短为突出表现者，可用蜂蜜35g，加水适量，烧开后打入鸡蛋1个，凉后服食，每日1剂，晨起后及睡前各服半剂，连服1~2周即收效。若以痰中带血为主者，可取百部12g，白芨12g，栝楼15g，水煎去渣取汁，调入蜂蜜适量，每日1剂，早晚分服，连服10~30日可愈。以上均用于病人痰浊较少者，反之慎用。

5. 胃脘痛（胃溃疡等）　取蜂蜜60g，隔水蒸熟。每日早晨空腹1次服下，连服2~3周，溃疡可逐渐消失。

6. 腹痛（肠套叠）　可用蜂蜜50g，以开水兑化后顿服，每次1剂，连服数次，以愈为度。对于小儿则用量酌减。

7. 便秘（虚弱性便秘）　主要适用于老人习惯性便秘或妇女产后血虚便秘。取黑芝麻15g，捣烂后用蜂蜜30g，牛奶30g冲服。每日1剂，早晨及睡前各服1次，连服3~5日大便即解。

8. 痢疾　多用于本病之恢复期，可取山楂15g，木香6g，黄连6g，水煎去渣取汁，兑入蜂蜜15g，搅匀后顿服。每次1剂，每日2次，连服5~7日即愈。

9. 心悸（心脏病等）　多用于冠状动脉硬化性心脏病，可用丹参15g，何首乌15g，水煎去渣取汁，倒入蜂蜜15g，搅匀后早晚分服。每日1剂，连服3~5周。

10. 失眠（神经衰弱等）　取五味子10g，柏子仁10g，茯苓12g，水煎后去渣取汁，调入蜂蜜30g，每日1剂，两次服完。本方主要用于思虑过度、心血不足、神失所养之失眠。

11. 眩晕（高血压病）　对于轻型高血压，可取蜂蜜10g，用100ml温开水将蜜化开，空腹内服，每次 1 剂，每日 1~2 次，长期服用，必有疗效。注意蜂蜜水浓度不可太高，否则影响疗效。

13. 烂疮　取鲜侧柏叶 15g，蜂蜜 15g，混合后捣如泥状，局部贴敷，以愈为度。此方经验证疗效确切。

14. 蝎子蜇伤　将生蜂蜜外涂于伤口，再贴一层蝉蜕皮，用纱布固定。每日 2~3 次，连用 2 日即可痊愈。

【用法用量】10~30g，入汤剂宜冲服，或入丸、膏剂。外用适量。

【使用注意】痰湿内盛，中满痞胀及肠滑易泻者忌用。

【文献摘要】《神农本草经》：益气补中，止痛，解毒，除众病，和百药，久服强志。

【按语】

蜂蜜是一种天然食品，是由单糖类的葡萄糖和果糖构成，可以被人体直接吸收。常服蜂蜜对高血压、痢疾、便秘、贫血、胃及十二指肠溃疡等多种疾病均有良好的辅助医疗作用。外用还可以用于治疗烫伤、冻伤以及滋润皮肤等。

食　盐

【别名】盐、海盐、井盐。

【性味归经】咸，寒，归胃、肾、大肠、小肠经。

【功效】涌吐痰积，清火凉血，引药归肾。

【食疗应用】

1. 习惯性便秘　早晚空腹服淡盐水一杯。

2. 小儿尿闭不通　将食盐置于肚脐眼上，以艾条灸。

3. 喉痛、口疮　盐汤漱咽喉清热利咽，细盐刷牙清热凉血。

4. 小腹冷痛　盐炒热，置于脐下丹田。

【用法用量】每日剂量不小于 10g，溶水服。外用炒热熨烫或化水点眼、洗疮等。

【使用注意】不宜过量食用，水肿者忌用，高血压患者少食。

【文献摘要】

《本草拾遗》：治产后血运，除瘕块、消积、消食，破结气。

《神农本草》记载："食盐宜脚气、洁齿、坚齿，治一切皮肤诸症。"

【按语】

食盐是人们膳食中不可缺少的调味品，同时也是人体中不可缺少的物质成分。它参与人体的体液代谢，有维持人体渗透压及酸碱平衡的作用；然而过多摄入盐分会导致高血压、心脏病、白内障等疾病，须严格控制用量。

醋

【别名】苦酒、米醋。

【性味归经】酸、苦，温，归肝、胃经。

【功效】活血化瘀，止血，解毒，杀虫，止痛。

【食疗应用】

1. 伤食后胃呆腹胀、恶心　食醋 15ml，生姜汁 0.5ml，温开水适量，调和后徐服。

2. 疝气作痛　米醋 300ml，小茴香 15g，青皮 15g，加水 600ml 后煎服。

3. 癥瘕积聚　三棱 120g，川芎 60g，大黄 15g，用醋煮过，研末为丸内服。

4. 虫蚁咬伤及各种疮疡肿毒初起　醋 50g，大黄粉 30g，调匀，涂于患处。

【用法用量】20～40ml，不宜超过 100ml。入汤剂或稀释后内服，拌炒其他食物。外用可烧热熏嗅、涂敷等。

【使用注意】不宜多食，多食易伤筋软齿。脾胃湿盛、外感初起者忌用。溃疡病患者不宜食用。

【文献摘要】

《本草拾遗》：治产后血运，除瘕块坚积，消食，杀恶毒，破结气，心中酸水痰饮。

《名医别录》：消痈肿，散水气，杀邪毒。

《本草纲目》："散瘀血，治黄疸、黄汗"，能"开胃，养肝"。

【按语】

醋是日常生活中的必需品，含多种矿物质及维生素，然而空腹时不宜喝醋，因其能刺激分泌过多胃酸，伤害胃壁。老年人在骨折治疗和康复期间也应该避免食醋，因其能软化骨骼和脱钙，促发和加重骨质疏松症。

胡　椒

【别名】浮椒、玉椒。

【性味归经】辛，热，归胃、大肠经。

【功效】温中止痛，开胃消食。

【食疗应用】

1. 胃寒疼痛、恶心呕吐、消化不良　胡椒粉 3g，生姜 3g，紫苏 3g，水煎服。温胃止呕。

2. 胃寒疼痛　胡椒 5g，生姜 30g，大枣 15g，水煎。温中和胃，散寒止痛。

【用法用量】2～4g，若研粉吞服每次 0.5～1.0g。外用适量。

【使用注意】阴虚火旺、痔疮及孕妇忌用。

【文献摘要】

《新修本草》：下气，温中祛痰，除脏腑中风冷。

《本草纲目》：胡椒大辛热，纯阳之物，肠胃寒湿者宜之。热病人食之，动火伤气，阴受其害。

【按语】

胡椒的主要成分是胡椒碱，同时含有一定量的芳香油、粗蛋白、粗脂肪及可溶性氮等物质，能祛腥，解油腻，助消化，其气味能增进食欲。

花 椒

【别名】苦酒、米醋。

【性味归经】辛，热，归胃、大肠经。

【功效】温中散寒，除湿止呕，杀虫止痛，解鱼蟹毒。

【食疗应用】

1. 反胃呕吐　花椒6g，绿豆20g，水煎服。和胃降逆。

2. 寒性痛经　花椒9g，生姜24g，大枣10只，水煎服。每日1剂，温经止痛。

3. 斑秃　花椒30g，研末以凡士林调匀，涂于秃发处。温经生发。

【用法用量】2~5g，煎汤，或入丸散剂。外用适量，研末调敷或煎水外洗。

【使用注意】凡阴虚火旺者忌服，孕妇慎用。

【文献摘要】

《本草纲目》：散寒除湿，解郁结，消宿食，通三焦，温脾胃，补命门，杀蛔虫，止泄泻。

【按语】

花椒可除各种肉类的腥气，促进唾液分泌，增加食欲，同时还具有一定的降压作用。

茴 香

【别名】小茴香。

【性味归经】辛，温。

【功效】温中散寒，和胃理气。

【食疗应用】

1. 胸胁疼痛　茴香60g，枳壳30g，研细末，每次6g，每日3次，开水送服。

2. 寒性腹泻　茴香9g，石榴皮15g，水煎服。温中止泻。

【用法用量】作调味品，煎汤，或入丸、散剂。

【使用注意】阴虚火旺者慎食。

【文献摘要】《本草汇言》："倘胃、肾多火，得热即呕，得热即痛，得热即胀诸证，与阳道数举、精滑梦遗者，宜斟酌用也。"

【按语】

也称"小茴香"，含茴香油成分，能刺激胃肠神经血管，促进唾液和胃液分泌，起到增进食欲，帮助消化的作用。

八角茴香

【别名】大茴香。

【性味归经】辛，温。

【功效】温阳散寒，理气止痛。

【食疗应用】

1. 腹痛腹胀　八角茴香 3g，肉桂 3g，生姜 3 片，水煎服。温中散寒，理气止痛。

2. 胃脘疼痛　八角茴香 10g，加酒煎服，或研末调以白糖服食。温中理气。

【用法用量】内服：煎汤，3～6g，或入丸、散。外用：适量，研末调敷。

【使用注意】阴虚火旺者慎食。

【文献摘要】

《本草求真》：大茴香，据书所载，功专入肝燥肾，凡一切沉寒痼冷而见霍乱。寒疝、阴肿、腰痛，及干、湿脚气，并肝经虚火，从左上冲头面者用之，服皆有效。

【按语】

大、小茴香都是常用的调料，是烧鱼炖肉、制作卤制食品时的必用之品。因其能除肉中臭气，增添香味，故称"茴香"。大、小茴香所含的主要成分都是茴香油，能刺激胃肠神经血管，促进消化液分泌。大茴香即大料，也称"八角茴香"。

第六节　谷物类

粳　米

【别名】大米、硬米等。

【性味归经】甘，平，归肺、脾、胃经。

【功效】养肺敛汗，健脾益气，和胃止痛。

【食疗应用】

1. 汗症（自汗）　自汗者可用大米 100g，炒至焦黄，再取浮小麦 50g 炒黄，将二物研成细末。每次 10g，每日 3 次，用肉汤或米汤送服。

2. 食积不化（单纯性消化不良症）　因饮食过多丽致食滞胃脘者，可将大米锅巴（即熬大米稀饭时附着于锅底之焦饭）炒焦并研成细末，饭前用温开水送服。每次 5g，每天 3 次，连服 3～5 日。

3. 胃脘疼痛（慢性胃炎、胃溃疡等）　对于慢性胃炎或胃溃疡所致的胃脘疼痛不适及伴见恶心、暖气、反酸者，可取大米 100g，葡萄干 20g 煮为稠粥。早晚饭前各服一次，连服 2～4 周。

4. 泄泻（慢性肠炎）　对于脾虚腹泻病人，可据其兼症分别选用以下各方：伴见神疲乏力、心神不宁者，取大米、小麦各 30g，煮粥后加砂糖适量服用；伴见明显贫血者，可取大米 30g，当归 10g，黄芪 30g，大枣 10 枚，用归、芪汤煮熟枣、米二物，每日 1 剂，连服 1 个月；伴心烦失眠者，取大米 30g，莲子肉 10g，柏子仁 10g，共煮稀粥，每日 1 次，连服 7 日。

5. 婴儿吐奶　此时可取大米适量，炒焦后煎汁灌服，数次可愈。

6. 体虚羸弱（营养不良症）　大病久病、素体虚弱而致体虚瘦弱之患者，取大米若干，煮成米粥，滚开后用勺子盛取上面浮起的米油，空腹服用，不拘多少。

【用法用量】煮粥、蒸饭服食。

【使用注意】症属阴虚火旺者不宜爆炒食用，防止伤阴助火。

【文献摘要】

《名医别录》：主益气，止烦，止泄。

《本草纲目》：粳米粥利小便，止烦渴，养肠胃。

【按语】

粳米米糠层的粗纤维分子，有助胃肠蠕动，对胃病、便秘、痔疮等疗效很好；能提高人体免疫功能，促进血液循环，从而减少患高血压的机会；蛋白质、脂肪、维生素含量都比较高，多吃能降低胆固醇，减少心脏病发作和中风的几率。

糯　米

【别名】江米、元米。

【性味归经】性温，味甘，入脾经、胃经、肺经。

【功效】补肺益气，健脾暖胃，止泻，止汗。

【食疗应用】

1. 脾虚泄泻　糯米500g，山药50g，炒熟研末，每晨取半碗，加砂糖2匙，胡椒末少许，开水调服。

2. 自汗　糯米、小麦麸等量同炒为末，每次服10g，日服3次。

3. 风寒感冒，胃寒呕吐　糯米100g于砂锅内煮沸，加入生姜5~7片，葱白5~7根，待粥熟时，放醋一勺。

【用法用量】内服，煎汤或入丸散。

【使用注意】此品不易消化，脾胃虚弱者不宜多食。

【文献摘要】《本草拾遗》：主消渴。

《名医别录》：温中，令人多热，大便坚。

【按语】

糯米含有蛋白质、脂肪、糖类、钙、磷、铁、维生素 B_1、维生素 B_2、烟酸及淀粉等，营养丰富。

小　米

【别名】谷子、巢谷、籼粟、硬粟及粟米。

【性味归经】甘、咸，微寒，归脾、胃、肾及心经。

【功效】健脾益气，养胃和中，滋阴消烦，利湿止带。

【食疗应用】

1. 肺痨（肺结核）对于肺结核晚期，肺蕊亏耗、虚火内灼者，可取小米30g，百合60g，淘净后加水，文火煮粥，配合西药抗痨之品。每日1剂，连服3个月。对稳定结核症状（盗汗潮热、两颧红赤及消瘦口渴等）有帮助。

2. 少食呕逆（慢性胃炎、胃溃疡等） 慢性胃病患者在一定阶段，可表现出脾胃虚弱性食少纳呆、恶心呕吐、暖气呃逆等症状，此时可取小米 30g，茯苓 30g，橘皮 15g，水煎煮粥。每日 1 剂，连服 10 日。

3. 痢疾（慢性细菌性痢疾） 本病晚期，脾胃已虚，热邪羁留，则可取小米 60g，马齿苋 30g，加白砂糖少许，水煎成粥。每日 2 剂，早晚空腹服食，连服 1~2 周。

4. 带下（妇女生殖器炎症） 妇人带下量多面稀，呈黄水或豆汁样者，若伴有明显的脾虚湿注者，可用小米 30g，黄芪 30g，山药 30g，煮诸物成粥。每日 1 剂，连服 1 周。

5. 消渴（糖尿病等） 现代医学中的糖尿病及甲状腺功能亢进症患者多见消渴"三多一少"症，即进食多、饮水多、小便多和体重骤减。可单用小米煮粥饮服，不拘时限，以愈为度，或以芦根适量煎汤取汁，再加入小米煮粥食用。

【用法用量】煮粥食。

【使用注意】气滞者忌用；素体虚寒，小便清长者少食。

【文献摘要】《本草纲目》：治反胃热痢，煮粥食，益丹田，补虚损，开肠胃。

【按语】

一般粮食中不含有的胡萝卜素，小米每 100g 含量达 0.12mg，维生素 B_1 的含量位居所有粮食之首。小米中蛋白质的质量常优于小麦、稻米和玉米，但是必需氨基酸中的赖氨酸含量低。

大 麦

【别名】倮麦、饭麦或牟麦。

【性味归经】味甘、咸而性微寒，主要归脾、胃、膀胱三经。

【功效】和胃消胀，健脾止泻，除烦止渴，利尿通淋。

【食疗应用】

1. 烦渴 可取大麦单昧煎汤，或同小米共煮粥服食，不拘多少，以愈为度。具有一定的除烦止渴作用。

2. 食积不化（消化不良症） 可取大麦 250g，炒黄后嚼服，每服 25g，每日 2~4 次，连服 3 天。对单纯性食滞的脘闷、腹胀及脾胃虚弱的食欲不振等病疗效显著。

3. 胃痛反酸（慢性胃炎、胃溃疡等） 溃疡活动期患者常有胃痛、反酸等症状，可取大麦适量，熬成稀糊粥。每次服 1~2 碗，每日 2~3 次，连服 7 天，对病灶有一定的覆盖作用。

4. 泄泻（慢性肠炎） 可取大麦 500g，炒熟后研为细末，再取车前子适量煎汤送服大麦末。每次 30g，每日 2~4 次，连服 5 天。

5. 乳汁郁积（乳腺炎等） 取大麦芽 40g，王不留行 15g，共煎饮汁。每日 1 剂，连服 3~5 剂，对妇人断奶或乳汁郁积引起的乳房胀痛症具有良效。

6. 小便淋痛（泌尿系感染） 取大麦 45g，生姜 15g，同煎取汁，兑入蜂蜜 15g，温服，每日 1 剂，连服 1 周，对泌尿系感染或结石引起的小便淋痛有一定疗效。

【用法用量】内服煎汤或研末，外用炒研调敷或煎水洗。

【文献摘要】

①《别录》：主消渴，除热，益气，调中。

②《唐本草》：大麦面平胃，止渴，消食，疗胀。

【按语】

大麦含碳水化合物 63.4%，蛋白质 10.2%，膳食纤维 9.9%，还含 B 族维生素等。大麦芽主要含两种淀粉酶，转化糖酶。大麦还含麦芽糖、糊精、B 族维生素，磷脂、葡萄糖等。

小　麦

【别名】麸麦、浮麦、浮小麦等。

【性味归经】甘、微寒，归心、脾等经。

【功效】养心安神，疗痈止痛，健脾止泻，益气强身。

【食疗应用】

1. 脏躁（更年期综合征等）　该病多见于女性患者，临床上以心烦易怒、坐卧不宁、失眠为特征。可选用仲景甘麦大枣汤加减治疗，取麦仁 30g，大枣 6 枚，炙甘草 10g，水煎服。每日 1 ~ 2 剂，连服 3 ~ 5 剂。

2. 汗症（自汗或盗汗症）　取浮小麦（小麦未成熟的颖果）15g，加麻黄根 10g、五味子 10g 可治盗汗，若加入黄芪 15g、白术 10g 则可治疗自汗症。

3. 痛症（坐骨神经痛、关节炎等）　小麦皮中含有丰富的维生素 B_1，能够有效地营养神经，因而对末梢神经炎所致的疼痛，关节炎所致的关节疼痛及胃酸过多而致的胃痛等病均有疗效。可将小麦研成细粉并炒黄，加入陈醋少许，内服，每次 15g，每日 3 次，连服数周。对于坐骨神经痛患者，可取小麦 60g，白茅根 30g，甘草 30g，水煎服。每日 1 剂，连服数日。

4. 泄泻（慢性肠炎）　可将小麦磨成细粉（即小麦面粉），炒至焦黄色，每日饭前用温开水冲服。每次 15g，每日 3 次，对脾虚水泻、久泻不止者有良效。

5. 痈疮（毛囊炎等）　对于各种疮疖痈肿（多为外痈），初起时，可取小麦适量研为细末，炒至微黄，再用陈醋调为糊状，外敷疮面，能够发挥祛痛散结、托毒生肌的治疗作用。

6. 其他疾病　如对小儿口腔炎就具有良效，可将小麦研粉炒灰，加冰片少许，混匀后用香油涂于口腔内，数日可愈。对老年尿频者也有疗效，可取小麦 60g，通草 10g，水煎后去渣留汁。每日 2 剂，连服 3 日。另外，对于病后体虚、年老体弱及先天发育不足的儿童，小麦具有显著的益气强身作用。治疗时可取其精粉，炒黄后用温开水冲服。每次 15 ~ 30g，每日 3 次，不拘时限。

【用法用量】内服煎汤或煮粥，外用炒黑研末调敷。

【文献摘要】《名医别录》：除热，止燥渴，利小便，养肝气，止漏血，唾血。

【按语】

种子含淀粉 53% ~ 70%，蛋白质约 11%，糖类 2% ~ 7%，糊精 2% ~ 10%，脂肪约

1.6%，粗纤维约2%。脂肪油主要为油酸、亚油酸、棕榈酸、硬脂酸的甘油酯。尚含少量谷甾醇、卵磷脂、尿囊素、精氨酸、淀粉酶、麦芽糖酶、蛋白质酶及微量维生素乙等。麦胚含植物凝集素。

荞　麦

【别名】苦荞、乌麦、花荞、荞子。

【性味归经】甘、平，寒。

【功效】健脾除湿，消积下气。

【食疗应用】

【用法用量】

【使用注意】本品不宜多食，多食令人昏眩；脾胃虚寒者忌用。

【文献摘要】

《食疗本草》："实肠胃，益气力，续精神。"

《随息居饮食谱》："开胃宽肠，益气力，御寒风。"

《本草纲目》："苦荞味苦，具有平寒、益气力、续精神、利耳目、降气、宽肠健胃的作用。"

【按语】

荞麦对心脑血管有保护作用。荞麦中含有丰富的维生素P，也叫柠檬素，此种物质可以增强血管壁的弹性、韧度和致密性，故具有保护血管的作用。

荞麦中又含有大量的黄酮类化合物，尤其富含芦丁，这些物质能促进细胞增生，并可防止血细胞的凝集，还有调节血脂、扩张冠状动脉并增加其血流量等作用。

故常吃荞麦对防治高血压、冠心病、动脉硬化及血脂异常症等很有好处。

黑　豆

【别名】黑大豆。

【性味归经】甘，平，归心、脾、肾经。

【功效】滋阴补肾，活血利水，祛风解毒。

【食疗应用】

1. 闭经　对于气血不足、血行不畅的闭经患者，可取黑豆30g，红花6g，水煎为200ml浓汁，加入红糖100g，化开温服。每日2剂，连服1周。

2. 痛经　痛经患者若久治不愈，则可先取黑豆60g，鸡蛋2只，加水并以文火同煮，蛋熟后去壳留蛋再煮片刻，兑入甜酒（米酒），吃蛋喝汤，连服数日则可收效。

3. 不孕症　主要用于肾虚型不孕症，可取黑豆50g，狗肉500g，加适量水武火烧开后再文火久炖，直至烂熟，待温后分为12等份。每日1份，连服2周。

4. 先兆流产　取黑豆30g，粳米60g，洗砂锅内，加水750ml，再用纱布包扎续断30g，放入锅中，文火煮粥，去掉纱包。每日1剂，连服1~2周。

5. **妊娠水肿**　取黑豆 100g，大蒜 30g，洗净切碎后倒入 1000ml 沸水中，文火烧熟，待降温后加入红糖 30g，搅匀服食。每日 1 剂，连服数日。

6. **汗症**　无论自汗或盗汗，若属气阴两虚，取黑豆 9g，黄芪 15g，浮小麦 3g，文火煎汁。每次 1 剂，每日 2 次，连服 3 日。

7. **浮肿**　对于原因不明或慢性肾病性水肿，取黑豆 500g，加水 500ml，煮至 300ml 后加入白酒适量，再煮至豆熟，温服。每日分 3 次服食，连服数日，直至肿消。

8. **消渴**（糖尿病或甲状腺功能亢进症等）　取炒黑豆、天花粉各等份，研成细末并混匀，制成小豆大小水丸。每次 70 丸，每日两次，用黑豆汤送服，连服数月。

9. **白发**　取黑豆 10g，黑芝麻 8g，炒香嚼食。每日 1 次，1 个月为一疗程，可坚持 2 ~3 个疗程。

10. **老人耳聋**　常与肾虚精亏有关，可取狗肉 250 ~500g，黑豆 30 ~60g，加水煮烂后分 4 ~6 日服食。

11. **外科疮疡**　疔疮溃烂者可取黑豆少许，研成细末，外敷患处；烫伤者用黑豆 250g 煮取浓汁涂抹疮面，连涂数日即可获效。此外，饮服黑豆煮取之浓汁，可以有效地解除误食坏鱼及过服巴豆之毒性。

【用法用量】3 ~30g。煎汤、浸酒或研末入丸、散。外用研末搽或煮汁涂。

【使用注意】《本草经集注》记载本品"恶五参、龙胆"。

【文献摘要】《神农本草经》："除痈肿；煮汁饮，止痛。"

【按语】

1. 黑豆营养全面，含有丰富的蛋白质、维生素、矿物质，有活血、利水、祛风、解毒之功效。

2. 黑豆中微量元素如锌、铜、镁、钼、硒、氟等的含量都很高，而这些微量元素对延缓人体衰老、降低血液黏稠度等非常重要。

3. 黑豆皮为黑色，含有花青素，花青素是很好的抗氧化剂来源，能清除体内自由基，尤其是在胃的酸性环境下，抗氧化效果好，养颜美容，增加肠胃蠕动。

黄　豆

【别名】黄大豆。

【性味归经】甘，平，归脾、胃经。

【功效】健脾益胃，清热解毒，宽中下气。

【食疗应用】

1. **感冒**（上呼吸道感染）　取黄豆 60g，葱白 3 条，白菜头 1 个，白萝卜 60g，水煎温服，在四季都有预防和治疗感冒的效果（尤其是秋、冬季）。

2. **胃痛**（慢性胃炎等）　对于脾胃虚寒性胃痛，可用黄豆 30g，花椒一撮，加水 200ml，煎至 100ml 后吃豆饮汤。每日 2 次，以愈为度。

3. **虚劳**（贫血）　取黄豆 2000g，菠菜 500g，洗净待用。先将 1 具猪肝在 2000ml 水中煮至半熟，然后倒入黄豆、菠菜并加水适量，再煮至全熟。将上物分为 20 等份，每日

1份，连服20日。此方对营养不良性贫血，尤其是缺铁性贫血疗效较佳。

4. 缺乳　取黄豆200g，黄花菜30g，猪蹄1只，加清水适量，炖熟后调味服食。每日1次，连服5日可收效。

5. 疖肿（毛囊炎等）　取黄豆适量，加水浸软，加鲜马齿苋、白矾少许，捣烂如泥。局部外用此药，可治疗毒、疖肿、疮疡等病。

【用法用量】30～90g。煎服、研末、炒食或磨豆浆等。外用捣敷。

【使用注意】食用时高温煮烂，忌生食。不宜过食，以碍消化。

【文献摘要】《日用本草》：宽中下气，利大肠，消水胀，治肿毒。

【按语】

大豆富含异黄酮，可断绝癌细胞营养供应，含人体必需的8种氨基酸，多种维生素及多种微量元素，可降低血中胆固醇，预防高血压、冠心病、动脉硬化等。黄豆内含亚油酸，能促进儿童神经发育。

绿　豆

《开宝本草》

【别名】青小豆。

【性味归经】甘，寒，归心、胃等经。

【功效】清热消暑，解毒止痢，利水通淋，养阴生津。

【食疗应用】

1. 感冒（上呼吸道感染）　风热感冒者可用绿豆30g，白菜根1个（切片），煎汤后食豆饮汤；暑热感冒者，取绿豆30～50g，武火急煎使汤呈绿色，加白糖少许、西瓜翠衣适量，再煮片刻，去渣留汁。分2次1日服完，连服3日。

2. 鼻衄　用绿豆100g，藕节炭30g，水煎服。每日1剂（早晚各服1次），连服2～4日，此方对该病有显著疗效。

3. 口腔诸病　如治牙痛，可取绿豆10粒，胡椒9粒，用布包好捶碎，再用纱布包为一粒，咬于痛处，待涎出后取出。每日4～6次，连用数日，如治咽喉肿痛，可将生绿豆研碎，加冷开水浸泡一夜，滤汁服用；对于腮腺炎，可用绿豆100g，煮至将熟时加入白菜心3个，再煮20分钟，取汁炖服。每日1～2剂，连服2～3日即愈。

4. 腹泻（慢性肠炎）　用绿豆50g，车前草30g，煎汤一小碗，分两次服完，每日1剂，以愈为度，或取绿豆、胡椒等量，研成细末。每次服3～5g，每日2次，连服1周。此方对热毒内结肠胃之患者疗效显著。

5. 赤白毒痢（急性细菌性痢疾）　可取绿豆60g，马齿苋120g，加水煎汤500ml左右。每日分2次服完，连服1～2周。此方主要适用于热毒内结肠胃之患者。或用大麻子水研滤汁，煮绿豆适量，待绿豆熟后服汤吃豆。

6. 淋痛（泌尿系感染）　主要用于湿热下注的小便淋漓痛症，可取绿豆100g，橘皮10g（研末），冬麻子30g，先用清水500ml煮成豆粥，空腹服用。每日1剂，连服数日。

7. 眩晕（高血压病）　取绿豆100g，海带50g，加水煮汤服用。每日1次，2～3次即可收效。

8. 青光眼　取绿豆 100g，决明子 30g，水煎服，每日 1 次。长期服用则可降低眼压，缓解症状。

9. 烧烫外伤　烧伤者可向绿豆粉中加入适量白酒，调成糊状，外涂于伤面。烫伤者可取绿豆粉适量，用鸡蛋清调成糊状，敷于患处，可发挥止痛敛疮作用；下肢溃疡者可取绿豆 250g 研成细末，用桐油调成膏剂，摊于布上，贴于患处即可。

10. 诸物中毒　绿豆具有极其良好的解毒作用，善解"百毒"，若配用生甘草，则称绿豆甘草汤，疗效尤佳。可将二物煎汤取汁，大量灌服，对于误食腐败之物、饮酒过量及农药"敌敌畏"所致的毒性反应有显著的解除作用。

【用法用量】15～60g，煎汤内服或研末调敷。

【使用注意】此品寒凉，脾胃虚寒或阳虚之人不宜服用。

【文献摘要】《日用本草》：解诸热，益气，解酒食诸毒。治发背、痈疽、疮肿及烫火伤灼。

【按语】

绿豆的药理作用为降血脂、降胆固醇、抗过敏、抗菌、抗肿瘤、增强食欲、保肝护肾。

赤小豆

【别名】红豆、红小豆、赤豆、朱小豆。

【性味归经】甘、酸，平，归心、小肠经。

【功效】健脾利水，解毒消肿。

【食疗应用】

1. 赤豆桑白皮汤　赤小豆 60g，桑白皮 15g，加水煎煮，去桑白皮，饮汤食豆。

源于《本草拾遗》。本方用赤小豆健脾利湿，而以桑白皮专于利尿消肿，用于脾虚水肿或脚气，小便不利。

2. 赤豆粥　赤小豆 120g，粳米 30g。

源于《妇人良方》。本方能益脾胃而通乳汁。用于妇女气血不足，乳汁不下。

3. 山楂红小豆粥　粳米半杯，山楂、红小豆各 3 大匙，南瓜 100g，冰糖少许。可降脂减肥、健脾祛湿。

【用法用量】10～30g。煎汤、研末，煮粥服食，外用捣烂调服。

【文献摘要】《名医别录》："主寒热，热中，消渴，止泄，利小便，吐逆，卒澼，下胀满。"

《本草再新》："清热和血，利水通经，宽肠理气。"

《本草纲目》："治产难，下胞衣，通乳汁"，"行津液，利小便，消胀、除肿、治呕，而治下痢肠，解酒病，除寒热痈肿，排脓散血。"

【按语】

1. 利尿作用，对心脏病和肾病、水肿患者均有益。

2. 富含叶酸，产妇、乳母吃红小豆有催乳的功效。

薏苡仁

【别名】薏仁、苡仁、苡米。

【性味归经】甘、淡，微寒，归脾、胃、肺经。

【功效】健脾利水，利湿除痹，清热排脓，清除湿热。

【食疗应用】

1. 脾胃虚寒性慢性浅表性胃炎　薏苡仁 30g，黄芪、白术各 12g，桂枝、干姜各 6g，大米适量，白糖适量。黄芪、白术、桂枝、干姜水煎取汁，入薏苡仁、大米煮成粥，加白糖调味即可。每日 1 剂，分 2 次食用。

2. 肠痈　薏苡仁 15g，冬瓜子 30g，桃仁 10g，牡丹皮 6g。加水煎服。

3. 扁平疣、雀斑、痤疮　薏苡仁 50g，百合 10g，水煎汁，加冰糖服用。

【用法用量】内服：煎汤，10～30g；或入丸散，浸酒，作羹等。

【使用注意】脾虚无湿，大便燥结及孕妇慎服。

【文献摘要】《本草新编》：薏仁最善利水，不至损耗真阴之气，凡湿盛在下身者，最宜用之，视病之轻重，准用药之多寡，则阴阳不伤，而湿病易去。故凡遇水湿之症，用薏仁一、二两为君，而佐之健脾去湿之味，未有不速于奏效者也，倘薄其气味之平和而轻用之，无益也。

【按语】

生薏苡仁性偏寒凉，长于利水渗湿，清热排脓，除痹止痛，常用于小便不利、水肿、脚气、肺痈、肠痈、风湿痹痛、筋脉挛急及湿温病在气分。炒薏苡仁和麸炒薏苡仁：性偏平和，两者功用相似，长于健脾止泻，但炒薏苡仁除湿作用稍强，麸炒薏苡仁健脾作用略胜，常用于脾虚泄泻、纳少、脘腹作胀。

玉　米

【别名】包谷、包米。

【性味归经】味甘性平、无毒，入胃、肾及膀胱等经。

【功效】调中和胃，消食化痰，清热除烦。

【食疗应用】

1. 纳呆（消化不良症）　对于消化不良患者，或伴见腹泻、脘胀者，可将含浆嫩玉米烤熟略黄，每日食两个，连吃 3 日，或取玉米 400g，石榴皮 200g，炒黄研成细末后用细罗筛过，混匀。每次 20g，每日早晚各 1 次，连服 15 天。

2. 胃脘痛（慢性胃炎）　对于轻度浅表性胃炎患者，可用玉米 60g，白扁豆 30g，木瓜 15g，水煎服汁。每日 2 剂，连服 3 日，对缓解胃痛有良效。

3. 胸痛（冠心病及心绞痛）　经常服食煮熟的鲜嫩玉米，长期坚持，则对冠心病、心绞痛有一定的预防和治疗作用。

4. 眩晕（动脉粥样硬化症）　由于本品中含有大量的不饱和脂肪酸，有助于沉积于血管中的脂类迅速崩解，故对心系疾病有可靠的治疗作用，可把玉米煮熟，取豆留汁，酌情食用。

5. 汗症（自汗或盗汗）　可取玉米梗芯 60g，煅牡蛎 30g，水煎服。每日 1 剂，连服数剂。

6. 浮肿（肾小球肾炎或肾盂肾炎）　取玉米 15g，玉米须 6g，蝉蜕 3 个，蛇蜕 1 条，水煎服。每日 1 剂，连服 1 个月。

7. 淋症（泌尿系感染）　患者出现小便淋沥、尿道疼痛时，可用玉米根须 30g，车前子 15g（包煎），甘草 6g，水煎服。每日 1 剂，连服 2 周。对尿道结石者，可取玉米根适量，水煮代茶饮。

8. 健忘失眠（神经衰弱症）　对于因用脑过度或忧虑伤神而致的健忘及失眠病人，可多食玉米制品（如发糕、糊饭等），以促进脑细胞呼吸，维持其正常代谢，利于恢复大脑的健康。

【用法用量】煎汤、煮食，或磨粉煮粥。

【使用注意】不宜单独长期服食。

【文献摘要】《本草纲目》：调中开胃。

【按语】

玉米中含有丰富的不饱和脂肪酸，可降低血液胆固醇浓度并防止其沉积于血管壁。因此对冠心病、动脉粥样硬化、高脂血症及高血压等都有一定的预防和治疗作用。维生素 E 还可促进人体细胞分裂，延缓衰老。

玉米中还含有一种长寿因子——谷胱甘肽，它在硒的参与下，生成谷光甘肽氧化酶，具有恢复青春，延缓衰老的功能。玉米中含的硒和镁有防癌抗癌作用。德国营养保健协会的一项研究表明，在所有主食中，玉米的营养价值和保健作用是最高的。

附：玉米须

玉米有一定的药理作用，而玉米须（玉米上的花柱）的药用价值也不可忽视，加之其产量较大，易于收集，故值得挖掘。中医认为玉米须性味甘平，有利尿消肿、利胆退黄、泻火凉血及平肝潜阳之功，临床上主要用于下列疾病的辅助治疗：

1. 黄疸（黄疸型肝炎）　取玉米须 30g，蒲公英、茵陈各 20g，水煎服。每日 1 剂，早晚饭前各服 1 次，连服 1~2 周。

2. 臌胀（肝硬化腹水）　取玉米须 30~60g，赤小豆 30g，冬瓜仁 15g，水煎服。每日 1 剂，连服 30 日为 1 个疗程，可酌情坚持 2~4 个疗程。

3. 胁痛（胆囊炎及胆石症）　可根据胆经郁热和阴亏之偏重，灵活选用下列方剂：偏热者可用玉米须 60~120g，茵陈、金钱草各 20g，山栀 10g，水煎服，每日 1 剂，连服 6 日；偏阴亏者，可用玉米须 30g，芦根 30g，茵陈 15g，加水煎汤饮服，每日 1 剂，连服 10 日。

4. 淋症（泌尿系感染）　对于湿热下注的本病患者，可取玉米须 30g，车前子 15g（包煎），滑石 30g，甘草 5g，水煎取汁，频服代茶饮，连用数日。

5. 尿浊（乳糜尿）　取玉米须 30g，鲜荠菜 30g，水煎代茶饮。

6. 水肿　取玉米须、西瓜皮、赤小豆各 60g，煎汤代茶饮。每日 1 剂，连服 1~3 个月，疗效较佳。

7. 习惯性流产　每日取 1 个玉米的玉米须，加水后煎汤，内服。连服 1 个月。

8. 妊娠水肿　取玉米须 30g，冬瓜皮 60g，灯草 30g，水煎后饮服。每日 1 剂，连服 1 周，具有明显的消肿利尿之功。

9. 风团（荨麻疹）　取玉米须 15g，水煎 20 分钟后捞去玉米须，加入甜酒少许，煮沸后服食。

10. 鼻衄　玉米须 30g，荠菜花 15g，白茅根 20g，水煎。每日分早晚两次服。

11. 眩晕（高血压病）　可取玉米须 30g，香蕉皮 30g，山栀 15g，水煎待温后饮服。每日两次分服，连服 1 周。

12. 消渴（糖尿病）　对于轻、中度本病患者，可取玉米须 30g，猪胰脏 200g，水煎，分两次饭前服，连服 1 个月，或用玉米须 30g，天花粉 15g，玉竹 15g，山药 20g，水煎饮服，每日 1 剂，连服 1~2 个月。

芝　麻

《本草纲目》

芝麻分为黑、白二种，功效大致相同，但常以黑芝麻入药为佳。

【别名】胡麻、狗虱、巨胜及油麻等。

【性味归经】甘，平，归肺、脾、肝、肾等经。

【功效】滋补肝肾，养血补虚，润肠通便，乌发通乳。

【食疗应用】

1. 鼻窒（急性鼻炎）　取芝麻榨油少许，在患者两鼻窒塞之际，可向每个鼻孔中滴入 3~5 滴，每日 3 次。

2. 咳嗽（支气管炎）　对于咳嗽病人，尤其是久咳患者，可取芝麻油 30g，羊肝 60g，共入锅中炸熟，再加食盐少许，嚼服。每日 1 剂，连服 7 日。

3. 喘症　取黑芝麻 25g，冰糖 30g，一并捣烂。每日冲服 15~30g，连服 1 周。此方对老年性肺肾阴虚之喘证疗效甚佳。

4. 口疮　取芝麻油 15 滴，冲化于 10ml 的淡盐水中。每次向口腔内滴入 2~4 滴混合液，每日 10 次，连用 3~6 天。

5. 虚劳（贫血）　取黑芝麻 500g，洗净炒熟研成细末，加蜂蜜、白糖适量。每次内服 15g，每日 2 次，连续两周。

6. 缺乳　对于脾虚血亏、乳源不足的缺乳者，将黑芝麻炒黄并研成细末，用温开水送服。每日 15~30g，连用 1 周。若与猪蹄汤同服则疗效更佳。

7. 便秘　对于老年性或习惯性便秘者，可顿服芝麻油 60~120g。

8. 视物昏花　对肝虚血亏、血不上荣而致视物昏花等病，可取黑芝麻、桑叶各 120g，共同研为细末，制成蜜丸，每丸 12g。早晚各服 1 丸，连服 10 日。

9. 耳鸣耳聋　对于肝阴亏虚、风阳上扰之耳鸣耳聋症，用黑芝麻、桑葚、女贞子各 60g，研成细末并制为水丸。每次服 6g，每日 2 次，连服半个月。

10. 风痹　将黑芝麻洗净后蒸三次，晒干，炒热研细，制成蜜丸。每次服用6g，每日3～4次，连服1个月。

11. 眩晕（高血压）　对于各种原因引起的高血压病，均可取芝麻、醋、蜂蜜各30g，红皮鸡蛋（去皮）1个，煮熟，每日服2～3次，连服4日。此方有一定的降压作用。

12. 虚劳失眠　对于年老体虚、大病久病之后的肾虚失眠者，可取红糖500g加水熬稠，再加入黑芝麻、核桃仁各250g，调匀冷却，切块食用。

13. 白发　对于少年白发（即少白头），取等量黑芝麻、制首乌，研末并制成小丸。每次服6g，常服即见效。

14. 脱发　对于肾虚发脱者，可取黑芝麻油涂搽脱发处；或取生香油、桑叶共同煎水，去渣取汁，用其洗头洗发。

15. 疖肿（毛囊炎）　用芝麻油熬开，用葱白蘸芝麻油涂于患处。每次20分钟，每日1次，连涂3日。

16. 冻疮　取黑芝麻15g，花椒9g，杏仁10g，炒至焦黄色，研细，用猪油或凡士林调匀，外涂患处。

【用法用量】内服12～15g，煎汤或入丸散。外用煎水洗浴或捣烂外敷。

【使用注意】脾虚便溏者忌用。

【文献摘要】《神农本草经》说，芝麻主治"伤中虚羸，补五内、益气力、长肌肉、填精益髓。"《抱朴子》："耐风湿，补衰老。"

【按语】

1. 芝麻含有大量的脂肪和蛋白质，还有膳食纤维、维生素等营养成分。

2. 芝麻中的亚油酸有调节胆固醇的作用。芝麻中含有丰富的维生素E，能防止过氧化脂质对皮肤的危害，抵消或中和细胞内有害物质游离基的积聚，可使皮肤白皙润泽，并能防止各种皮肤炎症。

3. 芝麻还具有养血的功效，可以治疗皮肤干枯、粗糙，令皮肤细腻光滑、红润光泽。

红　薯

【别名】番薯、甘薯、山芋、地瓜、红苕、线苕等。

【性味归经】甘，平，归脾、胃、肝、肾及大肠等经。

【功效】健脾益胃，益气和血，宽肠通便，生津止渴，利湿退黄。

【食疗应用】

1. 疳积（小儿消化不良症）　取鲜红薯叶100g，鸡内金（鸡胃皮）5g，水煎温服，每日1剂，分2～4次空腹服下，连服1个月。

2. 霍乱（急性胃肠炎）　取红薯藤30g，辣蓼头30g，水煎温服。每次1剂，早晚各服1次。此方对轻度腹泻者可迅速收效。

3. 便秘（习惯性便秘）　取鲜红薯叶250g，加入食盐适量，用油炒熟。早晚空腹各服1剂，连服3日，大便即解。

4. 便血（慢性痢疾） 取红薯3个，用文火烤熟。每次服食1个，每日3次，连服1周。本法适宜于脾胃阳虚者，但对火毒较甚者则要求慎服。

5. 虚劳（营养不良症） 多因脾胃气虚所致，可用红薯250g，洗净切块，加入红糖60g，加水炖熟后食用。每次1剂，每日3次，饭后服食，连服2～4周。

6. 黄疸（黄疸性肝炎） 多属肝胆湿热所致，可取红薯500g，洗净切块，加水煎汤，熟后食薯饮汤，经常服用。

7. 臌胀（肝硬化腹水） 取红薯幼苗100g，韭菜嫩叶60g，将二物洗净后加盐少许，捣烂，再加红糖30g，搅匀，外敷脐部，约经1～2小时后即有腹水泻下。对本病此法有一定的缓解症状作用。

8. 缠腰火丹（带状疱疹） 多因肝经湿热而致，可取红薯叶60g，冰片10g，捣成泥状，外敷患处，亦可同时内服龙胆泻肝丸协同治疗，以速收效。

9. 疟疾 常为邪状募原之疾，可用生红薯250g，常山12g，二物同煮，熟后去常山，单食红薯。每日1剂，连服1个月。

10. 夜盲症 取鲜红薯叶90g，羊肝120g，周煮至熟，食物饮汁。每日1剂，连服1～3周。有效者可常服。

11. 遗精 对于肾虚不固型患者，可取红薯粉30g，芡实粉10g，用醋汤冲服。每次1剂，早晚各1次，连服半个月。

12. 消渴（糖尿病） 取红薯藤30g，红薯叶60g，冬瓜皮12g，水煎服。每次1剂，每日两次，连服数月。此方主要对阴虚兼湿型糖尿病疗效显著。

13. 浮肿（慢性肾病） 取红薯500g，洗净后挖一小洞，塞入生姜15g。早晚各食一半，连服至愈。

14. 跌打损伤 段红薯粉适量，用白酒炒热，趁热外敷患处，连续治疗。

15. 枪弹创伤 用红薯叶适量，捣烂后外敷患处。若出血明显，可加入三七粉适量，用法同上。

16. 疯狗（狂犬）咬伤 首先给患者注射狂犬疫苗，然后取红薯叶与红糖适量，捣烂混匀后外敷患处。每日2次，连敷数日。

【用法用量】煮粥食。

【文献摘要】

《本草纲目》：“补虚乏，益气力，健脾胃，强肾阴。”

《四川中药志》：“止口渴，解酒毒。”

【按语】

红薯含有丰富的淀粉、膳食纤维、胡萝卜素、维生素A、维生素B、维生素C、维生素E以及钾、铁、铜、硒、钙等10余种微量元素和亚油酸等，营养价值很高。其中维生素B_1、B_2的含量分别比大米高6倍和3倍；含有丰富的赖氨酸，而大米、面粉恰恰缺乏赖氨酸。常吃红薯有助于维持人体的正常叶酸水平，体内叶酸含量过低会增加患癌症的风险。红薯中高含量的膳食纤维有促进胃肠蠕动，预防便秘和结肠直肠癌的作用。

附：主要食物营养成分表

（每百克食物所含的成分，五百克为一市斤　※仅供参考※）

类别	食物名称	蛋白质（克）	脂肪（克）	碳水化合物（克）	热量（千卡）	无机盐类（克）	钙（毫克）	磷（毫克）	铁（毫克）
谷类	大米	7.5	0.5	79	351	0.4	10	100	1.0
	小米	9.7	1.7	77	362	1.4	21	240	4.7
	高粱米	8.2	2.2	78	385	0.4	17	230	5.0
	玉署黍	8.5	4.3	73	365	1.7	22	210	1.6
	大麦仁	10.5	2.2	66	326	2.6	43	400	4.1
	面粉	12.0	0.8	70	339	1.5	22	180	7.6
干豆类	黄豆（大豆）	39.2	17.4	25	413	5.0	320	570	5.9
	青豆	37.3	18.3	30	434	5.0	240	530	5.4
	黑豆	49.8	12.1	19	384	4.0	250	450	10.5
	赤小豆	20.7	0.5	58	318	3.3	67	305	5.2
	绿豆	22.1	0.8	59	332	3.3	34	222	9.7
	花豇豆	22.6	2.1	58	341	2.5	100	456	7.9
	豌豆	24.0	1.0	58	339	2.9	57	225	0.8
	蚕豆	28.2	0.8	49	318	2.7	71	340	7.0
鲜豆类	青扁豆荚（鹊豆）	3.0	0.2	6	38	0.7	132	77	0.9
	白扁豆荚（刀子豆）	3.2	0.3	5	36	0.8	81	68	3.4
	四季豆（芸豆）	1.9	0.8	4	31	0.7	66	49	1.6
	豌豆（准豆、小寒豆）	7.2	0.3	12	80	0.9	13	90	0.8
	蚕豆（胡豆、佛豆）	9.0	0.7	11	86	1.2	15	217	1.7
	菜豆角	2.4	0.2	4	27	0.6	53	63	1.0

（续表）

类别	食物名称	蛋白质（克）	脂肪（克）	碳水化合物（克）	热量（千卡）	无机盐类（克）	钙（毫克）	磷（毫克）	铁（毫克）
豆类制品	黄豆芽	11.5	2.0	7	92	1.4	68	102	6.4
	豆腐浆	1.6	0.7	1	17	0.2	–	–	–
	北豆腐	9.2	1.2	6	72	0.9	110	110	3.6
	豆腐乳	14.6	5.7	5	30	7.8	167	200	12.0
	绿豆芽	3.2	0.1	4	30	0.4	23	51	0.9
	豆腐渣	2.6	0.3	7	41	0.7	16	44	4.0
根茎类	小葱（火葱、麦葱）	1.4	0.3	5	28	0.8	63	28	1.0
	大葱（青葱）	1.0	0.3	6	31	0.3	12	46	0.6
	葱头（大蒜）	4.4	0.2	23	111	1.3	5	44	0.4
	芋头（土芝）	2.2	0.1	16	74	0.8	19	51	0.6
	红萝卜	2.0	0.4	5	32	1.4	19	23	1.9
	荸荠（乌芋）	1.5	0.1	21	91	1.5	5	68	0.5
	甘薯（红薯）	2.3	0.2	29	127	0.9	18	20	0.4
	藕	1.0	0.1	6	29	0.7	19	51	0.5
	白萝卜	0.6	–	6	26	0.8	49	34	0.5
	马铃薯(土豆、洋芋)	1.9	0.7	28	126	1.2	11	59	0.9
叶菜类	黄花菜(鲜金针菜)	2.9	0.5	12	64	1.2	73	69	1.4
	黄花（金针菜）	14.1	0.4	60	300	7.0	463	173	16.5
	菠菜	2.0	0.2	2	18	2.0	70	34	2.5
	韭菜	2.4	0.5	4	30	0.9	56	45	1.3
	苋菜	2.5	0.4	5	34	2.3	200	46	4.8
	油菜（胡菜）	2.0	0.1	4	25	1.4	140	52	3.4
	大白菜	1.4	0.3	3	19	0.7	33	42	0.4
	小白菜	1.1	0.1	2	13	0.8	86	27	1.2
	洋白菜（椰菜）	1.3	0.3	4	24	0.8	100	56	1.9
	香菜（芫荽）	2.0	0.3	7	39	1.5	170	49	5.6
	芹菜茎	2.2	0.3	2	20	1.0	160	61	8.5

（续表）

类别	食物名称	蛋白质（克）	脂肪（克）	碳水化合物（克）	热量（千卡）	无机盐类（克）	钙（毫克）	磷（毫克）	铁（毫克）
菌类	蘑菇（鲜）	2.9	0.2	3	25	0.6	8	66	1.3
	口蘑（干）	35.6	1.4	23	247	16.2	100	162	32.0
	香菌（香菇）	13.0	1.8	54	384	4.8	124	415	25.3
海菜类	木耳（黑）	10.6	0.2	65	304	5.8	357	201	185.0
	海带（干，昆布）	8.2	0.1	57	262	12.9	2250	–	150.0
	紫菜	24.5	0.9	31	230	30.3	330	440	32.0
茄瓜果类	南瓜	0.8	–	3	15	0.5	27	22	0.2
	西葫芦	0.6		2	10	0.6	17	47	0.2
	瓠子（龙蛋瓜）	0.6	0.1	3	15	0.4	12	17	0.3
	丝瓜（布瓜）	1.5	0.1	5	27	0.5	28	45	0.8
	茄子	2.3	0.1	3	22	0.5	22	31	0.4
	冬瓜	0.4	–	2	10	0.3	19	12	0.3
	西瓜	1.2	–	4	21	0.2	6	10	0.2
	甜瓜	0.3	0.1	4	18	0.4	27	12	0.2
	菜瓜（地黄瓜）	0.9	–	2	12	0.3	24	11	0.2
	黄瓜	0.8	0.2	2	13	0.5	25	37	0.4
	西红柿（番茄）	0.6	0.3	2	13	0.4	8	32	0.4
水果类	柿	0.7	0.1	11	48	2.9	10	19	0.2
	枣	1.2	0.2	24	103	0.4	41	23	0.5
	苹果	0.2	0.6	15	60	0.2	11	9	0.3
	香蕉	1.2	0.6	20	90	0.7	10	35	0.8
	梨	0.1	0.1	12	49	0.3	5	6	0.2
	杏	0.9	–	10	44	0.6	26	24	0.8
	李	0.5	0.2	9	40	–	17	20	0.5
	桃	0.8	0.1	7	32	0.5	8	20	1.0
	樱桃	1.2	0.3	8	40	0.6	6	31	5.9
	葡萄	0.2	–	10	41	0.2	4	15	0.6

（续表）

类别	食物名称	蛋白质（克）	脂肪（克）	碳水化合物（克）	热量（千卡）	无机盐类（克）	钙（毫克）	磷（毫克）	铁（毫克）
干果及硬果类	花生仁（炒熟）	26.5	44.8	20	589	3.1	71	399	2.0
	栗子（生及熟）	4.8	1.5	44	209	1.1	15	91	1.7
	杏仁（炒熟）	25.7	51	9	597	2.5	141	202	3.9
	菱角（生）	3.6	0.5	24	115	1.7	9	49	0.7
	红枣（干）	3.3	0.5	73	309	1.4	61	55	1.6
走兽类	牛肉	20.1	10.2	–	172	1.1	7	170	0.9
	牛肝	18.9	2.6	9	135	0.9	13	400	9
	羊肉	11.1	28.8	0.5	306	0.9	11	129	2
	羊肝	18.5	7.2	4	155	1.4	9	414	6.6
	猪肉	16.9	29.2	1.1	335	0.9	11	170	0.4
	猪肝	20.1	4.0	2.9	128	1.8	11	270	25
乳类	牛奶（鲜）	3.1	3.5	4.6	62	0.7	120	90	0.1
	牛奶粉	25.6	26.7	35.6	48.5	–	900	–	0.8
	羊奶（鲜）	3.8	4.1	4.6	71	0.9	140	–	0.7
飞禽	鸡肉	23.3	1.2	–	104	1.1	11	190	1.5
	鸭肉	16.5	7.5	0.1	134	0.9	11	145	4.1
蛋类	鸡蛋（全）	14.8	11.6	–	164	1.1	55	210	2.7
	鸭蛋（全）	13	14.7	0.5	186	1.8	71	210	3.2
	咸鸭蛋（全）	11.3	13.2	3.3	178	6	102	214	3.6
爬虫	田鸡（青蛙）	11.9	0.3	0.2	51	0.6	22	159	1.3
	甲鱼	16.5	1	1.5	81	0.9	107	135	1.4
蛤类	河螃蟹	1.4	5.9	7.4	139	1.8	129	145	13.0
	明虾	20.6	0.7	0.2	90	1.5	35	150	0.1
	青虾	16.4	1.3	0.1	78	1.2	99	205	0.3
	虾米（河产及海产）	46.8	2	–	205	25.2	882	–	–
	田螺	10.7	1.2	3.8	69	3.3	357	191	19.8
	蛤蜊	10.8	1.6	4.8	77	3	37	82	14.2

（续表）

类别	食物名称	蛋白质（克）	脂肪（克）	碳水化合物（克）	热量（千卡）	无机盐类（克）	钙（毫克）	磷（毫克）	铁（毫克）
鱼类	鲫鱼	13	1.1	0.1	62	0.8	54	20.3	2.5
	鲤鱼	18.1	1.6	0.2	88	1.1	28	17.6	1.3
	鳝鱼	17.9	0.5	—	76	0.6	27	4.6	4.6
	带鱼	15.9	3.4	1.5	100	1.1	48	53	2.3
	黄花鱼（石首鱼）	17.2	0.7	0.3	76	0.9	31	204	1.8

第四章　食疗常用中药

人　参

来源　五加科植物人参干燥的根。

性味归经　性微温，味甘、微苦，归脾、肺经。

功效　大补元气，复脉固脱，补脾益肺，生津止渴，安神益智。

主治　气虚劳伤虚损、食少、倦怠、大便滑泄、虚咳喘促、自汗、惊悸、健忘、眩晕头痛、阳痿、尿频、久虚不复等。

应用

1. 用于肺脾气虚。肺主气，肺气虚可见呼吸短促、少气乏力、语声低怯、自汗等证。人参为补肺要药，可改善肺气虚衰的症状。脾胃乃后天之本，气血生化之源，脾气不足，可见纳呆、脘腹胀满、食后尤甚、大便溏薄，神倦乏力等证。人参乃治疗肺脾气虚之要药，可与红枣同用，气血双补，如人参红枣粥。

2. 用于津伤口渴。人参有益气、生津、止渴的作用，适用于热病气津两伤之证，如《伤寒论》中的白虎加人参汤。人参与蛋清组成人参蛋清饮，可用于治疗消渴引饮。

3. 用于惊悸健忘、失眠多梦。据《史书》记载：人参对人体有"补五脏、安精神、定魂魄、止惊悸、明目开心益智"功效，最适宜气虚之证，常与安神药同用，如酸枣仁、龙眼肉等。

药膳举例

1. 人参红枣粥　人参5g，红枣5枚，大米50g，冰糖少许。红枣泡发，将人参5g加入适量清水中煮沸后转小火煎煮2小时，留取汤汁，再将米淘洗后与红枣加入参汤中，煮至汤汁变稠即可。主治气血两虚，自汗失眠者。

2. 人参猪腰汤　人参半两，当归半两，猪腰一只。猪腰子一只，用水两碗，煮至一盏半，将腰子细切，入人参半两，当归（上去芦、下去细者，取中段）半两。并切，同煎至八分，吃腰子，以汁送下。主治心气虚损，怔忡而自汗者。（《百一选方》）

3. 人参蛋清饮　人参3g，鸡蛋一个。人参为末，鸡子清调服一钱，日三、四服。主治消渴引饮。（《纲目》）

4. 人参粥　人参3g，粳米50g，冰糖适量。先将人参研末，与粳米同入砂锅内加水煮粥，后放入冰糖。主治元气亏损，脾肺气虚体弱者。（《食鉴本草》）

5. 人参粥　人参（为末一合），防风（去叉为末一分），磁石（捣碎绵裹二两），猪肾（去筋膜细切一对）。上四味。先将磁石于银器中，以水一斗煮取三升，入猪肾及粳米五合，如常法煮粥，候熟入前二味，更煮数沸，空腹服。用于耳聋，耳虚鸣。（《圣济总录》）

使用注意

实证、热证忌服。反藜芦、畏五灵脂。体质壮实的人，正气不虚者慎服。多服或过服人参易出现胸闷腹胀等症。服用人参后忌吃萝卜，人参补气而萝卜耗气，会抵消了人参的保健作用。

现代研究

人参具有多种化学成分，人参皂甙为人参生理活性的物质基础。人参具有的药理作用主要有以下几方面，一是增强记忆力，人参对学习记忆的影响有双向性及成分依赖性，人参制剂可增加大脑葡萄糖的摄取，可使葡萄糖的利用从无氧代谢途径转变为有氧代谢，亦可使大脑皮层中自由的无机磷增加四分之一，能够合成更多的 ATP 供学习记忆等活动之用；二是提高免疫力，人参可增强机体对各种有害刺激的反应能力，加强机体适应性；三是改善心血管，人参对多种动物的心脏均有小量兴奋、大量抑制的作用，对血管与血压亦有双向调节的作用；四是延缓衰老，人参中的各种人参皂甙，都被认为有抗氧化性和抗老化的作用。

文献摘要

《本经》："主补五脏，安精神，止惊悸，除邪气，明目，开心益智。"

《别录》："疗肠胃中冷，心腹鼓痛，胸肋逆满，霍乱吐逆，调中，止消渴，通血脉，破坚积，令人不忘。"

《药性论》："主五脏气不足，五劳七伤，虚损瘦弱，吐逆不下食，止霍乱烦闷呕哕，补五脏六腑，保中守神。""消胸中痰，主肺痿吐脓及痫疾，冷气逆上，伤寒不下食，患人虚而多梦纷纭，加而用之。"

《日华子本草》："调中治气，消食开胃。"

《珍珠囊》："养血，补胃气，泻心火。"

《滇南本草》："治阴阳不足，肺气虚弱。"

《本草蒙筌》："定喘嗽，通畅血脉，泻阴火，滋补元阳。"

参考文献

1. 路放，杨世海，孟宪兰. 人参药理作用研究新进展［J］. 人参研究，2003，（1）：46～52.

2. Jesky R, Hailong C. Are herbal compounds the next frontier for alleviating learning and memory impairments? An integrative look at memory, dementia and the promising therapeutics of traditional chinese medicines［J］. Phytother Res, 2011, 25（8）：1105～1118.

太子参

来源 石竹科多年生草本植物异叶假繁缕的块根。

性味归经 性平，味甘、微苦，归脾、肺经。

功效 补气生津。

主治 肺虚咳嗽，脾虚食少，心悸，怔忡，水肿，消渴，精神疲乏等。

应用

1. 用于脾气虚弱、胃阴不足的食少倦怠。本品有近似党参的补益脾气之效，但其补益脾气之力稍弱，如单饮太子参汁。

2. 用于气虚津伤的肺虚燥咳及心悸不眠、虚热汗多等。太子参药性平和，但其补气益阴生津之效较西洋参弱，故适用于体虚不受峻补之证。本品常与麦冬、生地等同用以养阴，如太子参饮。常与浮小麦同用治小儿自汗，如小儿虚汗方。

药膳举例

1. 太子参汁　太子参 15～18g，放入碗中，加黄酒、红塘适量，隔水蒸汁。每天 3 次，口服，每天 1 剂。用于神疲乏力，食少纳呆，劳力损伤，脉细弱。（《天目山药用植物志》）

2. 太子参饮　太子参 10g，百合 20g，麦冬 15g，生地 15g，乌梅 15g。诸药入沙锅，加水适量，共煮 30 分钟后去渣，可顿服或分饮，凉后服用为宜。具有益气养阴、生津止渴的功效。

3. 小儿虚汗方　太子参 9g，浮小麦 15g，大枣 10 枚，水煎服。（《青岛中草药手册》）

4. 太子参陈皮茶　太子参 15g，陈皮 5g。将太子参洗净，连同陈皮共同放进砂锅内，加适量水煎汤，去渣取汁，代茶饮用，具有理气和胃的功效。

5. 太子参炖柴鸡　太子参 10g，柴鸡 250g。将柴鸡切块，将柴鸡与太子参一起，加清水炖约 2 个小时，加入少许葱、姜、盐调味即可。具有补虚益气之效。

使用注意　表实邪盛者慎用。

现代研究

太子参具有的药理作用主要有以下几方面：一、太子参具有抗应激、抗疲劳的作用。太子参水煎液能显著延长小鼠的游泳时间，延长小鼠在缺氧、高温环境中的存活时间，并提高小鼠在低温环境下的存活率。二、增强免疫，太子参增强人体免疫力可能是通过增加人体外周血白细胞数来实现的。三、改善记忆，用东莨菪碱造成小鼠记忆获得障碍，应用跳台法观察太子参多糖对小鼠学习记忆能力的影响。结果显示，太子参多糖对东莨菪碱所致小鼠记忆获得障碍有明显的改善作用，可能与其改善脑缺血及抗氧化作用有关。四、太子参还具有降低血脂，延缓衰老，健脑强精和防止脑血管疾病等作用。

文献摘要

《本草从新》："大补元气。"

《饮片新参》："补脾肺元气，止汗生津，定虚悸。"

《陕西中草药》："补气益血，健脾生津。治病后体虚，肺虚咳嗽，脾虚腹泻，小儿虚汗，心悸，口干，不思饮食。"

参考文献

1. 李志华．太子参多糖对东莨菪碱所致小鼠记忆障碍的改善作用［J］．泰山医学院学报，2009，30（19）：673.

2. 王文凯，贾静，丁仁伟，等．太子参近年研究概况［J］．中国实验方剂学杂志，2011，17（12）：264～267.

3. 高月娟，孟妍，张艳丽．太子参抗应激作用的实验研究［J］．齐齐哈尔医学院学报，2011，32（12）：1886～1887.

4. 黎明. 太子参的药理研究及临床应用［J］. 亚太传统医药，2010，6（6）：35 ~ 36.

5. 徐宝林，孙健，杨锋，等. 补益药对细胞免疫功能影响的实验研究［J］. 浙江中医药杂志，1996，31（5）：219 ~ 220.

黄 芪

来源　豆科多年生草本植物黄芪和内蒙黄芪的根。

性味归经　性微温，味甘，归脾、肺经。

功效　补气升阳，固表止汗，托毒生肌，行水消肿。

主治　气虚乏力，脾虚泄泻，肺虚喘咳，胃虚下垂，久泻脱肛，阴挺，带下，便血，崩漏，表虚自汗，痈疽难溃，久溃不敛等。

应用

1. 用于脾气虚弱，运化失常所致食少便溏、脘腹胀满、倦怠乏力等证。黄芪和人参均属补气良药，但人参偏重于大补元气，黄芪具而补而不腻的特点，与人参、党参等补药配伍则效果更好，如补虚正气粥。

2. 用于肺脾气虚，水湿停聚之浮肿尿少。黄芪能益脾肺之气，肺主通调水道，脾主运化水湿，故本品能行水消肿。可配伍茯苓、鲤鱼利尿消肿，如芪苓鲤鱼汤。

3. 用于表虚自汗。本品能益卫气，实腠理，为固表止汗之要品。如黄芪牛肉汤。

4. 用于气血不足所致疮疡久不溃破或疮疡久溃不愈。本品有"疮家圣药"之称。

药膳举例

1. 黄芪建中汤　黄芪一两半，桂枝、炙甘草、生姜各三两，芍药六两，大枣 12 枚，饴糖（烊化）一升。水煎，分三次服。主治虚劳里急。（《金匮要略》）

2. 黄芪桂枝五物汤　黄芪、芍药、桂枝各三两，生姜六两，大枣 12 枚，以水六升，煮取二升，温服七合，日三服。主治血痹。（《金匮要略》）

3. 黄芪防风汤　黄芪四两（生），防风一钱。水煎服，小儿减半。治脱肛。（《医林改错》）

4. 补虚正气粥　炙黄芪 30 ~ 60g，人参 3 ~ 5g，粳米 100 ~ 150g，白砂糖适量。先将人参、黄芪切成薄片，用冷水浸泡半小时许，入砂锅煎沸，后改用文火煎成浓汁，取药汁后，加冷水再煎取二汁，去渣。将两次煎药液合并，分两份于每日早晚同粳米加水适量煮粥。粥成后，加入白糖，稍煮即可。主治脾胃气虚，正气亏虚体弱者。（《圣济总录》）

5. 芪苓鲤鱼汤　黄芪 50g，茯苓 30g，鲤鱼 1 尾。鲤鱼洗净，黄芪、茯苓以纱布包扎，加水同煮，以生姜、盐调味。饮汤吃鱼。主治脾气虚弱、水肿、小便不利。

6. 黄芪牛肉汤　牛肉 250g，黄芪、党参、淮山、浮小麦各 30g，白术 15g，大枣 10 枚，生姜 10g 同煮汤，煮至牛肉熟后加适量食盐，调味食用。主治气虚自汗。

7. 黄芪枸杞子茶　黄芪 30g，枸杞子 15g，开水泡 10 ~ 20 分钟后代茶饮用。主治气血虚弱者。

使用注意

表实邪盛，气滞湿阻，食积停滞，阴虚阳亢，痈疽初起或溃后热毒尚盛等证，均须禁服。

现代研究

现代药学研究表明，黄芪含有多种活性成分，包括黄芪多糖、黄芪皂苷、黄芪黄酮类成分等。黄芪多糖发挥着极其重要的生物功能，其具有免疫调节、抗肿瘤、抗动脉粥样硬化、降血糖、抗病毒、抗衰老等作用。黄芪皂苷主要药理作用包括免疫调节、抗肿瘤、降血糖、抗病毒、多脏器保护等。黄芪皂苷中活性研究较系统的为黄芪甲苷（黄芪皂苷Ⅳ），其在黄芪中含量最高，对缺血造成的心、脑损伤具有保护性作用，同时具有抗病毒、降血糖、免疫调节等活性。

文献摘要

《本草汇言》：“补肺健脾，实卫敛汗，驱风运毒之药也。”

《本草衍义补遗》：“大补阳虚自汗。或表虚有邪，发汗不出者，服此又能助汗。”

《本草备要》：“生用固表，无汗能发，有汗能止。”“生血，生肌，排脓内托，疮痈圣药。”

参考文献

张蔷，高文远，满淑丽．黄芪中有效成分药理活性的研究进展［J］．中国中药杂志，2012，37（21）：3203～3205．

茯　苓

来源　多孔菌科真菌茯苓的菌核。

性味归经　性平，味甘，归心、脾、肾经。

功效　利水渗湿，益脾和胃，宁心安神。

主治　小便不利，水肿，痰饮咳嗽，食少便溏，心悸失眠等。

应用

1. 用于小便不利，水肿及停饮等水湿证。茯苓能利水渗湿，且药性平和，利水而不伤正气，为利水渗湿要药。凡小便不利、水湿停滞者，不论偏于寒湿，或偏于湿热，或属于脾虚湿聚，均可配合应用，如茯苓汤。

2. 用于脾虚证。本品有健脾利湿、益气补中之效，常用于脾胃气虚证。若脾虚挟湿泄泻者，可与薏苡仁配伍，以健脾化湿，如茯苓薏米粥。

3. 用于心悸，失眠。茯苓能养心安神，故可用于心神不安、心悸、失眠等证，如茯苓粥方。

药膳举例

1. 茯苓粥方　白茯苓（去黑皮取末半两），粳米（二合）。上二味。以米淘净煮粥，半熟即下茯苓末，粥熟任意食之。必得睡也。用于产后无所苦，欲睡而不得睡。（《圣济总录》）

2. 茯苓汤　白术（净）10g，茯苓15g，郁李仁（杵）7.5g，加生姜汁煎。用于水

肿。(《不知医必要》)

3. 米汤茯苓饮　白茯苓末 10g，米汤调下，日二服。治心虚梦泄。(《仁斋直指方》)

4. 茯苓酒　茯苓粉同曲米酿酒饮。治头风虚眩，暖腰膝，主五劳七伤。(《本草纲目》)

5. 茯苓粉　茯苓（切片），上药，以水浸去赤汁，又换水浸 1 日，如上法取粉，拌水煮粥。具有补益之效。(《遵生八笺》)

6. 茯苓糕　茯苓 50g，面粉 450g。把茯苓烘干，打成粉，与面粉混匀，加入发酵粉，用清水揉合成面团发酵，发好后制成 5cm 见方一块的糕状，上笼用武火大气蒸熟即成。具有健脾渗湿，宁心安神之功效。

7. 茯苓薏米粥　茯苓、薏米各 25g，陈皮 5g，粳米适量，煮粥食。用于小儿脾虚泄泻，小便不利。

8. 茯苓饼　茯苓 200g，人参 10g，面粉 800g。二药分别研为细末，加食盐少许，同面粉加水揉成面团，做成重约 100g 的饼子若干，烙熟，每次食 1 个。用于补虚，抗衰延年。(《重订瑞竹堂经验方》)

9. 茯苓麦冬粥　茯苓、麦冬各 15g，粟米 100g。粟米加水煮粥，二药水煎取浓汁，待米半熟时加入，一同煮熟食。用于心阴不足，心胸烦热，惊悸失眠，口干舌燥。(《圣惠方》)

10. 茯苓鸡肉馄饨　茯苓 50g，鸡肉适量，面粉 200g。茯苓研为细末，与面粉加水揉成面团，鸡肉剁细，加生姜、胡椒、盐做馅，包成馄饨，煮食。用于中气不足、吞咽乏力、反胃、呃逆等。(《奉亲养老书》)

11. 泽泻茯苓鸡　母鸡 1 只，茯苓、泽泻各 60g，黄酒 2 匙。将母鸡剖腹洗净，将洗净的泽泻、茯苓及黄酒放入鸡腹内，旺火隔水蒸 3～4 小时，弃药吃鸡，分次吃完。具有宁心安神，利水渗湿的功效。用于脾虚气弱型心神不安，惊悸失眠，妊娠水肿者。(钱伯钦. 药膳食疗，2004；(7)：9)

使用注意　阴虚而无湿热、虚寒滑精、气虚下陷者慎服。

现代研究

茯苓具有增强机体免疫功能、抗肿瘤、利尿、抗氧化、抗炎、抗病毒等多种药理作用。茯苓含茯苓多糖、茯苓素等，茯苓多糖对机体免疫功能有增强作用，且对肠道免疫系统的作用强于外周免疫系统的作用，其机制可能是茯苓多糖口服到达肠腔后可以大分子的形式直接接触到肠道黏膜免疫系统的免疫细胞，与外周免疫系统相比作用直接而快捷。实验证明茯苓利尿消肿的主要有效成分为茯苓素。

文献摘要

《本经》："主胸胁逆气，忧恚惊邪恐悸，心下结痛，寒热烦满，咳逆，口焦舌干，利小便。"

《日华子本草》："补五劳七伤，安胎，暖腰膝，开心益智，止健忘。"

《医学启源》："除湿，利腰脐间血，和中益气为主。治溺黄或赤而不利。《主治秘诀》云，止泻，除虚热，开腠理，生津液。"

《用药心法》："茯苓，淡能利窍，甘以助阳，除湿之圣药也。味甘平补阳，益脾逐水，生津导气。"

《汤液本草》："茯苓，伐肾邪，小便多能止之，小便涩能利之，与车前子相似，虽利小便而不走气。酒浸与光明朱砂同用，能秘真。"

《本草衍义补遗》："茯苓，仲景利小便多用之，此治暴新病之要药也，若阴虚者，恐未为宜。"

参考文献

1. 王静，胡明华，董燕，等．茯苓多糖对免疫抑制小鼠黏膜淋巴组织及脾脏中 CD3＋和 CD19＋细胞变化的影响［J］．中国免疫学杂志，2011，27（3）：228～231．

2. 张琴琴，王明正，王华坤，等．茯苓总三萜抗惊厥作用的实验研究［J］．中西医结合心脑血管病杂志，2009，6（1）：712～713．

灵　芝

来源　为多孔菌科真菌赤芝或紫芝的干燥子实体。

性味归经　性平，味甘、苦，归肺、心、肝、脾经。

功效　养心安神，止咳平喘，益气健脾养肝。

主治　体虚乏力，饮食减少，心悸失眠，头昏健忘，喘咳短气等。

应用

1. 用于心神不宁，失眠，惊悸。本品味甘性平，入心经，能补心血、益心气、安心神，故可用于气血不足、心神失养所致的心神不宁、失眠、惊悸等证。可单用研末吞服。亦可与酸枣仁、柏子仁、小麦等同用，增加养心安神之效，如灵芝麦片粥。

2. 用于肺气不足，咳喘痰多者。本品具有补益肺气，温肺化痰，止咳平喘之效，常可用于肺气虚、久咳、痰多气喘者，可单用或与人参、五味子等益气敛肺药同用，以保肺气而止咳喘，如灵芝人参酒。

3. 用于脾气虚弱，体虚乏力者。本品有补养气血作用，常与人参、白术等补虚药配伍应用以健脾益气。

药膳举例

1. 灵芝煎剂　将灵芝剪碎，放入砂锅内，加水煎煮，一般煎煮 3～4 次。把所有煎液混和，分次口服。有养心安神，止咳平喘，益气健脾之效。

2. 灵芝麦片粥　灵芝 10g，粉碎，小麦片 50g，同煮粥，加白糖 1 匙。用于神经衰弱、夜不安眠等证。

3. 灵芝人参酒　灵芝片 50g，人参 20g，冰糖 500g，装入纱布袋置酒坛中，加 1500ml 白酒，密封浸 10 天后，日饮 2 次，每次 15～20ml。用于肺痨久咳、痰多、肺虚气喘、消化不良等症。

4. 灵芝猪心　灵芝 15g，猪心 500g，卤汁适量。将灵芝切碎，用水煎熬 2 次制成灵芝药液。将猪心破开，洗净血水，置灵芝药液内，加生姜、葱煮至六成熟，捞起放凉。再将猪心放到卤汁锅内，用文火煮熟。具有安神宁心之功效。（郭丽珍．中药材，1994；（7）：46）

5. 灵芝乳鸽　灵芝 10g，乳鸽一只。将乳鸽宰杀干净，加入灵芝片及清水，隔水炖

熟，加盐、味精调味即可。具有补中益气之功效。（郭丽珍．中药材，1994；（7）：47）

6. 灵芝人参酒　灵芝 75g，人参 25g，冰糖 250g，白酒 1500ml。将人参、灵芝切片装入坛内，加酒 500ml，加入冰糖三分之一，浸泡 5 天，每天搅动一次，滤出浸液，再加入白酒 500ml，冰糖三分之一，同法浸泡，第三次同上，合并三次滤液即可。具有益肺气，利口鼻，强志壮胆。用于肺劳久咳，痰盛，肺虚气喘。（郭丽珍．中药材 1994；（7）：48）

使用注意　实证慎服。

现代研究

灵芝多糖是灵芝的主要有效成分之一，具有抗肿瘤、免疫调节、降血糖、抗氧化、降血脂与抗衰老作用。目前对于灵芝多糖的抗癌机制仍不十分明确，实验证明灵芝多糖在体外无直接抑瘤和诱导肿瘤细胞凋亡的作用。因此，其主要的抗肿瘤机制可能是通过加强宿主免疫功能，激活体内免疫应答，进而抑制肿瘤的发展进程。有报道指出，将灵芝多糖与化疗药联合应用，不仅具有抗肿瘤的作用，还能改善肿瘤细胞的耐药性，增强对化疗药物的敏感性，提高化疗效果。灵芝多糖的免疫增强作用与其增强巨噬细胞中蛋白激酶 A 活性有关。另外，灵芝多糖能降低糖尿病小鼠的血糖和血脂，使胰岛素升高。

文献摘要

《神农本草经》："紫芝味甘温，主耳聋，利关节，保神益精，坚筋骨，好颜色，久服轻身不老延年。"

《药性论》："保神益寿。"

《本草纲目》："紫芝疗虚劳。"

《中国药用植物图鉴》："治神经衰弱、失眠、消化不良等慢性疾病。"

《中国传统补品补药》："养心安神，补肺益肝。运用于血不养心，心悸失眠健忘，肺虚咳喘，日久不愈，以及肝炎恢复期，神疲纳呆等症。"

参考文献

1. 刘佳，王勇．灵芝多糖的研究进展［J］．现代药物与临床，2012，27（6）：629~634.

2. 张群豪，於东晖，林志彬．用血清药理学方法研究灵芝浸膏 GLE 的抗肿瘤作用机制［J］．北京医科大学学报，2000，32（3）：210~213.

3. 曲红光，高磊，贺丹，等．灵芝多糖对顺铂诱导卵巢癌细胞耐药株的逆转［J］．中国老年学杂志，2011，31（5）：831~833.

4. 李明春，梁东升，许自明，等．灵芝多糖对小鼠腹腔巨噬细胞蛋白激酶 A 活性的影响［J］．中草药，2000，41（5）：353~355.

5. Meng G L, Zhu H Y, Yang S J, et al. Attenuating effects of Ganoderma lucidum poly-saccharides on myocardial collagen cross－linking relates to advanced glycation end product and antioxidant enzymes in high－fat－diet and streptozotocin－induced diabetic rats［J］．Carbo-hydr Polym, 2011, 84（1）：180~185.

天花粉

来源　葫芦科植物栝楼或中华栝楼的根。

性味归经　性寒，味苦、微甘，归肺、胃经。

功效　清热生津，消肿排脓。

主治　热病口渴，消渴，肺燥咳血，痈肿疮疡等。

应用

1. 用于热病伤津口渴，以及消渴证。本品长于清热生津，常与冬瓜、五味子等相配，如栝楼根羹。

2. 用于肺热燥咳，以及咳血等证。本品既能清泄肺热，又能润肺燥，常与天冬、麦冬等同用，如天花粉麦冬饮。

3. 用于痈肿疮疡，偏于热毒炽盛者，本品有解毒、消肿、排毒之效，既可内服，又可外用。内服常与金银花、浙贝母、赤小豆等配伍，以解毒消肿。外用如栝楼根涂方。

药膳举例

1. 栝楼根涂方　栝楼根、赤小豆等分。为末，醋调涂之。用于痈未溃。(《证类本草》)

2. 栝楼根，苦酒熬燥，捣筛之，苦酒和涂纸上摊贴。用于痈肿。(《食疗本草》)

3. 天花粉100g，研末，鸡蛋清调敷。用于乳头溃疡。(《内蒙古中草药新医疗法资料选编》)

4. 天花粉粥　天花粉20g，粳米100g。先取天花粉浸泡15分钟，文火煮20分钟，去渣取汁，再加入粳米煮粥。具有清肺止咳、生津止渴之效。(《千金方》)

5. 栝楼丸　栝楼根，切薄片，用人乳汁拌匀后蒸，再用竹沥拌晒。为末，炼蜜为丸，米饮送下。用于消渴，小便多。(《丹溪心法附余》)

6. 栝楼根羹　栝楼根半斤，冬瓜半斤，切作小片，以豉汁中煮作羹食用。用于消渴口干，心神烦躁。(《圣惠方》)

7. 救活丸　天花粉、大黑豆(炒)各等分。上为末，面糊丸，如梧桐子大。每服百粒，以黑豆汤吞下。用于肾虚消渴。(《卫生家宝》)

8. 天花粉麦冬饮　天花粉15g，麦冬20g，煮成饮料。具有清热生津之效。

9. 天花粉荸荠饮　天花粉15g，荸荠30g，煮成饮料。具有清热生津之效。

10. 天花粉人参汤　天花粉50g，人参15g。为末，每服5g，米汤下。用于虚热咳嗽。(《濒湖集简方》)

使用注意　反乌头，脾胃虚寒、大便溏泄者禁服。

现代研究

天花粉主要成分为蛋白质、淀粉、植物凝血素、多糖、皂苷等。近年临床治疗糖尿病人的资料表明，天花粉复方制剂具有良好的降血糖作用，现已报道的降血糖活性化合物是一类植物凝集素类化合物，称之为天花粉凝集素，具有抗脂肪分解及促进脂肪合成等胰岛素样作用。亦有报道通过动物实验表明天花粉降血糖的活性成分为80%乙醇洗脱组分，从中得到的化合物 I 可能为天花粉降血糖治疗糖尿病的一个活性化合物，基本骨架为四环三萜类化合物。

文献摘要

《本经》："主消渴，身热，烦满，大热，补虚安中，续绝伤。"

《本经逢原》："栝楼根，降膈上热痰，润心中烦渴，除时疾狂热，祛酒瘅湿黄，治痈疡解毒排脓。"

《医学衷中参西录》："天花粉，为其能生津止渴，故能润肺，化肺中燥痰，宁肺止嗽，治肺病结核，又善通行经络，解一切疮家热毒，疗痈初起者，与连翘、山甲并用即消；疮疡已溃者，与黄芪、甘草（皆须用生者）并用，更能生肌排脓，即溃烂至深，旁串他处，不能敷药者，亦可自内生长肌肉，徐徐将脓排出。"

《本草纲目》："栝楼根，味甘微苦酸，酸能生津，故能止渴润枯，微苦降火，甘不伤胃。"

《滇南本草》："治肿疮肿毒，并止咳嗽带血。"

参考文献

1. 李振红，陆阳，刘晶星. 天花粉化学成分与药理活性［J］. 国外医药植物药分册，2003，18（1）：1~4.

2. 仇伟欣. 天花粉药理学研究进展［J］. 中国中医药信息杂志，1996，3（6）：11~13.

3. 李晓芳，叶小利，李平，等. 天花粉降血糖活性成分的分离和活性观察［J］. 中成药，2011，33（12）：2175~2178.

当 归

来源　伞形科多年生草本植物当归的根。

性味归经　性温，味甘、辛，归肝、心、脾经。

功效　补血，活血，止痛，润肠。

主治　血虚诸证，月经不调，经闭，痛经，虚寒腹痛，肠燥便秘，跌扑损伤，痿痹，肌肤麻木，痈疽疮疡等。

应用

1. 用于血虚诸证。本品味甘，能补血缓急，适用于血虚诸证。凡心肝血虚而见面色萎黄、唇爪无华、头晕目眩、心悸肢麻等，与熟地、白芍等配伍，可增强补血之力。与补气药配伍，可益气生血，如当归补血汤。

2. 用于月经不调、经闭、痛经。本品辛散温通，既能养血补血，又能活血散瘀，善调理冲、任、带三经，为妇科调经要药，如当归益母蛋。

3. 用于虚寒腹痛、瘀血作痛、跌打损伤、痹痛麻木。本品既能补血，又善活血，善治血虚血瘀所致的疼痛。本品性温，善治虚寒腹痛，常配伍羊肉暖中补虚，如当归生姜羊肉汤，当归烧羊肉。

4. 用于血虚肠燥便秘。本品性甘质润，能润燥滑肠，常用于肠燥便秘之证。可与火麻仁、肉苁蓉等润肠药同用，如归芪蜜膏。

此外，因其有补血活血之功，常用于治疗痈疽疮疡，故为外科所常用。

药膳举例

1. 当归生姜羊肉汤　羊肉 500g，当归 50g，生姜 70g。羊肉，洗净、切块，入油中炒至发白，放入中药，加水、盐、酒等，以小火煨至羊肉烂熟即成。饮汤吃肉。用于妇女产后气血虚弱，阳虚失温所致的腹痛等。（《金匮要略》）

2. 当归烧羊肉　当归、干地黄各 15g，干姜 10g，羊肉 250g。羊肉，洗净、切块，入油中炒至发白，放入中药，加水、盐、酒等，以小火煨至羊肉烂熟即成。饮汤吃肉。用于血虚体弱，或虚寒腹痛。（《千金要方》）

3. 安胎饮　当归半两（锉），葱白一分（细切）。上二味，先以水三盏，煎至二盏，入好酒一盏，更煎数沸，去滓，分作三服。治妊娠胎动不安，腰腹疼痛。（《圣济总录》）

4. 食疗当归养颜饭　大米 250g，猪肉 100g，当归 15g，洋葱、土豆、胡萝卜、调味品各适量。将大米做成干饭，将当归加水煎汁约 50ml，连渣保留备用。将猪肉炒熟，放入洋葱片、土豆丝、胡萝卜片及调味品，翻炒数下后连渣倒入当归汁中，放入盐、酱油、胡椒粉等调味，煮熟后即可与米饭一同食用。用于血虚体弱、面色苍白、眩晕心悸、肠燥便秘、月经不调等。（顾奎琴．Women of China，2007；（1）：66）

5. 当归首乌鸡肉汤　当归、何首乌各 20g，鸡肉 200g，枸杞子 15g。将鸡肉洗净切块与当归、何首乌、枸杞同放入锅内加清水适量煮至鸡肉烂熟时，放入生姜、葱花、食盐、味精调味，饮汤食肉。具有补肝肾、益气血之功能，用于肝血不足所致的身体虚弱、头晕目眩、倦怠乏力、心悸怔忡、失眠健忘、食欲不佳等。（欧阳军．药膳食疗研究，1999；（2）：19）

6. 归芪鸽肉汤　当归、淮山药、红枣各 20g，黄芪 50g，鸽一只。将鸽去毛及内脏洗净切块，放砂锅中加水及药物、调料，共煮至鸽肉烂熟吃肉饮汤。具有益气血、补虚损之效。用于病后或产后身体虚弱、心悸气短、倦怠乏力、失眠健忘、记忆力下降、食欲不佳以及贫血、神经官能症和更年期综合征等。（欧阳军．药膳食疗研究，1999；（2）：19）

7. 当归益母蛋　当归 20g，益母草 30g，鸡蛋 2 个。上 3 味放入锅内加适量清水煮至蛋熟。取出去壳用针扎数个孔，再放入药汁中煮 3~5 分钟即可吃蛋饮汤。具有养血益肾、调经止痛、安胎之效。用于肾虚血亏、气滞血瘀、寒凝痰阻所引起的月经不调、行经腹痛等。（欧阳军．药膳食疗研究 1999；（2）：19）

8. 当归补血汤　当归 10g，黄芪 60g。煎水饮。用于失血后气血耗伤，或气虚血亏，体倦乏力，头昏。（《内外伤辨惑论》）

9. 归芪蜜膏　当归、黄芪各 30g，陈皮 10g，火麻仁 100g，蜂蜜适量。火麻仁捣碎，同前三药加水煎取汁液，再煎至浓稠，入等量经煎炼的蜂蜜，搅匀，煎溶。每次食 1~2 匙。用于老人气虚肠燥，大便秘结难通，少气自汗。

使用注意　湿盛中满、大便泄泻者慎服。

现代研究

现代医学研究证明，当归富含挥发油、正一戊酰苯邻羟酸、阿魏酸、丁二酸、邻苯二甲酸酐、茴香酸、癸二酸、烟酸、Β－谷甾醇、蔗糖、叶酸、亚叶酸、氨基酸、生物碱、维生素 B_{12}、维生素 E，以及钾、钙、镁、锌、硒等微量元素。实验研究证明，当归多糖是当归中促进造血的有效成分之一，当归能增加外周血红细胞、白细胞及血红蛋数，这种作用特别在外周血细胞减少或骨髓受到抑制时尤为明显。亦有研究认为当归多糖可能通过诱导造血微环境的成纤维细胞分泌某些造血生长因子，从而促进造血细胞增殖分化，这或许是当归"补血"的生物学机理之一。当归挥发油有降低血压的作用，其中性挥发油对实验性心肌缺血症有明显保护作用；阿魏酸有抑制肝合成胆固醇，降低血脂的作用；当归及其成分阿魏酸的抗氧化和自由基清除作用对血管壁来说，具有保护内膜不受损伤的作用，使脂质在动物脉壁的进入和移出保持正常的动态平衡，也不利于血小板黏附和聚集于血管壁上，其降胆固醇作用可抑制脂质沉积于血管壁，同时阿魏酸又降低血小板聚集和阻止附壁血栓形成，这样使得当归具有抗动脉粥样硬化作用。另外，当归水提取物对特异性及非特异性免疫功能均有增强作用。

文献摘要

《本经》："主妇人漏下，绝子，诸恶疮疡，金疮。"

《医学启源》："能和血补血。"

《本草纲目》："治头痛，心腹诸痛，润肠胃筋骨皮肤。治痈疽，排脓止痛，和血补血。"

《本草再新》："治浑身肿胀，血脉不和，阴分不足，安生胎，堕死胎。"

《本草备要》："润燥滑肠。"

参考文献

1. 康军. 当归化学成分及其药理作用研究进展［J］. 医药产业资讯，2005，2（23）：120.

2. 王亚平，黄晓芹，祝彼得，等. 当归多糖诱导 L 一细胞产生造血生长因子的实验研究［J］. 解剖学报，1996，27（1）：69.

阿　胶

来源　马科动物驴的皮，经漂泡去毛后熬制而成的胶块。

性味归经　性平，味甘，归肺、肝、肾经。

功效　补血止血，滋阴润肺。

主治　血虚萎黄，眩晕心悸，心烦不眠，肺燥咳嗽，多种出血证。

应用

1. 用于血虚萎黄，眩晕，心悸等。本品为补血之佳品。常与熟地黄、当归、黄芪、大枣等补气养血药同用，如阿胶大枣粥。

2. 用于多种出血证。本品止血作用良好，单用即有效。对出血而兼见阴虚、血虚证者，尤为适宜，如阿胶粥，人参阿胶饮。

3. 用于阴虚证。本品有滋阴润肺之效，凡燥热伤肺，干咳无痰，可配伍银耳、杏仁、梨等滋阴润肺止咳，如润肺阿胶汤。凡热病伤阴，虚烦不眠者，可配伍白芍、鸡子黄等，以清热养阴安神。

药膳举例

1. 糯米阿胶粥　糯米 3 合，阿胶 1 两（捣碎，炒令黄燥，捣为末）。先煎糯米作粥，临熟下阿胶末，搅匀食之。用于妊娠，胎动不安。（《食医心鉴》）

2. 阿胶粥　阿胶半两（炙黄为末），龙骨末 1 分，艾叶末 1 分。上用糯米 2 合，入药以水煮作粥，空腹食之。用于妊娠下血。（《普济方》）

3. 一味阿胶饮　阿胶（上好真者）不拘多少。酒化服，每日数次，随意饮之。用于孕妇痢疾。（《胎产心法》）

4. 人参阿胶饮　糯米 2 合，阿胶 1 片（小者 2 片），生姜少许，人参末半钱。用糯米洗净煮粥，入阿胶、生姜同煎，候微温胶化，入人参末搅和，不拘时服。用于吐血。（《普济方》）

5. 首乌阿胶蛋汤　制首乌 10g，鸡蛋 2 个，阿胶 10g，调味品适量。将鸡蛋煮至蛋白凝固，去壳，用小刀在蛋白上划开，而后同首乌加清水适量煮沸后，文火煮 30 分钟，调入阿胶、葱、姜、食盐、味精、麻油等，再煮两沸，饮汤食蛋。具有滋阴补血，润肠通便之效。用于产后便秘。

6. 阿胶大枣粥　阿胶一块（砸碎），大枣 50g，糯米 100g，红糖少许。加水熬制成粥状，适量服用。用于产后血虚。

7. 阿胶牛奶　阿胶 3g，牛奶 100ml。将阿胶粉碎成细粉，置牛奶杯中，搅拌，使阿胶粉充分溶于牛奶中。具养血滋阴，润肠通便之效。（海涛．祝您健康，2011；（4）：35）

8. 润肺阿胶汤　阿胶一块。将阿胶一块砸碎，加冰糖、银耳、梨块各适量用水煎煮。具有养阴润肺，宁喘止血之效。用于痰中带血、干咳等证。

使用注意　脾胃虚弱，消化不良者慎服。

现代研究

阿胶具有抗贫血作用。用放血法使犬贫血，随后每犬分期轮流接受不给药对照期、铁剂治疗期和阿胶治疗期实验，观察各犬在不同给药时期，血红蛋白和红细胞的增长速度。结果证明阿胶有强大的补血作用，疗效优于铁剂。用同法致家兔贫血，灌服阿胶补血冲剂，结果使贫血家兔血红蛋白、红细胞、白细胞等项均增加显著，与对照组比较 P < 0.01，血小板亦有明显增加。小白鼠实验，应用阿胶补血冲剂同样使血红蛋白、红细胞压积显著增加。阿胶能使末梢血中血小板数增多，具有促进凝血的作用。以阿胶为主的复合方剂升板胶，给大鼠连续口服一个月。大鼠血中血小板计数明显增多，凝血时间明显缩短，骨髓内的巨核细胞数也明显增高，但对白细胞数量无影响。表明升板胶能刺激骨髓巨核细胞的生成，使血中血小板数增多，促进凝血作用。

文献摘要

《本经》："主心腹内崩，劳极洒洒如疟状，腰腹痛，四肢酸痛，女子下血，安胎。久服轻身益气。"

《日华子本草》："治吐血，肠风，血痢及崩中带下。"

《珍珠囊》："补肺，补虚。"

《本草纲目》："疗吐血，衄血，血淋，尿血，肠风，下痢，女人血痛，血枯，经水不调，无子，崩中，带下，胎前产后诸疾，男女一切风病，骨节疼痛，水气浮肿，虚劳咳嗽喘急，肺痿唾脓血，及痈疽肿毒。和血滋阴，除风润燥，化痰清肺，利小便，调大肠。"

《日用本草》："益智宁心。"

参考文献

1. 李宗锋. 阿胶的药理作用 ［J］. 中草药, 1990, 2（2）: 27~28.

2. 姜恩魁. 升板胶对骨髓的影响 ［J］. 锦州医学院学报, 1991, 12（5）: 304~304.

沙　参

来源　南沙参为桔梗科沙参, 属多年生草本植物轮叶沙参和杏叶沙参及阔叶沙参的根; 北沙参为伞形科多年生草本植物珊瑚菜的根。

性味归经　性微寒, 味甘, 归肺、胃经。

功效　清肺养阴, 益胃生津。

主治　肺热咳嗽, 燥咳, 劳嗽咯血, 阴虚发热, 热病伤津口渴等。

应用

1. 用于肺热阴虚所致的燥咳, 劳嗽咯血。本品善入上焦而养肺阴, 清肺热, 润肺燥, 且有化痰之力, 常用于肺热阴伤所致的咳嗽、咯血, 如沙参粥、桑叶沙参茶。

2. 用于热病伤津口渴, 食欲不振。本品入胃经, 能养胃阴, 常用以治疗胃阴不足之口渴、呕吐、呃逆等证, 如沙参银耳粥, 沙参淮山汤。

药膳举例

1. 沙参半两, 水煎服。用于肺热咳嗽。（《卫生简易方》）

2. 沙参粥　沙参 15~30g, 粳米 50~100g。先将沙参研末, 米饮调沙参末服。具有润肺, 养胃, 祛痰, 止咳之效。（《证治要诀》）

3. 玉参焖鸭　鸭 1 只, 沙参、玉竹各 50g, 精盐、葱段、姜片各适量。将鸭宰杀, 洗净, 除去毛、爪、内脏, 玉竹、沙参洗净沥干。将鸭子、玉竹、沙参放入砂锅, 加入适量清水, 先用大火烧开, 加入葱段、姜片, 再改小火焖煮一个小时左右至鸭肉熟烂, 加入精盐调味即可。具有生津止渴, 润肺止咳之功效。（谭一尘. 东方食疗与保健, 2008; （10）: 56）

4. 沙参黄芪粥　沙参、黄芪各 50g, 粳米 200g。先将二味中药加水煮汁去渣, 另用粳米煮粥, 粥成加入药汁煮沸, 凉后使用。具有养阴益胃生津之效。（钱冬. 实用中医内科杂志, 2006; （6）: 685）

5. 沙参银耳粥　沙参、银耳各 10g, 粳米 100g, 加水适量煮粥食之。具有养胃生津之效。（钱冬. 实用中医内科杂志, 2006; （6）: 685）

6. 桑叶沙参茶　南沙参、桑叶各 12g, 菊花、杏仁各 10g, 薄荷 6g, 桔梗、生甘草各 5g, 水煎代茶饮。具有祛风、利咽、宣肺、止咳之效, 尤适用于有慢性咽炎者。

7. 沙参鸡蛋汤　新鲜鸡蛋 2 个, 沙参 30g, 冰糖适量。取新鲜鸡蛋 2 个, 沙参 30g 及清水同煎, 鸡蛋熟后去壳, 再煎 30 分钟, 调入冰糖汁即可。具有滋阴润肺, 补虚益气之效。用于阴虚型牙痛。

8. 沙参淮山汤　北沙参、淮山药各 15g, 炒扁豆、莲子各 10g。将沙参、山药、扁豆、莲子同放砂锅内，加适量水，水煮沸1小时后滤汤入碗内，加入白糖搅匀即成。具有益气养阴，健脾胃之效，用于治疗脾胃气阴虚、食欲减退，消化不良、乏力等。

9. 沙参一两，嫩鸡一只（去肠）。入沙参在鸡腹内，用砂锅水煎烂食之。用于治诸虚之症。（《滇南本草》）

10. 轮叶沙参60g，猪肚一个，炖服，也可加豆腐同煮服。用于睾丸肿痛。（《福建药物志》）

11. 杏叶沙参根12g，煮猪肉食之。用于产后无乳。（《湖南药物志》）

12. 轮叶沙参30g，酒炒蚕豆45g，红糖酌量，炖服。用于产后关节痛。（《福建药物志》）

使用注意　虚寒证忌服，反藜芦。

现代研究

南沙参富含多糖、糖苷、萜类、β-谷甾醇及其衍生物等。实验观察了模型组阴虚动物，发现动物处于阴虚状态时，体内非特异性免疫、细胞免疫和体液免疫功能指标均有不同程度的降低，由阴虚引起的各项病理变化，有可能是通过降低机体的免疫功能而引发的。实验显示，北沙参粗多糖的高、中剂量组对阴虚小鼠脾脏抗体生成细胞的产生、迟发型超敏反应均有显著的促进作用，而北沙参粗多糖对阴虚小鼠腹腔巨噬细胞的吞噬率和吞噬指数无明显影响，表明北沙参粗多糖对阴虚小鼠的细胞免疫和体液免疫功能有显著增强作用，而对其非特异性免疫无明显促进作用。提示北沙参对阴虚症的治疗作用，可能与其中的多糖成分参与调节机体的免疫状态有关，从而使失调的功能恢复至正常生理平衡状态。

文献摘要

《本经》："主血积惊气，除寒热，补中益肺气。"

《日华子本草》："补虚，止惊烦，益心肺，并一切恶疮疥癣及身痒，排脓消肿毒。"

《本草纲目》："清肺火，治久咳肺痿。"

《别录》："疗胃痹心腹痛，结热邪气，头痛，皮间邪热，安五脏，补中。"

《饮片新参》："清肺养阴，治虚劳咳呛痰血。"

参考文献

刘咏梅，刘波，王金凤，等. 北沙参粗多糖的提取及对阴虚小鼠的免疫调节作用[J]. 中国生化药物杂志，2005，26（4）：224~225.

玉　竹

来源　百合科多年生草本植物玉竹的根茎。

性味归经　性平，味甘，归肺、胃经。

功效　滋阴润肺，生津养胃。

主治　燥热咳嗽，热病阴伤之口干舌燥，内热消渴等。

应用

1. 用于燥热咳嗽。本品味甘质润，能润肺滋阴，凡肺中燥热，阴液不足，干咳少痰，口燥咽干者，可与沙参、麦冬等同食，如沙参玉竹莲子百合汤、玉竹沙参煲老鸭。

2. 用于热病伤阴及内热消渴等证。本品善养胃生津，润燥止渴，凡热病后期，损伤胃阴，症见饥不欲食，口舌干燥者，可配伍沙参、麦冬、甘草。

药膳举例

1. 玉竹茶　玉竹、秦艽、当归各9g，甘草3g。按上述药物用量比例加10倍量，研成粗末，每取30~40g，放热水瓶中，冲入半瓶沸水，旋紧瓶塞，10~20分钟后即可饮用。具有养阴润肺，祛风除湿，和血之效。（《食物中药与便方》）

2. 玉竹百合猪瘦肉汤　玉竹、百合各30g，猪瘦肉300g，生姜2~3片。玉竹、百合用清水洗净，稍浸泡。猪瘦肉亦用清水洗净，与生姜放进瓦煲内，加入清水2000~2500ml，武火煲沸后，改为文火煲约2~3个小时，调入适量食盐和少许生油便可。具有滋阴润燥，调和五脏之效。

3. 玉竹15~30g，与猪肉同煮服，用于虚咳。（《湖南药物志》）

4. 玉竹12g，百合9g，水煎煮。用于虚咳。《内蒙古中草药》）

5. 玉竹五两。煮汁饮之，用于发热口干，小便涩。（《外台》）

6. 甘露汤　玉竹200g，为粗末，每服5g，水一盏，入薄荷二叶，生姜一片，蜜少许，同煎至七分，去滓，食后临卧服。用于眼见黑花，赤痛昏暗。（《圣济总录》）

7. 沙参玉竹莲子百合汤　沙参50g，玉竹、莲子、百合各25g，鸡蛋1个。将沙参、玉竹、莲子、百合洗净，同鸡蛋连壳一起下锅，同炖半小时，取出鸡蛋除壳，再同炖至药物软烂，食鸡蛋饮汤。具有滋阴清热，润肺止咳之效。用于气虚久咳，肺燥干咳，见咳嗽声低，痰少不利，体弱少食，口干口渴等。

8. 玉竹沙参煲老鸭　老鸭一只，玉竹、北沙参各50g，老姜三片。老鸭洗干净，切成块，锅里放冷水，放入鸭肉，煮开后，把洗干净的玉竹和沙参还有姜片一起放入，转小火煲两个小时，出锅时加盐调味即可。具有滋阴清润、去疾补虚之效。

使用注意　痰湿内蕴者禁服。

现代研究

玉竹中主要化学成分为多糖类化合物。实验研究显示不同剂量的含玉竹大鼠血清均可明显降低LDH（乳酸脱氢酶）含量，与模型组对比有显著差异，由此说明玉竹对缺氧缺糖造成的心肌细胞损害有明显保护作用；而高剂量（4%血清含量）的玉竹，对乳鼠心肌细胞心率有减慢作用，其减慢心率的作用与临床报道一致，从而说明玉竹对改善心肌功能可能起到一定的作用。玉竹一直被认为是免疫调节剂，其85%的乙醇提取物可提高烧伤小鼠的免疫功能。此外，玉竹提取物还可对正常及链脲霉素高血糖小鼠均有降血糖作用，对肾上腺素高血糖也有降血糖作用，并能改善耐糖功能。

文献摘要

《本经》："主中风暴热，不能动摇，跌筋结肉，诸不足。"

《别录》："主心腹结气，虚热，湿毒腰痛，茎中寒，及目痛眦烂，泪出。"

《药性论》："主时疾寒热，内补不足，去虚劳客热，头痛不安，加而用之良。"

《本草拾遗》："主聪明，调血气，令人强壮。"

《滇南本草》："补气血，补中健脾。"

《本草纲目》："主风温自汗灼热，及劳疟寒热，脾胃虚乏，男子小便频数，失精，一切虚损。"

参考文献

1. 刘玉萍，付桂芳，曹晖. 黄精及其制剂在抗糖尿病方面的药理学研究及临床应用 [J]. 中国中药杂志，1998，23（7）：438.

2. 周晔，唐铖，高翔，等. 中药玉竹的研究进展 [J]. 天津医科大学学报，2005，11（2）328～330.

3. 黄米武，杨锋. 玉竹对体外培养乳鼠心肌细胞缺氧缺糖性损伤的保护作用 [J]. 中国中医药科技，1997，4（4）：220～221.

黄　精

来源　百合科多年生草本植物黄精或囊丝黄精、金氏黄精，以及同属若干种植物的根。

性味归经　性平，味甘，归脾、肺、肾经。

功效　润肺滋阴，补脾益气。

主治　肺虚燥咳，脾虚食少，倦怠乏力，口干消渴，肾虚腰膝酸软，头晕足软，耳鸣目暗等。

应用

1. 用于肺虚燥咳。本品有滋肺阴，润肺燥作用。可与沙参、麦冬、贝母等同用，以增滋阴润肺，化痰止咳之效。

2. 用于脾胃虚弱。本品既补脾阴，又益脾气，常用于脾虚气阴不足之证。如黄精粥，党参黄精猪肚等。

3. 用于肾虚精亏所致的头晕，腰膝酸软，须发早白及消渴等。本品能滋肾填精，强壮固本，常用于肾虚精亏诸证，临床上常与枸杞配伍，以增补肾益精之功，如枸杞丸。

药膳举例

1. 宫煲子鸡　黄精 60g，枸杞 30g，紫河车一具，子母鸡一个。用竹签将紫河车洗净，子母鸡宰杀干净，将洗净的药材连同紫河车放入鸡腹内置于盅内，加生姜 2 片、黄酒少许，加盖隔水炖 2 小时，调味即可。具有补益健脾，滋肾益精之效。用于肺结核、气管炎易感者、体弱多病者。（郭丽珍. 中药材，1995；（3）：158）

2. 黄精烧猪蹄　黄精 30g，党参 10g，黄芪 10g，陈皮 5g，猪蹄 600g。将猪蹄刮洗干净，切块，药材洗净，置砂锅内，生姜 10g，葱 2 根，黄酒少许，清水适量，武火烧沸，文火煨熟时，加入水、淀粉煨至汁浓稠，调味即可。具有补脾润肺之效。适用于脾胃虚弱所致的饮食不振、肺虚咳嗽、病后体虚等证。（郭丽珍. 中药材 1995；（3）：158）

3. 黄精首乌酒　黄精 50g，首乌 30g，枸杞子 30g，米酒 1000g。将三味药用凉开水洗净，浸泡于酒中，封盖 1 个月即成。具有滋补肝肾，增强正气之效。用于神经衰弱、头发枯白等。（郭丽珍. 中药材，1995；（3）：158）

4. 黄精粥　黄精 15～30g，粳米 50g，白糖适量。先将黄精浓煎，取汁去滓，入粳米

煮粥，粥成后加白糖即可。用于脾胃虚弱，体倦乏力，饮食减少，肺虚燥咳，或干咳无痰，肺痨咳血等。（《饮食辨录》）

5. 黄精30g，冰糖50g。将黄精洗净，用冷水泡发3~4小时，放入锅内，再加冰糖和适量清水，用大火煮沸后，改用文火熬至黄精熟烂。每日2次，吃黄精喝汤。用于肺阴不足所致的咳嗽痰少，干咳无痰、咳血等证。

6. 黄精一两，冬蜜一两，开水炖服。用于小儿下肢痿软。（《闽东本草》）

7. 枸杞丸　枸杞子、黄精等分，为细末，捣成块，捏作饼子，捣为末，炼蜜为丸，如梧桐子大。每服五十丸，空心温水送下。具有补精气之效。（《奇效良方》）

8. 黄精250g，黑豆60g，煮食，用于肾虚腰痛。（《湖南药物志》）

9. 黄精酒　黄精、苍术各2000g，枸杞子2500g，松叶4500g，天门冬1500g。将上药水煎，待冷备用。将糯米5000g淘洗干净，蒸煮后沥半干，倒入净缸中，待冷倒入药汁缸中，加入酒曲搅匀，加盖密封，置于保温处。隔日摇动数次，21日后开封，去渣，过滤储瓶。每日空腹以温酒调一汤匙取之。每日3次，每次饮服5~10ml。主百病、延年益寿、发白再黑、齿落更生。（《圣惠方》）

10. 黄精莲子薏米粥　黄精25g，莲子30g，薏米50g。先将黄精煮汁去渣，再入莲子薏米同煮成粥，调味服食。具有补中益气、清心健脾之效，用于脾胃虚弱，神疲气短，咳嗽气促等。

11. 党参黄精猪肚　党参、黄精各30g，山药60g，橘皮15g，糯米150g，猪胃1具。先将猪胃洗净，党参、黄精煎水取汁，橘皮切细粒，加盐、姜、花椒少许，一并与糯米拌匀，纳入猪胃，扎紧两端，置碗中蒸熟服食。用于脾胃虚弱、少食便溏、消瘦乏力。

使用注意　中寒便溏及痰湿痞满者禁服。

现代研究

黄精有有抗疲劳、抗衰老、抗缺氧、提高改善记忆作用，能增强免疫功能，增强新陈代谢，又有降血糖和降脂等作用。黄精延缓衰老的作用是可能与其增强和调节机体免疫功能、激活内源性防御自由基损伤的物质和抑制衰老动物体内氧自由基、增强体内保护因素等方面有关。黄精多糖可显著降低实验性糖尿病鼠血糖和血清糖化血红蛋白浓度，并明显升高血浆胰岛素及C肽水平。黄精多糖可能为糖基化损伤的抑制剂，可通过促进胰岛素及C肽的分泌而降低血糖水平，因此具有较高的开发和利用价值。据报道单味中药黄精治疗2型糖尿病，亦能较好控制糖尿病人的血糖。此外，有实验采用跳台法和避暗法对黄精改善小鼠学习记忆的作用进行了研究，结果表明，黄精的乙醇提取物1.0g/kg对东莨菪碱所致小鼠记忆获得障碍有明显改善作用，而0.25g/kg也可以使小鼠避暗错误次数明显减少。

文献摘要

《别录》："主补中益气，除风湿，安五脏。"

《日华子本草》："补五劳七伤，助筋骨，止饥，耐寒暑，益脾胃，润心肺。"

《滇南本草》："补虚添精。"

《本草从新》："平补气血而润。"

《药性切用》："黄精性平味甘，补益中气，润养精血，功力轻缓。"

《本草便读》："此药味甘如饴，性平质润，为补养脾阴之正品。"

参考文献

1. 朱红艳，许金俊. 黄精延缓衰老研究进展［J］. 中草药，1999，30（10）：795～797.

2. 李友元，邓洪波，张萍，等. 黄精多糖对糖尿病模型小鼠糖代谢的影响［J］. 中国临床康复，2005，9（27）：90～91.

3. 张红，李娟. 单味中药黄精治疗Ⅱ型糖尿病疗效观察［J］. 新疆中医药，2007，25（5）：41～42.

4. 孙隆儒，李铣，郭月英，等. 黄精改善小鼠学习记忆障碍等作用的研究［J］. 沈阳药科大学学报，2001，18（4）：286～289.

5. 陈晔，孙晓生. 黄精的药理研究进展［J］. 中药新药与临床药理，2010，21（3）：328～330.

麦　冬

来源　百合科植物麦冬、湖北麦冬、短葶山麦冬或山麦冬、沿阶草等的块根。

性味归经　性微寒，味甘、微苦，归肺、心、胃经。

功效　润肺养阴，益胃生津，清心除烦。

主治　肺燥干咳，阴虚劳嗽，热病津伤，心烦失眠，内热消渴，肠燥便秘，血热吐衄，肺痈，咽干口燥，便秘等。

应用

1. 用于燥咳痰黏，甚则咯血者。本品能养阴润燥，清泄肺热，为养肺阴、润肺燥之常用药。常与天门冬同用，治阴虚肺热或肺痨咳嗽，如二冬膏、二冬雪梨汤。

2. 用于胃阴不足，舌干口燥。本品入胃而滋阴生津，且能润肠通便。如麦冬山楂饮，与山楂配伍，可健脾胃、生津液。

3. 用于心烦失眠。本品能养阴清心，除烦安神，不论外感内伤均可应用，尤善阴虚血亏而有热者，如麦冬莲子汤。

药膳举例

1. 麦门冬粥　生麦门冬（去心，净洗，切碎，研烂，绞取汁一合），白粳米（净淘二合），薏苡仁（拣净去土一合），生地黄（肥者四两，净洗，切碎，研烂，绞汁三合），生姜汁（一合）。上五味，以水三盏，先煮煎粳米薏苡仁二味令百沸，次下地黄麦门冬生姜三汁相和，煎成稀粥，空心温服，如呕逆未定，晚后更煮食之。用于妊娠胃反呕逆不下食。（《圣济总录》）

2. 二冬膏　天冬、麦冬各等量，加水煎取浓汁，入约等量的炼蜜共煎沸，每次吃1匙。用于阴虚肺热或肺痨咳嗽，咽干口渴，发热或潮热。（《张氏医通》）

3. 麦冬粟米粥　麦冬15g，鲜竹叶10g，粟米100g。麦冬、竹叶煎水取汁，粟米加水煮至半熟时加入前汁，再煮至粥熟。用于心热烦闷，口渴，舌红少津。

4. 麦冬山楂饮　取麦冬、山楂各10g，用沸水冲泡，待凉即可饮用。具有健脾胃、生津止渴、消毒散瘀等功效。

5. 二冬雪梨汤　天门冬、麦冬各 10g，雪梨 1 个，冰糖末适量。雪梨洗净、去核、切片，将天冬、麦冬、冰糖末同放瓦罐内，加水适量，大火烧沸，改用小火煲 1 小时即可。具有滋阴润肺、润肤瘦身之效。

6. 麦冬、党参、北沙参、玉竹、天花粉各 9g。上药共研成粗末，开水冲泡代茶饮，每服 1 剂，每日 1 次。具有疏肝、养阴、清热之功效。用于胃热阴虚型胃炎。(《中国食疗学》)

7. 麦冬莲子汤　麦门冬 20g，莲子肉 15g，茯神 10g。将以上三味略洗，放在砂锅内，加入清水适量，煎煮 40 分钟左右，取汁。药渣加水再煎 35 分钟左右，取汁。合并 2 次汁液，分早晚 2 次温服。具有滋阴清热，宁心安神之效。用于心阴亏虚所致的心悸、烦躁、失眠、多梦等。

使用注意　脾胃虚寒泄泻，胃有痰饮湿浊及暴感风寒咳嗽者均忌服。

现代研究

麦冬块根中富含有多糖、皂苷、黄酮等有效成分，具有强心、利尿、抗菌、降糖等药理作用，所以在治疗心绞痛、心律失常、糖尿病、久咳不愈等方面具有良好的效果。一、对心血管系统的作用：麦冬有增加冠脉流量，对心肌缺血有明显保护作用，并能抗心律失常及改善心肌收缩力，可以用于治疗心绞痛。二、降糖作用：研究发现，麦冬多糖（2g/d）明显改善胰岛素敏感性，使周围组织对胰岛素抵抗降低。麦冬多糖对正常小鼠血糖无明显影响，但能降低自发性高血糖小鼠血糖及升高血清胰岛素，能降低链脲霉素诱发高血糖大鼠的血糖及糖化血红蛋白，能推迟大鼠口服蔗糖后血糖升高时间并降低血糖。三、对免疫系统的作用：大量研究显示，麦冬多糖可以促进体液免疫和细胞免疫功能，能显著增加小鼠胸腺和脾脏的重量，增强小鼠网状内皮系统的吞噬能力，提高血清中溶血素含量，显示麦冬多糖具有良好的免疫增强和刺激作用。四、对消化系统的作用：麦冬多糖对萎缩性胃炎有一定的治疗作用，主要与改善胃黏膜的血液循环、抑制炎性反应、促进组织细胞的增生有一定的关系。五、耐缺氧抗疲劳作用：麦冬煎剂、麦冬水提物、麦冬注射液皆有提高常压或减压小鼠的耐缺氧能力。小鼠游泳实验表明，麦冬氨基酸和麦冬多糖具有一定的抗疲劳作用。

文献摘要

《本经》："主心腹结气，肠中伤饱，胃络脉绝，羸瘦短气。"

《本草拾遗》："止烦热消渴，寒热体劳，止呕开胃。"

《珍珠囊》："治肺中伏火，生脉保神。"

《用药心法》："补心气不足。"

《本草再新》："去瘀生新，清耳明目，疗痈疮诸毒。"

参考文献

1. 黄琦，许家鸾. 麦冬多糖对 2 型糖尿病血糖及胰岛素抵抗的影响［J］. 浙江中西医结合杂志，2002，12（2）：81.

2. 沈永顺. 自拟加味麦冬饮治疗慢性萎缩性胃炎 68 例［J］. 中国中医药信息杂志，2002，9（4）：52.

3. 于学康. 麦冬的药理作用研究进展［J］. 天津药学，2012，24（4）：69~70.

鹿　茸

来源　脊椎动物鹿科梅花鹿或马鹿等雄鹿头上尚未骨化而带毛的幼角。

性味归经　性温，味甘、咸，归肝、肾经。

功效　补肾阳，益精血，强筋骨。

主治　肾虚阳痿滑精，头晕耳鸣，神疲目暗，宫冷不孕，腰脊冷痛，筋骨痿软，崩漏带下，阴疽不敛及久病虚损等。

应用

1. 用于肾阳虚衰，精血不足证。本品味甘咸性温，禀纯阳之质，为温肾壮阳，补督脉，益精血的要药。可单服，如鹿茸茶，亦可配合益精养血药同服，以增强疗效。

2. 用于肾虚骨弱，腰膝无力或小儿五迟。本品能壮肾阳，亦可益精血，故能强筋骨。如《本事方》鹿茸丸。

3. 用于妇女冲任虚寒，崩漏带下。本品能补益肝肾，调理冲任，固摄止带，故可用治性属虚寒之崩漏带下，如鹿茸淮山竹丝鸡汤。

4. 用于疮疡久溃不敛，阴疽疮肿内陷不起。本品补阳气，益精血而达到温补内托的目的。

药膳举例

1. 鹿茸酒　鹿茸10g，山药30g。以白酒500g，将药材浸泡于酒中，每次饮1～2小杯。用于肾阳虚，阳痿遗精，小便频数，腰膝酸软。（《普济方》）

2. 鹿茸丸　鹿茸不拘多少（切片，酥炙黄）。上为末，酒糊为丸，如梧桐子大。每服三五十丸，空心，食前盐汤送下。用于肾虚腰痛。（《本事方》）

3. 冬虫夏草鹿茸红枣鸭　冬虫夏草12g，老鸭子一只（约1500g），鹿茸3g，红枣20g。老鸭子宰杀后放血去毛，从尾腹开一小口，掏出内脏，然后将其清洗干净，再用筷子般大小的竹签在鸭背或鸭腹上戳几个小洞，将冬虫夏草塞进小洞内，再把鹿茸、大枣放入鸭腹中，然后放入沙锅内加生姜、大蒜、胡椒、食盐等调料蒸至熟烂即可食用。具有补肾益精、益肺平喘之效，用于肾虚阳痿、遗精早泄、腰膝酸软、各种贫血、病后体虚诸症以及风心病、心悸气喘、腰膝无力、水肿、尿少等症。健康人食用，有消除疲劳、抗衰益寿的功效。（欧阳军．养生大世界，2007；（5）：32）

4. 鹿茸蒸蛋　鹿茸0.5g（研细末），鸡蛋2个。鸡蛋敲破，倾入碗中，放入鹿茸及盐、胡椒粉，一并调匀，蒸熟食。用于体弱阳虚，精血不足，阳痿，夜尿多，手足欠温，或血压偏低。

5. 鹿茸炖鸡　鹿茸2g，母鸡半只或1只。将母鸡宰杀去毛及内脏后切块，用沸水中煮5分钟后捞出，把处理的鸡块和鹿茸一起放入炖盅内，先武火煮沸，然后文火炖煮1小时，至鸡肉烂熟后食用。用于肾虚引起的怕冷、失眠、头晕。

6. 鹿茸淮山竹丝鸡汤　鹿茸4g，淮山药40g，竹丝鸡120g。鹿茸、淮山药洗净，竹丝鸡肉去皮，洗净切块，放入开水中煮5分钟，取出过冷水。把用料放炖盅内，加适量开水，隔水慢火炖2～3小时，汤成趁热服，具有温壮肾阳、收敛止带之效。用于肾阳不足、精血亏虚、腰酸肢冷、带下过多、宫冷不孕、小便清长等。

7. 鹿茸茶　鹿茸 0.5g。用鹿茸片泡制药茶饮用，最后嚼食服下。具有温补肾阳之效。

使用注意　阴虚阳亢，血分有热，胃中火盛，肺有痰热及外感热病未愈者忌服。

现代研究

鹿茸中的化学成分比较复杂，包括有机成分和无机成分。鹿茸含有 19 种以上氨基酸（包括人体不能合成的必需氨酸），10 种磷脂成分、9 种脂肪酸及蛋白质、激素样物质、生物胺、多肽类、硫酸软骨素、前列腺素、核酸、维生素等。研究观察到鹿茸提取物有显著增加未成年雄性动物（大、小鼠）的睾丸、前列腺、贮精囊等性腺重量的作用。鹿茸能促进小鼠雌性幼鼠生殖系统组织发育，增加子宫和卵巢的重量，能使卵巢切除后的大鼠子宫阴道有代偿性增生和变化。鹿茸能增强机体免疫力，对小鼠腹腔注射鹿茸精能明显增加小鼠的游泳时间，延长小鼠低温下存活时间，表明鹿茸具有明显的抗疲劳作用和增加耐寒能力。

文献摘要

《本经》："主漏下恶血，寒热惊痫，益气强志，生齿不老。"

《别录》："疗虚劳洒洒如疟，羸瘦，四肢酸疼，腰脊痛，小便利，泄精，溺血。"

《药性论》："主补男子腰肾虚冷，脚膝无力，梦交，精溢自出，女人崩中漏血。"

《日华子本草》："补虚羸，壮筋骨，破瘀血，安胎下气。"

《本草纲目》："生精补髓，养血益阳，强健筋骨。治一切虚损、耳聋、目暗、眩晕、虚痢。"

参考文献

1. 董万超，赵景辉，潘久如，等. 梅花鹿七种产物中生物胺的分析测定 [J]. 特产研究，1998，(1)：22.

2. 董万超，辛炎，张秀连，等. 梅花鹿茸和尾对大鼠性腺的影响 [J]. 特产研究，1996，(1)：10.

3. 杨若明，张经华，周素红，等. 麋鹿茸中的性激素对大鼠和小鼠生殖系统的影响 [J]. 解剖学报，2001，32 (2)：180 ~ 181.

4. 孙晓波，周重楚. 鹿茸精强壮作用的研究 [J]. 中药药理与临床，1987，3 (3)：11 ~ 13.

5. 吴瑕，常洋，何剑斌. 鹿茸药理作用的研究进展 [J]. 畜禽业，2008，(12)：56 ~ 57.

冬虫夏草

来源　麦角菌科植物冬虫夏草菌的子座及其寄生主蝙蝠蛾科昆虫绿蝙蝠蛾幼虫的尸体。

性味归经　性温，味甘，归肾、肺经。

功效　益肾补肺，止血化痰。

主治　肺虚咳喘，劳嗽带血，自汗盗汗，阳痿遗精，腰膝酸痛，病后久虚不复。

应用

1. 用于阳痿遗精、腰膝酸痛。本品有补肾助阳益精之效。可单用浸酒服，或配伍补肾助阳药同用，如虫草枸杞羊肉汤。

2. 用于肺虚或肺肾两虚之久咳虚喘，劳嗽痰血。本品善补肺气，定喘嗽。单用有效，亦可与其他药同用，如与贝母同用，如虫草贝母百合汤。

此外，病后体虚不复，自汗畏寒等，可以同鸭、鸡等炖服，有补虚扶弱之效，如冬虫夏草鸡肉汤。

药膳举例

1. 夏草冬虫三五枚，老雄鸭一只。去鸭肚杂，将鸭头劈开，纳药于中，仍以线扎好，酌加酱油、酒，用常法蒸烂食之。用于病后虚损。（《本草纲目拾遗》）

2. 虫草贝母百合汤　冬虫夏草30g，贝母15g，百合12g。水煎服。用于肺结核咳嗽、咯血，老年虚喘。（《河北中草药》）

3. 虫草枸杞酒　冬虫夏草、枸杞子各30g，黄酒2斤。将药材放入酒中浸泡1周，每次1小盅，日服2次。用于肾虚腰痛。（《河北中草药》）

4. 冬虫夏草鸡肉汤　冬虫夏草12g，鸡肉250g。先将鸡肉切小块，与冬虫夏草一同放入沙锅内，加生姜、大蒜、葱、胡椒、黄酒和清水适量，用武火煮沸，再转用文火炖至鸡肉熟烂，加食盐调味食用。具有补虚损、益五脏之效。用于身体虚弱或虚劳引起的诸多虚劳证。老年人食用，有充沛精力、抗衰老、延年益寿之功效。（欧阳军．养生大世界，2007；（5）：32）

5. 冬虫夏草蒸甲鱼　冬虫夏草12g，甲鱼500g，红枣20g，调味品适量。将甲鱼去甲壳、头足，切块，摆上冬虫夏草、红枣，加料酒、细盐、葱段、姜末、大蒜及清鸡汤，隔水蒸至熟烂即可食用。具有滋阴益气、温阳固精之效。用于肝肾亏虚所致的阳痿、遗精、早泄、性冷淡，以月经不调、带下病和病后、产后身体虚弱、体倦乏力、神疲心悸、失眠多梦、饮食减退、各种贫血、更年期综合征等。（欧阳军．养生大世界，2007；（5）：32）

6. 虫草人参酒　冬虫夏草、人参各等量，以酒浸泡，每次饮1小杯。用于元气不足，肾虚阳痿。

7. 虫草枸杞羊肉汤　冬虫夏草20g，羊肉500g，枸杞子15g，怀山药30g，蜜枣30g，生姜6g，精盐适量。先将羊肉洗净切块，与洗净的虫草、怀山药、枸杞子、蜜枣、生姜一同入砂锅内，加水适量，先用武火煮沸，再转用文火炖至羊肉熟烂，加精盐调味食用。具有调补肝肾、益精壮阳之功效。

使用注意　有表邪者慎服。

现代研究

现代研究证明，冬虫夏草具有抗肿瘤、增强免疫力、镇静、抗惊厥、止血、降压、改善心肌缺血、抗血小板凝集功能以及抗老防衰、保护肾脏和肝脏等作用。虫草对免疫功能的调节作用是双向的，既可以表现为持续增强免疫力，提高机体抵抗疾病的能力，又可以表现为免疫抑制作用，能够在器官移植术后有效的抑制排斥反应。使用化疗方法治疗恶性肿瘤在杀伤肿瘤细胞的同时也损害了宿主的免疫系统，而虫草能减轻化疗造成的免疫功能损害。与化学抗癌药物不同，菌类多糖是通过提高机体的特异性或非特异性免疫功能，增强寄主机体免疫力，从而发挥抗肿瘤作用，没有或较少有毒副作用。近年来，虫草抗肿瘤作用在肿瘤治疗领域深受重视，临床上常将虫草等中药用于肿瘤化疗的辅助治疗，以增强机体免疫力。虫草能够在抑制肿瘤生长的同时减轻化疗中的副作用，延长晚期恶性肿瘤患者生命，还可以有效抑制器官移植术后的排斥反应。除此之外，有实验证明，虫草可以明显延长小鼠负重游泳时间，增加小鼠肝糖原储备量，降低小鼠运动后血乳酸含量，这证明虫草菌丝体具有抗疲劳作用。

文献摘要

《本草从新》："保肺益肾，止血化痰，已劳嗽。"

《药性考》："秘精益气，专补命门。"

《柑园小拾》："以酒浸数枚啖之，治腰膝间痛楚，有益肾之功。"

《本草纲目拾遗》："保肺气，实腠理。"

《中华人民共和国药典》："补肺益肾，止血化痰。用于久咳虚喘，劳嗽咯血，阳痿遗精，腰膝酸痛。"

参考文献

1. 张博华，陈晶. 冬虫夏草药理作用研究进展 ［J］. 中医药信息，2012，29（1）：134～135.

2. 田劭丹，李冬云，侯丽，等. 冬虫夏草抗肿瘤研究进展 ［J］. 实用中医内科杂志，2006，20（1）：7～8.

3. 吴庆光，赵珍东，王宗伟. 冬虫夏草抗肿瘤作用研究进展 ［J］. 中医药导报，2005，11（6）：80～82.

4. 章力建，张红城，董捷，等. 冬虫夏草辅助蜂胶抗肿瘤及其体外免疫作用研究初报 ［J］. 中国蜂业，2010，61（5）：7～8.

5. 陈新霞，吕中明，石根勇，等. 冬虫夏草菌丝体的抗疲劳作用研究 ［J］. 中国生化药物杂志，2009，30（5）：321～323.

6. 王克芳，徐长庆，李志超，等. 冬虫夏草抗小鼠运动性疲劳的作用及机制研究 ［J］. 哈尔滨医科大学学报，2003，37（4）：311～314.

淫羊藿

来源　小檗科植物淫羊藿、箭叶淫羊藿和柔毛淫羊藿等的全草。

性味归经　性温，味辛、甘，归肝、肾经。

功效　补肾壮阳，祛风除湿。

主治　腰膝酸软，阳痿遗精，虚冷不育，尿频失禁，肾虚喘咳，风湿痹痛，半身不遂，四肢不仁等。

应用

1. 用于肾虚阳痿、腰膝痿软、肢冷畏寒。本品有补肾壮阳之效，故常用于肾阳虚衰所致的阳痿遗泄等。可单用浸酒服，如淫羊藿酒。也可与补肾壮阳药同用，如起阳酒。

2. 用于寒湿痹痛或四肢拘挛麻木。本品辛温之性能补肝肾，强筋骨，祛风湿。

药膳举例

1. 黄芪羊藿汤　黄芪30g，淫羊藿15g，五味子6g，煎汤，具有壮肾阳，坚筋骨，祛风湿之效。用于阳痿，遗精早泄，精冷不育，尿频失禁，肾虚喘咳，腰膝酸软，筋骨挛急，风湿痹痛，半身不遂，四肢不仁等。

2. 固牙散　仙灵脾，不拘多少，为粗末，煎汤漱牙齿。用于牙疼。（《奇效良方》）

3. 淫羊藿酒　淫羊藿100g。用白酒约500g浸泡。每次饮1小杯，用于肾虚阳痿，腰膝酸软。（《普济方》）

4. 淫羊藿茶　淫羊藿5g，红茶3g，用200ml开水冲泡后饮用，冲饮至味淡。具有补肾壮阳，祛风除湿之效。

5. 起阳酒　淫羊藿、巴戟天各15g，海狗肾2副，山茱萸、菟丝子、肉苁蓉各12g，白酒1~2公斤。将狗肾洗净，余药布包，同置白酒中密封浸泡20~30天，每日早晚饮用20~30ml。具有温肾壮阳，益气生精之效。（胡新国. 药膳食疗，2002；（11）：43）

6. 枸杞二羊汤　枸杞子、淫羊藿各10g，羊肉1500g，调料适量。将淫羊藿布包，羊肉洗净，切块，同入锅中，加清水适量，煮熟后，食盐、味精、猪脂等调味服食。具有补肾壮阳，生精益髓之效。（胡新国. 药膳食疗，2002；（11）：43）

7. 淫羊藿狗肉汤　淫羊藿10g，狗肉1500g，调料适量。将淫羊藿布包，狗肉洗净，切块，同入锅中，加清水适量煮沸后，下葱、姜、椒、料酒、草果、茴香、桂皮等，煮至狗肉熟后，调味服食。具有补肾壮阳之效。用于肾虚阳痿，早泄、遗精。（胡新国. 药膳食疗，2002；（11）：43）

使用注意　阴虚火旺者禁用。

现代研究

淫羊藿主要化学成分为黄酮类化合物、木脂素及生物碱。现代药理研究表明，淫羊藿能改善性功能，增加心脑血管血流量，促进造血功能、免疫功能及骨代谢，具有抗衰老、抗肿瘤等功效。淫羊藿苷具有雄性激素样作用，能使小鼠附睾及精囊腺增重，提示这可能与淫羊藿的壮阳作用有关。通过实验研究表明，淫羊藿对卵巢切除大鼠的血清骨源性碱性磷酸酶、血清骨钙素均明显提高，优于对照组，表明淫羊藿对骨质疏松症有一定治疗效果，而且随时间的延长效果越明显。

文献摘要

《本经》："主阴痿绝伤，茎中痛。利小便，益气力，强志。"

《别录》："坚筋骨。"

《日华子本草》："治一切冷风劳气，补腰膝，强心力，丈夫绝阳不起，女子绝阴无子，筋骨挛急，四肢不任，老人昏耄，中年健忘。"

《医学入门》："补肾虚，助阳。治偏风手足不遂，四肢皮肤不仁。"

《医林纂要》："治命门肝肾，能壮阳益精，亦去寒痹。"

参考文献

李华珠，黄文秀，杜志斌，等. 淫羊藿对骨质疏松大鼠骨代谢影响的实验研究［J］. 口腔颌面外科杂志，2010，20（2）：136~140.

益智仁

来源　姜科多年生草本植物益智的成熟果仁。

性味归经　性温，味辛，归脾、肾经。

功效　温脾开胃摄唾，暖肾固精缩尿。

主治　脾胃虚寒，腹痛呕泻，口多唾涎，肾虚遗尿，尿频，遗精等。

应用

1. 用于肾虚遗精，遗尿等证。本品能补肾固精缩尿，可与桑螵蛸、菟丝子、仙茅等同用，治疗遗尿，如益智仁猪脬汤，仙茅益智仁酒。

2. 用于脾胃虚寒泄泻，吐涎唾诸证。本品能温脾摄涎、止泻，故常用于脾胃虚寒诸证，如益智仁粥。

药膳举例

1. 益智仁粥　益智仁 5g，糯米 50g，盐少许。将益智仁研为细末，再用糯米煮粥，后调入益智仁末，加盐少许，稍煮片刻即可。具有补肾助阳，固精缩尿之效。用于脾肾阳虚所致的腹中冷痛、尿频、遗尿、泄泻等。（《经效产宝》）

2. 益智仁猪脬汤　猪脬 50g，益智仁、桑螵蛸、补骨脂、金樱子、菟丝子各 10g，党参、大枣各 12g，淮山药 20g，五味子、神曲各 5g，糯米 50g（纳入猪脬）。加食盐适量炖服，每日 1 剂。用于遗尿。（韦佩华 . 广西中医药 1999；（4）：26）

3. 益智仁汤　益智仁二十四枚。上为末。水一中盏，加盐少许，同煎服。用于遗精虚漏，小便余沥，夜多小便。（《奇效良方》）

4. 益智仁羊肉汤　羊肉 250g，益智仁 15g，淮山药 30g，生姜 8 片。取鲜嫩羊肉，割去肥脂，洗净，切块，以姜下油锅爆至微焦黄气香，取出备用。淮山药、益智仁洗净。把全部用料放人锅内，加清水适量，武火煮沸后文火煲约 2~3 小时，调味即可。具有温补肝肾，固涩止遗之效。

5. 仙茅益智仁酒　益智仁、仙茅各 20g，淮山药 30g，米酒 1000g。把 3 种药投入酒中，封盖，10 天后即可饮用，每次 1 小匙，每日 2 次。用于老年肾虚尿频。

使用注意　阴虚火旺者禁用。

现代研究

通过实验观察，益智仁提取液对番泻叶所致的小鼠腹泻有明显的对抗作用，表现在使腹泻潜伏期延长和在相同时间内的累积腹泻次数减少；对正常小鼠的胃排空和小肠推进有明显的抑制作用，初步证明了抑制胃肠运动为益智仁止泻的机制之一。

文献摘要

《本草纲目》："治冷气腹痛，及心气不足，梦泄，赤浊，热伤心系，吐血、血崩。"

《本草求真》："益智，气味辛热，功专燥脾温胃，及敛脾肾气逆，藏纳归源，故又号为补心补命之剂。"

《开宝本草》："治遗精虚漏，小便余沥，益气安神。补不足，安三焦，调诸气。"

《医学启源》："治脾胃中寒邪，和中益气。治人多唾，当于补中药内兼用之。"

《本草备要》："能涩精固气，温中进食，摄涎唾，缩小便。"
参考文献
李兴华，胡昌江，李文兵，等．益智仁止泻作用初步研究［J］．时珍国医国药，
2009，20（10）：2498～2499.

山茱萸

来源 山茱萸科落叶小乔植物山茱萸除去果核的果肉。

性味归经 性微温，味酸，归肝、肾经。

功效 补益肝肾，收敛固涩。

主治 腰膝酸痛头晕耳鸣，遗精滑精，遗尿泄泻，崩中漏下，大汗虚脱等。

应用

1. 用于肝肾不足，头晕目眩，腰膝酸软等证。本品能补肝肾，益精血，为平补阴阳之佳品，常用于肝肾不足诸证，如山茱萸粥、山萸韭菜饮。

2. 用于遗精，遗尿，小便频数，及虚汗不止等证。本品味酸，酸以收之，涩以固之，有良好的收敛固涩作用。

此外，本品又能固经止血，可用治妇女体虚、月经过多等。

药膳举例

1. 山茱萸粥 山茱肉15～20g，粳米2两，白糖适量。将山茱萸肉洗净，去核，与粳米同入砂锅煮粥，待粥将熟时，加入白糖稍煮即可。具有补益肝肾，涩精敛汗之效。用于肝肾不足，头晕目眩，耳鸣腰酸，遗精，遗尿，小便频数，虚汗不止，肾虚带下等。

2. 山萸酒 山茱萸30～40g，白酒500g。山茱萸洗净，入白酒内浸泡7天，每服10～15ml，日1～2次。具有补益肝肾，敛汗涩精之效。用于肾虚腰痛、遗精、体虚多汗者。（杨元德．饮食科学，2004；（9）：26）

3. 山茱萸蒸子鸭 山茱萸25g，子鸭1只，调料适量。将山茱萸洗净，鸭宰杀后，去毛、内脏，将鸭放入蒸盆内，抹上调料，将山茱萸放入鸭腹内，武火蒸熟。具有补益肝肾，收敛固涩之效。用于耳鸣、眩晕、白汗盗汗、小便频数、遗精、月经过多、腰膝酸软等。

4. 百合山茱萸粥 百合20g，山茱萸15g，粳米100g。百合、山茱萸洗净，粳米淘洗干净。将百合、山茱萸、粳米同放炖锅内，加水置武火烧沸，再用文火炖煮熟即可。具有养肺滋肾，止喘之效。

5. 龙牡山萸粥 龙骨、牡蛎各30g，山萸萸10g，粳米100g。将龙骨、牡蛎打碎煮约1小时，再加山茱萸煎半小时，用纱布过滤出药汁，后再如法煎煮提取2次，把3次药汁合在一起，加入粳米，加适量的水煮粥。具有补肾壮骨之效。

6. 山萸韭菜饮 山茱萸15g，韭菜30g。先煮山茱萸20分钟左右，再入韭菜，煮一二沸，取汁去渣，代茶频饮。具有温阳补肾之效。

使用注意 命门火炽，及素有湿热，小便不利者禁用。

现代研究

现代医学研究表明，山茱萸具有抗菌、调节免疫、降血糖、降血脂、抗氧化、抗肿瘤、抗艾滋病、强心等重要的药用价值。通过以无水乙醇对山茱萸果肉进行浸提，得到了山茱萸提取液，用山茱萸提取液对几种常见的食品微生物进行抑菌活性的测定。结果表明，山茱萸提取液对细菌和部分酵母的抑菌效果显著，最低抑菌浓度实验表明，山茱萸提取液对大肠杆菌、枯草芽孢杆菌和假丝酵母的最低抑菌浓度均为5%，而对金黄色葡萄球菌的最低抑菌浓度为4%，对霉菌抑制效果不明显。山茱萸有治疗糖尿病的功效。山茱萸降血糖作用的有效成分是熊果酸和齐墩果酸，实验研究显示山茱萸乙醇提取液能显著降低非胰岛素依赖型糖尿病大鼠进食量及饮水量，其对非胰岛素依赖型糖尿病大鼠空腹血糖无影响，但能明显降低其进食后血糖水平，升高进食后血浆胰岛素水平，促进胰岛增生。

文献摘要

《本经》："主心下邪气，寒热温中，逐寒湿痹，去三虫，久服轻身。"

《别录》："强阴益精，安五藏，通九窍，止小便利，明目，强力长年。"

《汤液本草》："止小便利，秘精气取其味酸涩以收滑也。"

《药性论》："止月水不定，补肾气，兴阳道，添精髓，疗耳鸣，止老人尿不节。"

《本草再新》："益气养阴，补肾平肝，温中发汗，利小便，除寒气。"

参考文献

1. 黄钰铃，呼世斌，刘音. 山茱萸果实提取物抑菌作用研究［J］. 食品工业科技，2002（10）：31 - 32.

2. 钱东生，罗琳，何敏，等. 山茱萸乙醇提取液对Ⅱ型糖尿病大鼠的治疗效应［J］. 南通医学院学报，2000，20（4）：337～339.

五味子

来源　木兰科多年生落叶木质藤本植物北五味子和南五味子的成熟果实。

性味归经　性温，味酸，归肺、肾、心经。

功效　收敛固涩，益气生津，补肾宁心。

主治　肺虚喘咳，伤津口渴，自汗盗汗，梦遗滑精，久泻久痢，心悸失眠等。

应用

1. 用于久咳虚喘。本品味酸性收，有敛肺止咳之效，常用于肺肾两虚之虚咳、气喘，单用本品亦有敛肺止咳之效，如五味子膏；若用于肺寒咳嗽，则需配伍辛温宣散之品。

2. 用于遗精、久泻。本品有补肾涩精止泻之效。治遗精常配桑螵蛸、煅龙骨以固肾止遗；治久泻常配肉豆蔻、芡实以涩肠止泻。

3. 用于阴液不足之口干渴，自汗盗汗。本品酸能生津，亦可敛汗，故常用于口渴、多汗之证。

4. 用于心悸失眠。本品味酸敛降，能收敛心气，滋养心阴，宁心安神，可配伍养心安神药同用。

药膳举例

1. 五味子膏　五味子、蜂蜜各250g，加水适量，煎熬取汁，浓缩成稀膏，加等量蜂蜜，以小火煎沸，待冷备用。每次服 1～2 匙，空腹时沸水冲服。用于肺虚咳嗽、短气，或肾虚遗精、滑精、虚羸少气等。(《本草衍义》)

2. 五味子散　五味子 18g，吴茱萸 6g，一同炒香，研为细末。每日 2 次，每次 6g，米饮送服。用于脾肾虚寒有腹泻，久泻不止。(《本事方》)

3. 五味子、金樱子各 5g，开水浸泡代茶常饮。用于遗精、滑精、早泄、腰酸、神疲、盗汗等。

4. 五味子 3g，罂粟壳 1g，款冬花、党参各 5g，开水浸泡代茶常饮。用于肺气耗散，肺失宣降的慢性支气管炎。

5. 五味子茶　五味子 15g，冰糖 30g。将五味子洗净，用开水略烫，立刻捞出，放在茶杯内，加入冰糖，用开水冲泡，1 日 2～3 次。具有养心安神，补肾涩精之效。用于心肾气虚、早泄、遗精、遗尿、失眠、健忘、心悸。此外，还可用于自汗、盗汗、胃酸缺乏、烦渴等。(《食物中药与便方》)

6. 五味子酒　五味子 50g，白酒 500ml。将五味子洗净，装入玻璃瓶中，加入酒浸泡，瓶口密封，浸泡期间，每日振摇 1 次，浸足半个月后即可饮用。每次饮 3ml，每日 3 次。用于神经衰弱，失眠，头晕，心悸，健忘，烦躁等症。(《药膳食谱集锦》)

7. 五味子鸡蛋　五味子 15g，鸡蛋 6 个。将五味子与鸡蛋同入沙锅，加水煎煮至鸡蛋熟。此药膳具有养肺理气、清热止咳之效。用于肺虚夹热、久咳不愈。(农村新技术，2011；(7)：70)

8. 五味子、龙眼肉、蜂蜜各 500g，加水煎煮两次，每次 1 小时，将两次的煎液合并，去渣，加蜂蜜，用慢火熬成膏状，每次 1 汤匙，每日 2～3 次。用于气血不足、失眠多梦、头昏心悸等。

使用注意　外有表邪、内有实热、咳嗽初起、麻疹初发者禁用。

现代研究

一、保肝作用：五味子含有丰富多样的化学成分，其中主要成分是木质素，大约占 8%，其生物活性主要是对肝脏的保护作用，尤其对治疗病毒性肝炎有很好的疗效。五味子可以降低肝炎患者血清中谷丙转氨酶，治疗肝脏的化学毒物损伤。二、抗氧化：五味子素是抗氧化功效最强的抗氧化剂，它可以直接促进身体自行制造抗氧化物质，提高人体自身抗氧化能力，及时有效清除自由基。三、对中枢神经作用：五味子对中枢神经有双向调节作用，影响大脑皮层的兴奋和抑制，可改善人的智能并增强记忆力，同时五味子又能抑制中枢神经系统，具有明显的镇静作用。四、对心血管系统的作用：五味子能使低血压患者血压升高，但不会使正常血压升高；对动物心脏有某些强心作用。五、其他作用：五味子中含有的五味子粗多糖可以提高机体免疫力，增加机体对有害刺激的抵抗能力，减轻机体损伤；能调节胃液分泌，促进胆汁分泌；强化人们的视觉和听觉，与人参有相似的作用。

文献摘要

《本经》："主益气，咳逆上气，劳伤羸瘦，补不足，强阴，益男子精。"

《别录》："养五脏，除热，生阴中肌。"

《日华子本草》："明目，暖水脏，治风，下气，消食。"

《本草通玄》："固精，敛汗。"

《药性切用》："敛肺滋肾，专收耗散之气，为喘嗽虚乏多汗之专药。"

参考文献

1. 王森，张建国．五味子的研究概况及开发前景［J］．经济林研究，2010，2（14）：126～127.

2. 张震．五味子的营养成分及其价值［J］．现代农业科技，2008，（16）：112.

金樱子

来源　蔷薇科植物金樱子的成熟果实。

性味归经　性平，味酸、涩，归肾、膀胱、大肠经。

功效　固精，缩尿，涩肠止泻。

主治　滑精遗精，遗尿尿频，脾虚久泻及妇女带下，子宫脱垂，脱肛等。

应用

1. 用于滑精遗精、遗尿尿频、妇女带下过多等。本品味酸涩，性收敛，有固精缩尿、固崩止带的作用，适用于肾虚引起遗精、小便频数、遗尿、白带过多等证，可与芡实同用，如水陆二仙丹。也可单用熬膏，持续服用，如金樱子膏。

2. 用于脾虚久泻。本品能固肠止泻，可配伍益气健脾药。

此外，因本品有收敛之性，还可用于子宫脱垂、脱肛等证。

药膳举例

1. 金樱子粥　金樱子 15g，粳米 100g。金樱子洗净，加清水适量，煎至 100ml 左右，滤去渣，药汁与粳米同煮，文火熬成粥。具有补益脾肾，收涩固精之效。（《饮食辨录》）

2. 金樱子（去净外刺和内瓤）和猪小肚一个，水煮服。用于小便频数，多尿小便不禁。（《泉州本草》）

3. 金樱子膏　金樱子十斤，剖开去子毛，于木臼内杵碎。水二升，煎成膏子服。用于梦遗，精不固。（《明医指掌》）

4. 金樱子去毛、核一两，水煎服，或和猪膀胱，或和冰糖炖服。用于男子下消、滑精，女子白带。（《闽东本草》）

5. 金樱子去毛、核一两，鸡蛋一枚炖服。用于久痢脱肛。（《闽东本草》）

6. 金樱子根五钱至一两，鸡蛋一枚，同煎，去渣，连蛋带汤服。用于小儿遗尿。（《湖南药物志》）

7. 水陆二仙丹　金樱子（去子洗净捣碎，入瓶中蒸令热，用汤淋之，取汁慢火成膏）、芡实肉（研为粉）各等分。上以前膏同酒糊和芡粉为丸，如梧桐子大．每服三十丸，酒吞，食前服。用于白浊。（《仁存堂经验方》）

8. 金樱子根二三两，猪瘦肉四两，加水同炖，去渣，服汤及肉。用于妇女崩漏。（《江西民间草药验方》）

使用注意　实火、邪热者禁用。

现代研究

现代药理研究表明，金樱子可降低血清胆固醇的含量，可使肠壁之黏膜收缩，分泌减少而有止泻作用，并具明显的抗菌作用及抗病毒作用。金樱子水提取物能抑制大鼠离体膀胱平滑肌的痉挛性收缩，可减少尿频模型大鼠的排尿次数，延长排尿间隔时间，增加每次排尿量。

文献摘要

《别录》："止遗泄。"

《蜀本草》："治脾泄下痢，止小便利，涩精气。"

《滇南本草》："治日久下痢，血崩带下，涩精遗泄。"

《本草正》："止吐血，衄血，生津液，收虚汗，敛虚火，益精髓，壮筋骨，补五藏，养血气，平咳嗽，定喘急，疗怔仲惊悸，止脾泄血痢及小水不禁。"

《本草备要》："酸涩，入脾肺肾三经，固精秘气，治梦泄遗精，泄痢便数。"

参考文献

1. 阮肖平. 浅谈金樱子的药用及食疗价值［J］. 时珍国医国药，1998，9（5）：461.

2. 田代华. 实用中药辞典［M］（上卷），北京：人民卫生出版社，2003：1188.

红　花

来源　菊科植物红花的花冠。

性味归经　性温，味辛。归心、肝经。

功效　活血祛瘀，通经止痛。

主治　闭经，痛经，瘀滞腹痛，恶露不行，癥瘕痞块，跌扑损伤，疮疡肿痛，斑疹色暗。

应用

用于血滞经闭、痛经，产后瘀滞腹痛、癥瘕积聚、跌打损伤、斑疹色暗等。本品辛散温通，能活血祛瘀，通经止痛，是活血化瘀之良药，亦是治疗妇产科血瘀病证的常用药，常与活血通经药配伍使用。

药膳举例

1. 红蓝花三两，以无灰清酒半升，童子小便半大升，煮取一大盏，去滓，候稍冷服之。留滓，再以新汲水一大升煮之良久服。用于产后血晕，烦闷，不识人。（《外台》引《近效方》）

2. 红花炒后研末适量，加入等量地瓜粉，盐水或烧酒调敷患处。用于关节炎肿痛。（《福建药物志》）

3. 红花6g，鸡血藤24g，水煎，调黄酒适量服。用于痛经。（《福建药物志》）

4. 牛肉500g，干番红花4g，丹参15g，陈皮6g，胡椒粉2g，八角1g，生姜片5g，葱节30g，川盐、鸡精、香油、料酒各适量。将牛肉块、丹参洗净，切成片待用，净锅内放清水烧至沸，投入牛肉块，烧沸打净浮沫，加入八角、生姜片、陈皮、丹参片、干番红花、胡椒粉、葱节、料酒，烧至牛肉炖软时，拣去陈皮、葱节，放上川盐煮至入味，再放入鸡精和香油调匀，起锅即成。具有补脾开胃、活血祛瘀、补气养血、解郁安神、凉血解

毒、消痛之功效。（周玲．医药与保健 2002；（03）：63）

5. 将红花阴干，放入酒中浸泡，即为红花酒，每日饮 2~3 杯（约 10~15ml）。用于腰背酸痛、四肢无力。（施献举．全国首届壮医药学术会议暨全国民族医药经验交流会论文汇编，2005：245）

6. 桃仁红花粥　桃仁 10~15g，红花 6~10g，粳米 50~100g。先将桃仁捣烂如泥，与红花一并煎煮，去渣取汁，同粳米煮为稀粥，加红糖调味。具有活血通经，祛瘀止痛之效。用于气滞血瘀经闭，月经不调，及冠心病、心绞痛、高血压等。（《多能鄙事》）

使用注意　孕妇禁用。

现代研究

红花的化学成分主要为黄酮和脂肪油两大类，其中查耳酮类化合物红花黄色素为红花的主要活性成分，有抗心肌缺血、抑制血小板聚集、抗氧化等作用。实验报道红花黄色素对自发性高血压大鼠有明显降压作用，给予大鼠灌服红花黄色素 1~2g/（kg·d），给药 3~5d 后开始降压，2~3 周作用最强。红花黄色素可减少大鼠低灌流离体心脏乳酸脱氢酶漏出，缓解心室肌组织 ATP 含量下降及其超微结构的损伤；可缓解大鼠心肌线粒体混悬液中线粒体的肿胀及膜流动性下降，表明红花黄色素可缓解大鼠心肌缺氧性损伤，改善心肌能量代谢。腹腔注射红花黄色素可明显降低大鼠心率，且显著改善异丙基肾上腺素所致的心电图缺血性改变，同时可缓解大鼠低灌流离体心脏的心率及冠状动脉流量的下降，提示红花黄色素具有缓解大鼠心肌缺血作用，改善冠状动脉供血可能为其作用机理之一。

文献摘要

《开宝本草》："主产后血运口噤，腹内恶血不尽、绞痛，胎死腹中，并酒煮服。亦主蛊毒下血。"

《本草纲目》："活血，润燥，止痛，散肿，通经。"

《本草衍义补遗》："红花，破留血，养血。多用则破血，少用则养血。"

《本草汇言》："治男子血脉，行妇人经水。"

《药性考》："生新破瘀，经闭便难，消肿止痛。"

参考文献

1. 刘发，魏苑，杨新中，等．红花黄色素对高血压大鼠的降压作用及对肾素－血管紧张素的影响 ［J］．药学学报，1992，27（10）：785.

2. 朴永哲，金鸣，藏宝霞，等．红花黄色素改善缺氧心肌能量代谢的研究 ［J］．中草药，2003，34（5）：436.

3. 朴永哲，金鸣，藏宝霞，等．红花黄色素缓解大鼠心肌缺血作用的研究 ［J］．心肺血管病杂志，2002，21（4）：225.

4. 施峰，刘焱文．红花的化学成分及药理研究进展 ［J］．时珍国医国药，2006，17（9）：1666~1667.

三　七

来源　五加科多年生草本植物三七的根。

性味归经　性温，味甘、微苦，归肝、胃经。

功效　化瘀止血，消肿定痛。

主治　各种出血证，跌扑瘀肿，胸痹心痛，癥瘕，血瘀经闭、痛经，产后瘀血腹痛，疮痈肿痛等。

应用

1. 用于各种出血证。本品既能止血又可散瘀，有止血不留瘀之效，可用于各种出血证。可单味应用，亦可配伍使用。

2. 用于跌扑瘀肿。本品能活血散瘀，消肿定痛，可用于跌扑损伤、青紫疼痛者。可单味应用，亦可配伍活血行气化瘀药。

药膳举例

1. 鸡蛋一枚，打开，和三七末一钱，藕汁一小杯，陈酒半小杯，隔汤炖熟食之。用于吐血。（《种福堂方》）

2. 三七三钱，研末，米泔水调服。用于血痢。（《濒湖集简方》）

3. 三七研末，米汤服一钱。用于产后血多。（《濒湖集简方》）

4. 三七根磨汁涂于眼睛四周。用于赤眼，十分重者。（《濒湖集简方》）

5. 三七鸡　三七10g，小母鸡约500g。将三七研成粉，小母鸡宰杀后去内脏，留下鸡肫，去除鸡内金中的脏物并洗净后，把三七粉装进鸡肫里，封口，然后把鸡肫装回小母鸡，加适量盐，置盆中隔水蒸熟即可。具有补气血，定痛之效。用于十二指肠溃疡、胃溃疡、胃出血后体质虚弱、贫血、眩晕以及久病体虚等症。（王美英．中药材　1995；（05）：269）

6. 三七猪肚鸡　三七10g，猪肚约500g，小母鸡约800g。将三七研成粉，用盐把猪肚内壁的附着物搓洗干净，再用少许花生油搓洗（去肚臊味并增加香气）。小母鸡宰杀干净，去内脏。将三七粉装进猪肚内，再把猪肚塞进鸡内加适量食盐，置盆中隔水蒸熟即可。具有补气血、养胃之效。用于胃溃疡、十二指肠溃疡、贫血、眩晕、久病体弱等症。（王美英．中药材　1995；（05）：269）

7. 三七洋参瘦肉汤　三七20g，洋参10g，瘦肉每次50g。将三七、洋参均研成粉混合，分10次服。每天早晨将50g瘦肉炖汤，以约100ml吞服分好的三七、洋参粉。具有补气血、活血、定痛之效。用于各种胃痛、冠心痛、心绞痛等。（王美英．中药材　1995；（05）：269）

8. 三七末15g，与活螃蟹共捣烂，冲热酒温服。用于跌打内伤。（《广西民族药简编》）

9. 三七3g，研细末。鸽子一只，去内脏，药粉装肚，蒸吃。用于血虚头晕。（《曲靖专区中草药手册》）

使用注意　孕妇慎用。

现代研究

三七的主要成分有三七皂苷、黄酮苷及三七氨酸，其中三七总皂苷在块根中的含量可达到 12%。近些年来，三七越来越多地被用于治疗冠心病、心绞痛、心脑血管病、脑出血后遗症、抗肿瘤等。三七水溶性成分三七素，能缩短小鼠的凝血时间，并使血小板数量显著增加，它主要通过机体代谢、诱导血小板释放凝血物质而产生止血作用。三七总皂苷对家兔、大白鼠实验性血栓形成均有明显抑制作用，静脉注射可以明显抑制凝血所致弥漫性血管内凝血，动物血小板数目的下降和纤维蛋白降解产物的增加。三七总皂苷还可明显降低冠心患者的血小板黏附和聚集，改善微循环，抗血栓形成。可见，三七的止血（促凝）和活血化瘀（抗凝）双向调节功效是其所含多种活性成分综合作用的结果。

文献摘要

《本草纲目》："止血，散血，定痛。金刃箭伤，跌仆杖疮、血出不止者，嚼烂涂，或为末掺之，其血即止，亦主吐，衄血，下血，血痢，崩中，经水不止，产后恶血不下，血晕，血痛，赤目，痈肿，虎咬，蛇伤诸病。"

《纲目拾遗》："去瘀血，止吐衄，补而不峻。"

参考文献

1. 蒲清荣，税丕先．三七药理作用研究概述 ［J］．现代医药卫生，2007，23（24）：3704 ~ 3705.

2. 徐皓亮，季勇，饶曼人．三七皂苷 Rg1 对大鼠实验性血栓形成、血小板聚集率及血小板内游离钙水平的影响 ［J］．中国药理学与毒理学杂志，1998，12（1）：40 ~ 42.

3. 许军，王阶，温林军．三七总皂苷干预血栓形成研究概况 ［J］．云南中医中药杂志，2003，24（5）：46 ~ 47.

4. 杨志刚，陈阿琴，俞颂东．三七药理研究新进展 ［J］．上海中医药杂志，2005，39（4）：59 ~ 62.

葛　根

来源　豆科多年生落叶藤本植物葛的根。

性味归经　性凉，味甘、辛，归脾、胃经。

功效　解肌发表，退热生津，升阳透疹。

主治　外感发热，头痛项强，烦热消渴，麻疹不透，泄泻，痢疾等。

应用

1. 用于外感发热，项背强痛，麻疹不透等证。本品轻清升散，有退热、舒筋、透疹之效，善治颈项强痛，亦可用于麻疹透发不畅。

2. 用于热病口渴，阴虚消渴。本品能生津止渴，可单用或配伍使用。

3. 用于热泻热痢及脾虚泄泻。本品能升清阳，鼓舞脾胃阳气上升而止泻痢，常配合党参、白术等治疗脾虚泄泻，又可配伍黄连、黄芩等，用于湿热泻痢。

药膳举例

1. 葛根粉粥　葛根粉 30g，粳米 50g。粳米浸泡一宿，与葛根粉同入砂锅内，加水500g，用文火煮至米开粥稠即可。具有清热，生津，止渴，降血压之效。（《太平圣惠方》）

2. 生葛根 1000g，捣取汁一升，并藕汁一升，温服。用于热毒下血，或因吃热物发病。(《梅师集验方》)

3. 生葛根汁半大升，顿服。用于心热吐血不止。(《广利方》)

4. 葛根饮　葛根汁、淡竹沥各三合，相合匀，煎三五沸，二三岁儿分三服，百日儿斟酌服之。用于小儿伤寒。(《圣济总录》)

5. 生葛根，捣取汁，每服一小盏。用于鼻衄，终日不止，心神烦闷。(《太平圣惠方》)

6. 葛根汁二升，分作三服。用于妊娠热病心闷。(《伤寒类要》)

7. 捣葛根，绞取汁，服一升差。用于卒干呕不息。(《补缺肘后方》)

8. 葛根汁一斗二升，饮之，取醒，止。用于酒醉不醒。(《千金方》)

9. 葛根葱白汤　葛根二两，芍药、川芎、知母各半两，葱白一握，生姜一两。上药研成粗末，水二升半，煮取一升，去滓，温饮 1 盏。用于伤寒汗后或未发汗，头项强重。(《伤寒总病论》)

10. 酒病丸　葛根不拘多少，上为细末。用猪腰子 1 个，劈破，用药 3 钱，烧熟服。用于积聚，酒疸身黄，饮食减少。(《烟霞圣效》)

11. 暴耳聋茶　葛根 9～15g，甘草 3g。上药研成粗末，置热水瓶中，冲入适量沸水，盖闷 20 分钟。频频代茶饮服，每日 1 剂。具有解表升阳，清热解毒之效，用于突发性耳聋。(《食物中药与便方》)

现代研究

葛根中主要化学成分为葛根素，葛根素具有舒张血管、降低心肌耗氧量、改善心肌收缩功能、促进血液循环、抑制血小板聚集、降脂等作用。葛根素注射液用于冠心病、心绞痛并心律失常，可明显减少心律失常（尤其是室性心律失常）的发生，避免恶性心律失常的发生。葛根素的抗心律失常作用可能与其能直接抑制单个心肌细胞缺血、低氧后细胞内钙离子浓度的增高，抑制心肌细胞膜上的钙离子通道电流，使钙离子内流减少有关。葛根素具有良好的血管舒张作用，能显著抑制新福林引起的大鼠胸主动脉血管环。葛根素能促进急性心肌梗死模型大鼠的血管形成，其机制可能与提高一氧化氮合酶活性，增加一氧化氮含量有关。葛根素能降低小鼠血清总胆固醇的含量，升高高密度脂蛋白的含量，降低低密度脂蛋白和极低密度脂蛋白含量，防止低密度脂蛋白过度氧化，从而减少脂肪在冠状动脉壁沉积，减少动脉粥样硬化的发生率，这提示葛根素具有明显的降血脂作用。

文献摘要

《本经》："主消渴，身大热，呕吐，诸痹，起阴气，解诸毒。"

《别录》："疗伤寒中风头痛，解肌，发表，出汗，开腠理。疗金疮，止痛，胁风痛。""生根汁，疗消渴，伤寒壮热。"

参考文献

1 杨培树，张娜. 葛根素的药理研究 [J]. 天津药学，2012，24 (5)：75～76.

2. Liu X J, Zhao J, Gu X Y. The effects of genistein and puerarin on the activation of nuclear factor – kappaB and the production of tumor necrosis factor – alpha in asthma patients [J]. Pharmazie, 2010, 65 (2)：127.

3. 杨人泽，曾靖，刘春棋，等. 葛根素对小鼠血脂作用的影响 [J]. 时珍国医国药，

2007；18（10）：2496.

酸枣仁

来源 鼠李科植物酸枣的成熟种子。

性味归经 性平，味甘，归心、肝经。

功效 养心安神，敛汗。

主治 虚烦不眠，惊悸怔忡，体虚自汗，盗汗等。

应用

1. 用于心悸失眠。本品能养心阴，益肝血而有安神之效。常用于肝阴不足，心失所养之心悸、怔忡、失眠、健忘等症，可与茯神、柏子仁等配伍使用，加强安神之力，如安神代茶饮。

2. 用于自汗、盗汗。本品酸甘收敛，可与人参、茯苓等同用，如酸枣参苓饮，用于小儿盗汗。

药膳举例

1. 酸枣仁粥 酸枣仁（一两捣为末），粳米（二合）。先以粳米煮作粥，临熟，下酸枣仁汁，更煮三五沸，空心食之。用于心脏烦热，躁渴不得睡卧。（《太平圣惠方》）

2. 地黄枣仁粥 生地黄、酸枣仁各30g，粳米100g，白糖适量。生地、酸枣仁加水研末，取汁100ml，与洗净的粳米同煮成稀粥，加白糖少许，调匀即可。具有生津止渴，养心安神之效。

3. 枣仁人参粉 酸枣仁20g，人参12g，茯苓30g。共研为细末，每次5~6g，温水送服，亦可入粥中煮食。用于体虚自汗、盗汗。（《普济方》）

4. 酸枣仁茶 酸枣仁15~30g，加白糖研和。每日晚餐后取枣仁末15~30g，放保温杯中，冲入沸水，盖闷约15~20分钟后，代茶频饮。具有宁心安神，补肝，敛汗之效。用于虚烦不眠，惊悸多梦，体虚多汗，口渴。（《食物中药与便方》）

5. 酸枣仁煎饼 酸枣仁3分（炒熟，捣末），人参1分（末），茯神1分（末），糯米4两（水浸，细研），白面4两。上为末，入米、面中，以水调作煎饼食之。用于风热，头面浮热，心神昏闷，不得睡卧。（《太平圣惠方》）

6. 安神代茶饮 茯神、枣仁、柏子仁各10g，研成粗末，每次取20~30g，放保温杯中，冲入沸水适量，盖闷约20分钟，代茶频饮，每日1剂。失眠者可在入睡前半小时冲泡顿服，具有宁心安神，定惊之效。用于心气不足所致的虚烦不眠，惊悸怔忡，健忘等。

7. 酸枣参苓饮 人参、茯苓、酸枣仁，每服2钱，米饮调下；或水煎服。用于小儿盗汗。（《幼科证治大全》）

使用注意 内有实邪郁火者慎用。

现代研究

酸枣仁的主要有效成分为酸枣仁总皂甙、酸枣仁黄酮、酸枣仁油等。酸枣仁具有镇静催眠、抗惊厥、抗心律失常、抗心肌缺血、降压、降血脂、增强免疫等药理作用。实验表明，酸枣仁总皂甙给小鼠灌胃，连续5日，能明显减少小鼠自主活动次数，使小鼠入睡潜伏期缩短，对苯丙胺所致小鼠活动增加也有对抗作用；酸枣仁总黄酮 10~40mg/kg 灌胃，可产生同样的镇静催眠作用，且呈一定的剂量依赖；酸枣仁油 1.4ml/kg 或 0.35ml/kg 灌胃给药，1 次/d，连续给药 3d，可使小鼠自主活动减少，可协同一些镇静药延长小鼠的睡眠时间。经过实验和临床验证，酸枣仁的镇静催眠作用主要是影响慢波睡眠的深睡阶段，使深睡的平均时间延长，发作频率增加，对慢波睡眠中的浅睡阶段和快波睡眠无明显影响，主要对中枢神经起到抑制作用。

文献摘要

《本经》："主心腹寒热，邪结气聚，四肢酸疼，湿痹。"

《别录》："主烦心不得眠，脐上下痛，血转久泄，虚汗烦渴，补中，益肝气，坚筋骨，助阴气，令人肥健。"

《新修本草》："补中益气。"

《本草汇言》："敛气安神，荣筋养髓，和胃运脾。"

《本草再新》："平肝理气，润肺养阴，温中利湿，敛气止汗，益志，聪耳明目。"

参考文献

胡明亚. 酸枣仁的药理作用及现代临床应用研究［J］. 中医临床研究，2012，19（4）：20~22.

白　芷

来源　伞形科多年生草本植物禹白芷、兴安白芷、川白芷和杭白芷的根。

性味归经　性温，味辛，归肺、胃经。

功效　祛风除湿，通窍止痛，消肿排脓。

主治　头痛，鼻塞，齿痛，鼻渊，牙痛，赤白带下，疮疡肿痛等。

应用

1. 用于感冒风寒，头痛，鼻塞。本品味辛，升散，能上行头目，故常用于风寒感冒、头痛、鼻塞、齿痛等，如朱氏白芷散。此外，白芷有化湿通鼻窍之功，故又为治疗鼻渊之要药。

2. 用于风湿痹痛，带下过多者。本品能祛风除湿，用于风湿寒痹、腰背疼痛，赤白带下，既可内服，亦可外用。如《妇人良方大全》中的白芷散可治疗妇人赤白带下。

3. 用于疮疡肿痛。本品有消肿排脓之效，与解毒活血之品相配伍，可外用，亦可内服，还可用于毒蛇咬伤，有解蛇毒作用。

药膳举例

1. 白芷粥　粳米 100g，白芷 10g，白糖 5g。粳米淘洗干净，用冷水浸泡半小时后煮粥，白芷水煎取浓汁，待米半熟时加入，一同煮熟食，待粥将成时加入白糖搅匀，再略煮片刻即可。具有祛风解表，宣通鼻窍之效。

2. 香白芷为细末，米粥调下，用于肠风。（《百一选方》）

3. 香白芷嚼烂涂之，用于刀箭伤疮。（《濒湖集简方》）

4. 桃花白芷油　桃花 250g，白芷 30g，白酒 1400ml。白芷与白酒同置入容器中，密封浸泡 30 日后便可应用。每日早、晚各服 1 次，每次 15～30ml，同时倒少许酒于手掌中，两手掌对擦，待手掌热后来回擦脸部患处，具有活血通络、润肤祛斑的作用。适用于面色晦暗、黑斑、黄褐斑等症。（吴庆宇．药膳食疗研究，1997；（3）：31）

5. 白芷末、葱白，捣为丸，如小豆大，每服二十丸，茶送下。仍以白芷末姜汁调，涂太阳穴。乃食热葱粥取汗，用于小儿风寒流涕。（《本草纲目》引《太平圣惠方》）

6. 黄芩（酒浸，炒）、白芷，上为末，茶清调二钱。用于眉框痛，属风热与痰。（《丹溪心法》）

7. 白芷散　白芷（炒）半两，巴戟天一两，高良姜一钱，上为散。每服一钱匕，猪肾一对，去筋膜，入药末煨熟，细嚼，温酒下。用于虚劳，元脏虚冷，心腹疼痛，精神倦怠。（《圣济总录》）

8. 白芷散　白芷一两，海螵蛸二个（烧），胎发一团（煅），上为细末，每服二钱，空心温酒调下。用于妇人赤白带下。（《妇人良方大全》）

使用注意　阴虚血热者禁用。

现代研究

白芷的主要成分为香豆素类和挥发油类成分。白芷的药理研究表明，其具有较强的光敏作用以及解热、镇痛、平喘、降压、兴奋运动和呼吸中枢等作用，同时还有抗菌、抑制脂肪细胞合成及解痉等多方面的作用。白芷煎液 15g/kg 灌胃对皮下注射蛋白胨所致小鼠高热模型有明显解热镇痛作用，其效优于 0.1g/kg 的阿司匹林。白芷对大肠杆菌、宋氏痢疾杆菌、弗氏痢疾杆菌、变形杆菌、伤寒杆菌、副伤寒杆菌、绿脓杆菌、霍乱弧菌、革兰氏阳性菌及人型结核杆菌等有不同程度抑制作用。

文献摘要

《本经》："主女人漏下赤白，血闭阴肿，寒热，头风侵目泪出。"

《药性论》："治心腹血刺痛，除风邪，主女人血崩及呕逆，明目、止泪出，疗妇人沥血、腰腹痛；能蚀脓。"

《日华子本草》："治……乳痈、发背、瘰疬、肠风、痔瘘，排脓，治疮痍、疥癣，止痛生肌，去面䵟疵瘢。"

《滇南本草》："祛皮肤游走之风，止胃冷腹痛寒痛，周身寒湿疼痛。"

《本草纲目》："治鼻渊、鼻衄、齿痛、眉棱骨痛，大肠风秘……蛇伤，刀箭金疮。"

参考文献

1. 吴媛媛，蒋桂华，马逾英，等．白芷的药理作用研究进展［J］．时珍国医国药，2009，20（3）：625～627.

2. 李宠宇，戴跃进，谢成科，等．不同商品的白芷的药理研究［J］．中国中药杂志，1991，16（9）：560.

莱菔子

来源　十字花科草本植物莱菔的种子。

性味归经　性平，味辛、甘，归脾、胃、肺经。

功效　消食化积，降气化痰。

主治　饮食停滞，脘腹胀满，嗳腐吞酸，大便秘结，积滞泻痢，痰壅喘咳等。

应用

1. 用于食积气滞证。本品味辛行散，可入脾胃，尤长于行气消胀。常与陈皮、山楂等配伍应用，如理气消滞茶。

2. 用于咳喘痰多属于实证者。本品能入肺，具有降气化痰、止咳平喘之功。可单用本品为末服或煎汤服，亦可与白芥子、苏子等同用，如三子养亲茶；与川贝同用，如川贝莱菔茶。

药膳举例

1. 莱菔子一合，研，煎汤，食上服之。用于积年上气咳嗽，多痰喘促，唾脓血。（《食医心镜》）

2. 莱菔子，研，以水滤汁，浸缩砂50g，一夜，炒干，又浸又炒，凡七次，为末。每饮服5g，用于气胀气臌。（《朱氏集验医方》）

3. 杏仁（去皮尖）、萝卜子各半两，为末，粥丸服。用于痰嗽。（《丹溪心法》）

4. 清金丸　萝卜子，淘净，蒸熟，晒，研，姜汁浸，蒸饼丸，绿豆大。每服三十丸，以口津咽下，日三服。用于齁喘痰促，遇厚味即发。（《医学集成》）

5. 莱菔子煎　莱菔子（烂研）半两，桃仁（去皮尖双仁，研如膏）、杏仁（去皮尖双仁，研如膏）、蜜酥、饧各一两，上药慢火同煎药，如稀汤。每服半匙，沸汤化下，不拘时候。用于咳嗽多痰，上喘，唾脓血。（《圣济总录》）

6. 三子养亲茶　紫苏子、白芥子、莱菔子各3g，将上三味各洗净，微炒，击碎，用生绢小袋盛之，置暖水瓶中，以沸水冲泡大半瓶，盖焖10分钟左右，即可当茶饮用，1日内作数次饮完，弃去沉渣。具有降气化痰之效。（《韩氏医通》）

7. 理气消滞茶　紫苏梗12g，炒陈皮9g，炒莱菔子7g，炒山楂10g。按原方比例加大剂量，研成粗粉备用。每次取药末30～40g，以纱布包，置保温瓶中，以沸水适量冲泡，盖焖15分钟后，频频饮服，1日内饮完。具有理气和胃，消积导滞之效。（《中医良药良方》）

8. 川贝莱菔茶　川贝母15g，莱菔子15g，将上二味研末，每次3g，沸水冲泡，代茶饮。具有止咳化痰，降气平喘之效。（《长寿三道》）

使用注意　气虚、无食积、痰滞者慎用。

现代研究

一、对消化功能的影响：实验发现莱菔子脂肪油部位具有明显的促进小鼠胃排空的作用，并能提高大鼠血浆胃动素的含量。莱菔子水煎剂能增大豚鼠胃窦环行肌条收缩波平均振幅。莱菔子油、莱菔子水提浸膏均有通便作用。由此可见，莱菔子对胃排空和小肠的运动增强有利于加强机械性消化作用，从而改善消化系统的症状。二、镇咳、祛痰、平喘：实验表明生莱菔子醇提取物大剂量组和炒莱菔子醚提取物大剂量组具有非常显著的镇咳作用，生莱菔子醇提取物具有显著的祛痰作用，炒莱菔子水提取物具有一定的平喘作用。

文献摘要

《日华子本草》："水研服，吐风痰；醋研消肿毒。"

《本草纲目》："下气定喘，治痰，消食，除胀，利大小便，止气痛，下痢后重，发疮疹。"

《医学衷中参西录》："莱菔子，无论或生或炒，皆能顺气开郁，消胀除满，此乃化气之品，非破气之品。"

参考文献

1. 唐健元，张磊，彭成，等. 莱菔子行气消食的机制研究. 中国中西医结合消化杂志，2003，11（5）：287.

2. 李海龙，李梅，金珊，等. 莱菔子对豚鼠体外胃窦环行肌条收缩活动的影响. 中国中西医结合消化杂志，2008，16（4）：215.

3. 刘蕊，卢刚，刘梦洁，等. 莱菔子不同提取物对实验性便秘小鼠排便的影响. 现代中医药，2010，30（2）：59.

4. 张巍峨，梁文波，张学梅，等. 莱菔子提取物镇咳祛痰平喘作用研究. 大连大学学报，2002，23（4）：93.

佛　手

来源　芸香科植物佛手的成熟果实。

性味归经　性温，味辛、苦，归肝、脾、胃、肺经。

功效　舒肝理气，和中，化痰。

主治　肝胃气滞，胸胁胀痛，胃脘痞满，食少嗳气，呕吐泻痢，咳嗽痰多。

应用

1. 用于肝郁胸胁胀痛及气滞脘腹疼痛。本品辛香走散，既能疏肝解郁，又能醒脾理气。治肝郁气滞者，可与柴胡、香附、郁金等同用；治脾胃气滞之脘腹胀痛，多与木香、枳壳等同用。

2. 用于久咳痰多。本品苦温而善于健脾、燥湿、化痰，辛行苦泄又能疏肝理气，常治咳嗽痰多而见胸膺作痛者，如佛手半夏茶。

药膳举例

1. 佛手半夏茶　佛手、半夏各6g。将佛手切碎，半夏（制）微杵后，放入保温杯中，再加砂糖少许，用沸水冲泡，盖闷15分钟后，代茶饮，1日内饮完。具有理气燥湿，化痰止咳之效。（《食物中药与便方》）

2. 鲜佛手露　鲜佛手1斤。用蒸气蒸馏法，每斤吊成露4斤。每用4两，隔水温服。具有宽胸利气之效。（《中药成方配本》）

3. 鲜佛手12～15g，开水冲泡，代茶饮，用于肝胃气痛。（《全国中草药汇编》）

4. 佛手柑粥　佛手柑10～15g。上药煎汤去滓，再加入粳米50～100g，冰糖少许，同煮为粥。用于老年胃弱，胸闷气滞，消化不良，食欲不振，嗳气呕吐等证。（《长寿药粥谱》）

5. 佛手、姜、半夏各6g，砂糖等分，水煎服，用于湿痰咳嗽。（《全国中草药汇编》）

6. 双花佛手茶　佛手、玫瑰花、月季花、红茶各10g，将上四味放入杯子中，然后用沸水冲泡后饮服，具有行气活血之效，可用于血瘀性痛经。

使用注意　无气滞症状者慎用。

现代研究

佛手的醇提取液具有祛痰、平喘的功效，可明显延长哮喘潜伏期、减轻哮喘症状。佛手醇提取液有显著提高小鼠耐高温的能力，具有延长存活率，增加小鼠的体重，提高小鼠抗应激作用的功效。此外，金佛手醇提液能明显增强家兔离体回肠平滑肌的收缩，其作用能被阿托品拮抗，对小鼠小肠运动有明显推动作用。

文献摘要

《滇南本草》：“补肝暖胃，止呕吐，消胃寒痰，治胃气疼痛，止面寒疼，和中行气。”

《本草纲目》：“煮酒饮，治痰气咳嗽。煎汤，治心下气痛。”

《本经逢原》：“专破滞气。治痢下后重，取陈年者用之。”

《本草再新》：“治气舒肝，和胃化痰，破积，治噎膈反胃。”

《本草便读》：“理气快膈，惟肝脾气滞者宜之。”

参考文献

1. 金晓玲，徐丽珊，何新霞. 佛手醇提取液的药理作用研究［J］. 中国中药杂志，2002，27（8）：604～606.

2. 王宜祥，何忠平. 金佛手醇提取液对小肠平滑肌的影响［J］. 药物研究，2003，12（4）：43～44.

蒲公英

来源　菊科植物蒲公英及其多种同属植物的全草。

性味归经　性寒，味苦、甘，归肝、胃经。

功效　清热解毒，利湿。

主治　热毒疮疡，乳痈，肠痈，黄疸，热淋，目赤肿痛，蛇虫咬伤等。

应用

1. 用于痈肿疔毒及内痈等证。本品苦寒，既能清热解毒，又能消痈散结，主治内外热毒疮痈诸证。本品能疏郁通乳，尤善治疗乳痈，既可外敷，如治乳便用方，又可单用本品浓煎内服。治疗痈肿疔毒，可配伍夏枯草、野菊花、金银花等，如串雅三妙茶。本品鲜者外敷还可用治毒蛇咬伤。

2. 用于热淋涩痛，湿热黄疸。本品苦寒清降，能清利湿热，利尿通淋，可用于湿热引起的淋证、黄疸，如蒲公英绿豆汤。

药膳举例

1. 蒲公英粥　蒲公英鲜品60g，粳米100g。将连根蒲公英洗净，切碎，加水煎取汁，加入粳米煮为稀粥。具有清热解毒、消肿散结之效。（《粥谱》）

2. 治乳便用方　取连根蒂叶蒲公英二两捣烂，用好酒半斤同煎数沸，存渣敷肿上，用酒热服，盖睡一时许，再用连须葱白一茶盅催之，得微汗而散，用于乳痈初起，肿痛未成脓者。（《外科正宗》）

3. 蒲公英捣敷肿上，日三四度易之。用于产后不自乳儿，蓄积乳汁，结作痈。（《梅

师集验方》）

4. 蒲公英捣烂覆之，别更捣汁，和酒煎服，取汗。用于疳疮疔毒。（《本草纲目》引《唐氏方》）

5. 蒲公英膏　蒲公英数十斤，上熬，用香油半钟收成膏，外贴，用于诸毒瘰疬。（《惠直堂经验方》）

6. 葱蒲膏　葱白 1 握，蒲公英 5 两，豉 1 合，上捣烂，贴之，用醋面纸封，贴 3～5 度，头出即愈。用于恶刺。（《太平圣惠方》）

7. 清咽止嗽茶　蒲公英 30g，金银花 15g，甘草 6g，胖大海 5 枚，薄荷 6g。上药研成粗末，置热水瓶中，冲入沸水大半瓶，盖闷 10 分钟后，代茶频频饮服，每日 1 剂。具有清热解毒，祛风利咽之效。（《吉林省中药栽培与制剂》）

8. 串雅三妙茶　夏枯草、金银花、蒲公英各 15g，上三味，共置保温瓶中，用沸水 500ml 泡闷 15 分钟，取汁分 3～4 次，每饮前兑入黄酒一盅。每日 1 剂，15～20 天为 1 疗程，具有清热解毒，消肿散结之效。（《串雅内编》）

9. 鲜蒲公英 30g，捣碎，加入 1 个鸡蛋清中搅匀，加冰糖适量，捣成糊状，外敷患处，日换药 1 次。用于腮腺炎。（《中药现代临床应用手册》

10. 蒲公英绿豆汤　蒲公英 100g（干品），绿豆 50g，白糖适量。先将蒲公英去杂洗净，放入汤锅内，加水 2000ml，煮至 1500ml，去渣取汁，将锅洗净，倒入滤汁，再放入淘净的绿豆，煮至烂熟，加入白糖，搅匀即成。用于多种炎症、尿路感染、大便秘结等。（卢隆杰．山东食品科技，2003；（11）：12）

使用注意　用量过大，可致缓泻。

现代研究

现代药理研究表明，蒲公英具有广谱抑菌，利胆保肝，抗胃溃疡、免疫促进等作用。一、广谱抑菌：蒲公英对金黄色葡萄球菌、变形杆菌、甲型链球菌、乙型链球菌均有明显的抑菌作用，对人型结核菌亦有杀灭作用，其水浸剂对多种皮肤真菌有抑制作用。二、利胆保肝：动物实验表明，蒲公英液灌胃能使胆囊收缩，奥狄括约肌松弛，有利于胆汁排入肠中。三、抗胃溃疡：蒲公英煎剂给大鼠灌胃对应激性溃疡有显著保护作用，蒲公英还有抑制幽门螺杆菌的作用，而幽门螺杆菌是消化性溃疡形成与发展的主要致病菌。四、其他方面：蒲公英还是开发绿色保健品的理想资源，因它含有丰富的蛋白质、脂肪、碳水化合物、微量元素及维生素等。

文献摘要

《本草正义》："蒲公英，其性清凉，治一切疔疮、痈疡、红肿热毒诸证，可服可敷。"

《本草衍义补遗》："化热毒，消恶肿结核有奇功。"

《本草备要》："专治乳痈、疔毒，亦为通淋妙品。"

参考文献

周震．蒲公英药理研究与临床应用［J］．光明中医，2009，24（9）：1801～1802.

淡竹叶

来源　禾本科植物淡竹叶的全草。

性味归经　性寒，味甘、淡，归心、胃、小肠经。

功效　清热除烦，利尿。

主治　口舌生疮，小便赤涩淋痛，热病烦渴等。

应用

1. 用于口疮尿赤、热淋涩痛。本品甘淡，能渗湿利尿，长于清心与小肠经热。

2. 用于热病烦渴。本品甘寒，能清心火以除烦，泄胃火以止渴，并可导热邪从小便而出。

药膳举例

1. 竹叶粥　淡竹叶（一两），石膏（碎半两），白米（三合），砂糖（一两）。上四味，以水三升，先煎竹叶石膏，至一升半，去滓下米，候成粥，即入糖搅令匀，空心食之。方治发背痈疽，诸热毒肿。（《圣济总录》）

2. 清心宁神茶　淡竹叶 3g，长灯芯 1g，蝉衣 1～3g，绿茶 0.5～1g。三味用剪刀剪碎与绿茶共置热水瓶中，用沸水适量冲泡，盖闷约 15 分钟后，待温时喂服。每日 1 剂，具有清心除烦，凉肝定惊之效。用于心肝火旺而致的小儿夜啼证。（《药茶治百病》）

3. 橄竹梅茶　咸橄榄 5 个，竹叶 5g，乌梅 2 个，绿茶 5g，白糖 10g。上药共捣碎，置热水瓶中，沸水冲泡，盖闷 15 分钟左右，频频代茶饮服。每日 2 剂，具有清肺解毒，利咽润喉之效。（《偏方大全》）

4. 竹叶苦丁茶　淡竹叶 10g，苦丁茶 6g，甘草 3g。上药共置保暖杯中，沸水冲泡，盖闷 20 分钟左右，代茶频频饮服。每日 2 剂，每剂可沸水冲泡 2～3 次。具有散风解毒，清心泄热之效。（《百病饮食自疗》）

5. 淡竹叶 9～15g，加白糖煮豆腐吃，用于火眼痛。（《浙江民间常用中草药手册》）

6. 鲜淡竹叶 30g（干品 15g），麦门冬 15g，水煎服。用于热病烦渴。（《福建中草药》）

使用注意　体虚有寒者禁用。

现代研究

淡竹叶中含有大量的黄酮和多糖类成分、内酯、叶绿素、氨基酸、维生素、微量元素等成分，均具有很高的生物活性，如多糖是理想的免疫培强剂，叶绿素具有较强的抗氧化功能，有预防心血管病和防衰老的作用。淡竹叶中亦含有较丰富的茶多酚，茶多酚具有抗癌、抗衰老、抗辐射、消除人体自由基、降血糖、降血脂、防治心血管病、抑菌抑酶、沉淀金属等药理功能。淡竹叶提取物对金黄色葡萄球菌、溶血性链球菌等细菌具有一定的抑菌效果。

文献摘要

《本草纲目》："去烦热，利小便，除烦止渴。"

《草木便方》："消痰，止渴。治烦热，咳喘，吐血，呕哕，小儿惊痫。"

《草药新纂》："治热病疮疡。"

参考文献

1. 毛燕，王学利，杨彤. 毛竹叶、枝茶多酚提取及含量的测定［J］. 竹子研究汇刊，2000，19（2）：49～51.

2. 宋秋烨，吴启南. 中药淡竹叶的研究进展［J］. 中华中医药学刊，2007，25（3）：526～527.

荷　叶

来源　睡莲科植物莲的叶片。

性味归经　性平，味苦、涩，归心、肝、脾经。

功效　清暑利湿，升阳止血。

主治　暑热烦渴，暑湿泄痢，脾虚泄泻，多种出血证。

应用

1. 用于感受暑热、头胀胸闷、口渴、小便短赤、吐泻不止等。本品味苦性平，其气清芳，能清暑邪，利湿邪。常与芦根、鲜藿香、鲜佩兰、西瓜翠衣等配伍应用，如五叶芦根茶。

2. 用于脾虚泄泻，脱肛。荷叶气香质轻，能升发脾阳。对脾虚气陷，大便泄泻者，可与人参、黄芪等配伍，增加升阳止泻之力。

3. 用于各种出血证。本品入肝经，走血分，既能散瘀，又可止血，故可用于各种出血证，如双荷饮茶。

药膳举例

1. 败荷叶烧存性，研末。每服二钱，米饮调下，日三服。用于阳水浮肿。（《证治要诀》）

2. 荷叶烧炭，研细末，香油调匀，敷患处，一日二次。用于黄水疮。（《单方验方新医疗法选编》）

3. 荷叶粥　荷叶二张，煎水后和粳米煮粥食。用于暑热、水肿症。（《饮食治疗指南》）

4. 夏枯草荷叶茶　夏枯草10g，荷叶12g（去蒂，或新鲜荷叶半张）。取上药30～40g，研成粗末为一日量，放保温杯中，用沸水冲泡，盖闷10分钟后即可饮用。具有祛暑升清，清肝散结之效。（《百病饮食自疗》）

5. 双荷饮茶　藕节7个，荷叶顶7个，蜜适量。上二味和蜜共捣碎，加清水适量煎沸，盖闷15分钟后取汁，不拘时频饮，每日1～2剂，具有止血化瘀之效。用于吐血、衄血、尿血、崩漏等血证。（《圣惠方》）

6. 五叶芦根茶　鲜荷叶、藿香叶、佩兰叶、枇杷叶各9g，薄荷叶6g，冬瓜仁15g，鲜芦根30g。上药捣碎，纳入热水瓶中，冲入沸水适量，盖闷约15分钟，频频饮用，1日内饮尽。鲜荷叶、鲜芦根均可用干品替代。具有芳香化浊，清肺和胃之效。（《温热经纬》）

7. 三叶茶　丝瓜叶、苦瓜叶、鲜荷叶各 30g。上药洗净，加水适量共煎汤，代茶频频饮服，每日 1 剂，具有清热解暑之效。用于小儿夏季热，发热、口渴、尿频等。(《中医儿科学》)

8. 荷叶茯苓粥　荷叶 60g，茯苓 15g，炒莱菔子 8g，粳米 30g，煎水后和粳米煮粥食，具有健脾益气、利湿化痰、降脂减肥之效。(曾高峰. 医学文选　2006；(04)：83)

现代研究

荷叶生物总碱具有较明显的减肥及降脂作用，用药后，反映机体肥胖程度的增长指标 Lee's 指数、体脂及血脂都有明显下降，肥胖大鼠体重受到明显抑制，而且在减肥作用的同时，动物活动正常，无明显腹泻和抑制食欲的现象发生。荷叶临床应用最多的是以复方的形式用于减肥降脂，已上市的复方有脂定宁、降脂宁、复方中药减肥胶囊、轻健胶囊、降脂 1 号胶囊、红荷散等，主要用于防治冠心病、动脉粥样硬化及高脂血症。同样以荷叶为主要成分的降脂减肥保健品的应用也越来越广泛。

文献摘要

《本草纲目》："盖荷叶能升发阳气，散瘀血，留好血。"

《医林纂要》："多入肝分，平热去湿，以行清气。"

参考文献

1. 涂长春，李晓宇，杨军平，等. 荷叶生物总碱对肥胖高脂血症大鼠减肥作用的试验研究 [J]. 江西中医学院学报，2001；13 (3)：21.

2. 王福刚，曹娟，刘斌，等. 荷叶的化学成分及其药理作用研究进展 [J]. 时珍国医国药，2010；21 (9)：2339~2340.

胖大海

来源　梧桐科植物胖大海的成熟种子。

性味归经　性寒，味甘，归肺、大肠经。

功效　清宣肺气，清肠通便。

主治　肺热声哑，痰热咳嗽，咽喉肿痛，热结便闭，目赤头痛。

应用

1. 用于肺热声哑，咽喉疼痛，咳嗽等。本品甘寒质轻，能清宣肺热，化痰利咽，解毒开音。常单味泡服，亦可配金银花、菊花、甘草等同用，如消炎清咽茶。

2. 用于燥热便秘，头痛目赤。本品有润肠通便之效，可单味泡服，或配伍清热泻下药以增强药效。

药膳举例

1. 胖大海五枚，甘草一钱，炖茶饮服，老幼者可加入冰糖少许。用于干咳失音，咽喉燥痛，牙龈肿痛，因于外感者。(《慎德堂方》)

2. 橄榄海蜜茶　橄榄 3g，胖大海 3 枚，绿茶 3g，蜂蜜 1 匙。先将橄榄放入清水中煮片刻，然后冲泡胖大海及绿茶，闷盖片刻，入蜂蜜调匀，徐徐饮之。每日 1~2 剂，具有清热解毒，利咽润喉之效。(《饮食疗法 100 例》)

3. 消炎清咽茶　蒲公英 30g，金银花 15g，甘草 6g，胖大海 5 枚，薄荷 6g。上药研成粗末，置热水瓶中，冲入沸水大半瓶，盖闷 10 分钟后，代茶频频饮服。每日 1 剂，具有清热解毒，祛风利咽之效。(《吉林省中药栽培与制剂》)

4. 双花大海饮　菊花、金银花各 10g，生甘草、胖大海各 6g。上药共置保温瓶中，用沸水冲泡，代茶频饮。每日 1 剂，具有疏散风热，解毒清音之效。(《中西医结合资料汇编》)

5. 大海生地茶　胖大海 5 枚，生地 12g，冰糖 30g，茶适量。上药共置热水瓶中，沸水冲泡半瓶，盖闷 15 分钟左右，不拘次数，频频代茶饮。根据患者的饮量，每日 2～3 剂。具有清肺利咽，滋阴生津之效。(《药茶治百病》)

6. 胖大海 3 枚，金银花、麦冬各 6g，蝉蜕 3g，水煎服。用于肺热音哑。(《全国中草药汇编》)

7. 胖大海 3 枚，杭菊花、生甘草各 9g。水煎服，用于慢性咽炎。(《全国中草药汇编》)

使用注意　脾虚寒泻者慎服。

现代研究

现代研究认为，胖大海种皮含戊聚糖及黏液质（果胶酸）类、胖大海素等。胖大海有缓和的泻下作用，胖大海素对平滑肌有收缩作用，能改善黏膜炎症。有实验研究发现，胖大海对大肠杆菌和痢疾杆菌有抑杀作用，且杀伤强度亦无显著差别。

文献摘要

《本草纲目拾遗》："治火闭痘，并治一切热症劳伤吐衄下血，消毒去暑，时行赤眼，风火牙疼，虫积下食，痔疮漏管，干咳无痰，骨蒸内热，三焦火症，诸疮皆效。"

《本草正义》："开音治喑，爽嗽豁痰。"

《中药志》："清热利咽解毒。治吐血衄血，痔疮肿毒。"

参考文献

余传星，朱玲. 胖大海治疗菌痢的实验研究［J］. 中医药研究，1997，(1)：46～48.

木　瓜

来源　蔷薇科植物皱皮木瓜的近成熟果实。

性味归经　性温，味酸，归肝、脾经。

功效　舒筋活络，化湿和胃。

主治　风湿痹痛，筋脉拘挛，脚气肿痛，吐泻转筋，腰膝酸痛。

应用

1. 用于风湿痹痛，筋脉拘挛，脚气肿痛。本品味酸性温，入肝有较好的舒筋活络作用，且能去湿除痹，为久风顽痹、筋脉拘急的要药，如木瓜薏米粥。

2. 用于吐泻转筋。木瓜既能宣化湿浊，调和中焦，又能缓急舒筋，故常用于吐泻转筋，可配伍吴茱萸、茴香以温中化湿舒筋，如《三因方》木瓜汤。

药膳举例

1. 木瓜鸡 鸡500g，木瓜15g。鸡剁成小块，放入热油锅内爆炒至七成熟，再注进冷水和食盐，煮沸5分钟后加入木瓜，再煮沸5分钟左右即可食用。具有舒筋活络，健脾和胃化湿之效。（陆平．中国民族民间医药杂志 1998（30）：18）

2. 木瓜牛奶 木瓜150g，牛奶200ml，糖1小匙。木瓜去皮、切块，放入果汁机中加入200ml鲜奶，加糖，用中速搅拌几分钟即可。能润肤养颜。（新辑．福建农业，2009（7）：38）

3. 木瓜鲜鱼汤 木瓜500g，鲜草鱼约600g，干百合1两，胡萝卜1个，黄杏25g，党参50g，姜2片。将所有原料洗净，木瓜去核切成块，待水滚开后将所有原料放入锅内，然后用文火炖两个小时便可饮用。具有补虚、通乳之效。（新辑．福建农业，209（7）：38）

4. 木瓜薏米粥 木瓜10g，薏苡仁30g，粳米30g。木瓜与薏米、粳米一起放入锅内，加水适量，武火煮沸后，文火炖至薏苡仁酥烂即可食用。用于风湿热。（周新华．中国民间疗法，2002；（1）：56）

5. 煮木瓜令烂，研作浆粥样，用裹痛处，冷即易，一宿三五度，热裹便差。煮木瓜时，入一半酒同煮之。用于腰膝筋急痛。（《食疗本草》）

6. 木瓜一枚（大者，四破），陈仓米一合，水煎去滓，时时温一合服之。用于霍乱吐泻转筋。（《太平圣惠方》）

7. 木瓜汤 木瓜（生者）、生姜（不去皮）各半两。上切作片，水煎，去滓温服。用于小儿吐逆不定。（《圣济总录》）

8. 木瓜汁一盏，木香末一钱匕。上二味，以热酒调下，不拘时。用于吐泻转筋。《圣济总录》）

9. 木瓜汤 木瓜干一两，吴茱萸半两（汤七次），茴香一分，甘草（炙）一钱。上锉为散，每服四大钱，水一盏半，姜三片，紫苏十叶，煎七分，去滓，食前服。用于吐泻转筋。（《三因方》）

使用注意 湿热偏盛者慎用。

现代研究

木瓜主要化学成分为黄酮类、有机酸类、三萜类、皂苷类、糖类、鞣质等，具有抗炎镇痛、抗肿瘤、保肝、祛风湿和抗菌等药理作用。近来报道，木瓜的提取物木瓜总苷、木瓜苷及木瓜籽等均有较好的抗炎镇痛效果。实验研究发现资木瓜作为皱皮木瓜的三大道地药材之一，其粗提物对热板法和扭体法等疼痛模型均有明显的镇痛作用。木瓜籽提取物能明显延长小鼠的疼痛域值，抑制小鼠腹腔毛细血管通透性、二甲苯致小鼠耳郭肿胀和大鼠棉球肉芽肿形成，提示其有较好的镇痛和抗感染作用。

文献摘要

《别录》："主湿痹邪气，霍乱大吐下，转筋不止。"

《日华子本草》："止吐泻奔豚及脚气水肿，冷热痢，心腹痛，疗渴。"

《本草纲目》："木瓜所主霍乱吐利转筋、脚气，皆脾胃病，非肝病也。肝虽主筋，而转筋则由湿热、寒湿之邪袭伤脾胃所致，故筋转必起于足腓，腓及宗筋皆属阳明。"

参考文献

1. 柳蔚，杨兴海，钱京萍. 资木瓜乙醇提取物镇痛抗炎作用的实验研究 ［J］. 四川中医，2004，22（8）：7～8.

2. 刘淑霞，刘淑琴，王士杰，等. 木瓜籽提取物抗感染镇痛活性研究 ［J］. 中国医药导报，2008，5（2）：13～15.

3. 林丹，郭素华. 木瓜化学成分、药理作用研究进展 ［J］. 海峡药学，2009，21（10）：85～87.

乌 梢 蛇

来源　游蛇科动物乌梢蛇除去内脏的全体。

性味归经　性平，味甘，归肝、脾经。

功效　祛风，通络，止痉。

主治　风湿顽痹，麻木拘挛，半身不遂，小儿惊风，破伤风，麻风疥癣，瘰疬恶疮等。

应用

1. 用于风湿顽痹，中风后遗症的半身不遂。本品善行走窜，入肝经，能搜风邪，通经络，常用于风湿痹证及中风半身不遂，尤宜于风湿顽痹，日久不愈者。可制酒饮，以治顽痹瘫缓，挛急疼痛，如乌蛇酒。

2. 用于小儿惊风，破伤风。本品能入肝以熄风止痉，治小儿急慢惊风、破伤风等证。

3. 用于麻风，疥癣。本品有祛风解毒止痒之效，可单用，如《秘传大麻风方》一扫光酒。此外，本品又可治瘰疬、恶疮。

药膳举例

1. 乌蛇酒　乌蛇肉一条，袋盛，同曲置于缸底，糯饭盖之，三七日取酒饮。用于诸风顽痹瘫缓，挛急疼痛。（《本草纲目》）

2. 乌梢蛇1～2条，浸泡于高粱烧酒内10～15日。每服5～10ml，每日2次。用于病后或产后虚弱，贫血，神经痛，下肢麻痹痿弱，步履艰难等。（《食物中药与便方》）

3. 一扫光酒　元米一斗，乌蛇二条，去头尾，酒煮，去骨，焙干为末。蛇、酒、米一同拌匀，搭饭成浆，四五日后将小瓶盛贮，十日后开。空心服，服时用砂罐蒸热，随意食之。用于燥麻风，遍身如癣，其痒不可忍，后变成大风。（秘传大麻风方》）

4. 乌蛇一条，酒浸，去皮骨，炙微黄。上为细散，每服二钱，以热豆淋酒调下，一日三次。用于病疬风，状似白癜。（《太平圣惠方》）

5. 乌梢蛇肉，去头、皮，焙燥研细末，炼蜜为丸。每服3g，每日2～3次。用于虚弱儿童，颈间淋巴有小核，常易伤风咳嗽，或肺门淋巴结核。（《食物中药与便方》）

使用注意　血虚生风者慎用。

现代研究

实验观察乌梢蛇提取物水渗性部位能明显延长小鼠热板痛阈时间，减少醋酸致小鼠扭体次数，对二甲苯致小鼠耳郭肿胀，冰醋酸致腹腔毛细血管通透性增高均有明显的抑制作用，并呈一定的量效关系，提示乌梢蛇提取物水溶性部位有一定的抗炎及镇痛作用。

文献摘要

《开宝本草》："主诸风瘙瘾疹，疥癣，皮肤不仁，顽痹。"

《本草备要》："去风湿。"

《本草求原》："入血散风。"

参考文献

马哲龙，梁家红，陈金印，等. 乌梢蛇的抗炎镇痛作用. ［J］. 中药药理与临床，2011；27（6）：58～60.

蝮 蛇

来源　蝰科动物蝮蛇除去内脏的全体。

性味归经　性温，味甘，有毒，归心、肝经。

功效　祛风通络，活血止痛，解毒。

主治　风湿痹痛，麻风，瘰疬，疮疖，疥癣，痔疾，中风不遂，破伤风，肿瘤等。

应用

1. 用于风湿关节疼痛、麻风、疥癞、瘰疬、疮疖等，可单用研粉或饮腹蛇酒，亦可与活血通络药配伍使用。

2. 用于中风口噤、破伤风等。本品入肝，能祛风通络，常与制南星、制白附子、钩藤等配伍应用。

3. 用于痔疮肿痛、肠风下血、血瘀肿痛和乳汁不通等。如蝮蛇地丁酒可用于软组织化脓性感染，蝮蛇油可用于一般肿毒。

药膳举例

1. 蝮蛇粉每服 0.6g，日服 2 次，连服 3 个月，或饮腹蛇酒。用于风湿性关节疼痛。（《山东药用动物》）

2. 蝮蛇，酒浸 1 年以上，每食前饮 1 杯，每日 3 次，连续 20 日有效。用于胃痉挛。（《动植物民间药》）

3. 蝮蛇地丁酒　蝮蛇 1～2 条，紫花地丁 30g。取活蝮蛇置于瓶中，加入 70% 乙醇或 60 度白酒 1000ml，加紫花地丁，封口，置于阴凉处，约 3 个月后即可使用。先用脱脂棉蘸取药液敷患处，再用塑料布盖于药棉上，每日更换数次，保持药棉湿润。用于软组织化脓性感染。（《中药制剂汇编》）

4. 蝮蛇油　蝮蛇，去其首尾，剖腹除肠，浸油中，五十日后，微蒸取用，外涂。用于一般肿毒，创伤溃烂久远等症。（《外科调宝记》）

使用注意　孕妇禁用，阴虚血亏者慎用。

现代研究

蝮蛇富含饱和与不饱和脂肪酸、各种磷酸质和胆固醇、19 种氨基酸及维生素 A、B 等物质，具有较高的营养学价值。药理研究证实蝮蛇提取物具有抗应激、抗炎、增强免疫和健胃等强壮作用。给小鼠口服蝮蛇水提物，在 4℃ 的寒冷刺激下，具有增加寒冷刺激小鼠自主活动量，并防止体温下降的作用，经多次给药后，显示对爬洞及探求行为的自主活动量有改善倾向。提示蝮蛇水提物对寒冷应激、疲劳运动有明显的增强作用。

文献摘要

《本草纲目》："治破伤中风，大风恶疾。"

《本草纲目拾遗》："治恶风顽痹。"

《全国中草药汇编》："通络，攻毒，定惊。"

参考文献

钟正贤．药用蝮蛇的化学成分及药理作用［J］．中草药，1994；25（5）：272～275.

第五章　中医膳食食疗配方

第一节　辛温解表类

辛温解表类药膳适用于外感风寒表证，临床表现有恶寒发热、头痛项强、肢体酸痛、口不渴、舌薄白、脉浮等。表实者选用解表发汗较强的药物，并配之宣通肺气与调和营卫的药物；表虚者选用解肌发表之品，亦配合调和营卫的药物或食材，二者都应酌情选配调和胃气之品，使谷气内充，外邪不得复留。常用辛温解表的药食主要有生姜、葱、荆芥、防风、苏叶，主要代表方有生姜粥、防风粥、紫苏粥、荆芥粥等。

葱白粥

【来源】《济生秘览》

【组成】粳米约50g，葱白3寸段，白糖适量。

【制法及用法】煮粳米做粥，临熟加入葱白、白糖。每日1次，热服，取微汗。

【功效】发汗解表，温胃散寒。

【应用】风寒感冒证：凡因风寒外侵而引起的恶寒、发热、头痛、鼻塞、无汗、体痛等症者，热食得汗则愈。

【方义解析】

此方中葱白味辛性温，有发汗解表，通阳散寒之功；粳米可温中和胃，益气健脾，配以适量白糖调味，共奏解表散寒、温中和胃之效。

生姜粥

【来源】《饮食辨录》

【组成】生姜5片，粳米50g，连须葱数茎，米醋适量。

【制法及用法】将生姜捣烂与粳米同放入砂罐，加水适量，煮至粥将熟时，放入葱姜等佐料以调味，继续煮至粥熟汤稠即可。用法：每日1剂，趁热顿服，食后盖被取汗，得汗停服，未汗者继续服用。

【功效】解表散寒，温胃止呕。

【应用】风寒感冒轻证，小儿风寒呕吐。

【方义解析】

方中生姜能发汗解表，温中止呕；粳米可温中和胃，益气健脾；葱能发汗解表，通阳散寒，调以适量米醋可调味，亦可消食开胃。

紫苏粥

【来源】《粥谱》

【组成】紫苏 10g，粳米 100g。

【制法及用法】粳米洗净，如常法煮粥，临熟时加入紫苏，继续煮 10～15 分钟即可停火。

【功效】宣肺散寒。

【应用】风寒感冒证兼呕吐、腹泻等症状。

【方义解析】

方中紫苏味辛性温，善于发表散寒、开宣肺气、行气宽中。粳米味甘性平，可补中益气。两味配伍，共奏解表散寒、行气宽中、调和肠胃之效。

防风粥

【来源】《千金方》

【组成】防风 10～15g，葱白 2 根，粳米 100g。

【制法与用法】先将防风、葱白煎煮取汁，去渣；粳米按常法煮粥，待粥将熟时加入药汁，煮成稀粥服食。每日早、晚食用。

【功效】祛风解表，散寒止痛。

【应用】适用于外感风寒所致发热、畏冷、恶风、自汗、头疼、身痛等症。

【使用注意】本品为辛温之剂，素有阴虚内热及热盛之证者忌用；外感表证属风热者忌用。

【方义解析】

此方中防风其味辛甘，性微温而润，为"风药中之润剂"，有祛风解表、胜湿止痛之效；葱白味辛性温，有发汗解表，通阳散寒之功；粳米可温中和胃，益气健脾；共煮成粥，可祛风散寒，解周身疼痛。

生姜红枣粥

【来源】《常见病的饮食疗法》

【组成】生姜 10g，红枣 3 枚，粳米 100g。

【制法及用法】将生姜切片，红枣掰开，粳米淘洗干净，放入锅中，加清水煮粥。每日 1 次，分早、晚服。

【功效】解表透邪。

【应用】素体气血虚弱复感风寒证。

【使用注意】虚人感冒适用，素体实热者慎用。

【方义解析】

方中生姜味辛，性温，有发表散寒之功；红枣味甘，性温，长于补中益气、养血安神；粳米味甘，性平，健脾益气之功较强。三物相配，既益气养血，又发散解表。

姜苏饮

【来源】《许氏幼科七种·热辨》

【组成】生姜15g，紫苏叶10g，红糖20g。

【制法及用法】将生姜、紫苏叶放入砂锅或搪瓷杯，加水约500g，煮沸入红糖趁热服。

【功效】解表散寒，温胃止呕。

【应用】风寒外感兼胃痛、呕吐、腹泻等胃肠不适证。

【方义解析】

方中生姜能发汗解表，温中止呕；紫苏叶发表散寒，理气宽胸。本方对风寒感冒，有恶心、呕吐、胃痛、腹胀者有效，特别对肠胃型感冒、孕妇感冒最宜。

芫荽黄豆汤

【来源】民间验方

【组成】香菜（即芫荽）30g，黄豆10g，食盐少许。

【制法及用法】取新鲜香菜30g，洗净；黄豆10g洗净后，先将黄豆放入锅内，加水适量，煎煮15分钟后，再加入新鲜香菜30g，同煮15分钟后即成。去渣喝汤，一次或分次服完，服时加入少量食盐调味，每天一剂。

【功效】发散风寒，宽中健脾。

【应用】治疗外感风寒兼脾胃失调证。

【方义解析】

方中芫荽，性温味辛，入肺、脾经，具有发汗、消食、下气之功，《嘉祐本草》认为其能"拔四肢热，止头痛"，《医林纂要》认为其能"升散阴气，辟邪气，发汗"；黄豆，性平味干，入脾、大肠经，具有健脾，宽中之功，《日用本草》认为其能"宽中下气，利大肠"。两者煎汤可起到发散风寒，宽中健脾之功。

葱豉汤

【来源】《补缺肘后方》

【组成】葱白10g，豆豉10g。

【制法及用法】用温水泡发豆豉，洗净备用。将清水放入锅中，大火烧开后放入葱白、豆豉煮10~15分钟即可。每次1剂，每日2次。

【功效】宣肺散寒。

【应用】风寒感冒轻证。

【方义解析】

此方中葱白味辛性温，有发表通阳的作用；豆豉味辛甘、微苦，性凉，具有解表除烦的作用。二者配合，有发表散寒之功，可用于风寒感冒轻证。

连须葱白香豉汤

【来源】《伤寒绪论》

【组成】连须葱白7茎，香豆豉1合（勿炒），生姜3片。

【制法及用法】用温水泡发豆豉，洗净备用。将清水放入豆豉锅中，大火烧开后放入葱白、生姜煮10～15分钟即可。每次1剂，每日2次。

【功效】发散风寒，通阳止痛。

【应用】风寒感冒，头痛如破。

【方义解析】

此方中葱白味辛性温，有发表通阳，解感冒之头痛的作用；豆豉味辛甘，微苦，性凉，能够发挥解表除烦作用，二者配合具有发表散寒之功，可用于风寒感冒轻证。

葱豉黄酒汤

【来源】《偏方大全》

【组成】葱30g，淡豆豉15g，黄酒50g。

【制法及用法】先将豆豉放砂锅内，加水一小碗，煎煮10分钟，再把洗净切段的葱（带须）放入，继续煎煮5分钟，然后加入黄酒，立即出锅，趁热顿服。

【功效】发散风寒。

【应用】风寒感冒，发热，头痛，虚烦，无汗，或有呕吐、泄泻等症。

【方义解析】

方中葱味辛性温，可疏表发汗，以散表寒；豆豉辛甘解表、宣散表邪，二者合用，并用黄酒为引，盖被取微汗可散表寒。

草鱼汤

【来源】民间验方

【组成】草鱼肉片150g，米酒100ml，生姜片25g。

【制法及用法】将半碗清水放入锅中，煮沸后加上述三味煮开，加少许生盐调味，趁热吃。卧床盖被取微汗出。每次1剂，每日2次。

【功效】宣肺散寒。

【应用】风寒感冒轻证。

【方义解析】

此方中草鱼味甘性温，有暖胃和中的作用。生姜能发汗解表，米酒亦有发散解表之功。三者配合具有发表散寒之功，可用于风寒感冒轻证。

葱豉煲豆腐

【来源】《饮食疗法》

【组成】淡豆豉 10g，葱白 10g，豆腐 100g。

【制法及用法】锅内放入豆腐、清水煮开后，加入食盐、葱白、豆豉，煮 5 ~ 10 分钟后即停。趁热服食，服后盖被取微汗。

【功效】清肺透邪。

【应用】年老体虚外感证。

【方义解析】

方用淡豆豉、葱白为主料，豆豉长于疏散解表，葱白主发散风寒邪气，配以益气和中的豆腐健脾益气，扶正以驱邪外出。全方辛温而不燥烈，扶正而不滞邪，可用于年老体虚外感证。

第二节　辛凉解表类

辛凉解表类药膳适用于外感风热表证，见有发热、头痛、有汗、口渴、咽痛、脉浮数等。常用辛凉解表的原料主要有菊花、薄荷、芫荽、荸荠、银花，主要代表方有银花茶、桑菊薄竹饮、豆豉粥等。

银花茶

【来源】《疾病的食疗与验方》

【组成】银花 20g，茶叶 6g，白糖 50g。

【制法与用法】水煎服。每天 1 次，连服 2 ~ 3 天。

【功效】辛凉解表。

【应用】适用于风热感冒见发热、微凉恶寒、咽干口渴等症。

【使用注意】素体阳虚或脾虚便溏者忌用。

【方义解析】

金银花，自古被誉为清热解毒的良药，性寒味甘，清热而不伤胃，芳香透达又可祛邪，能宣散风热，用于各种热性病，如身热、热毒疮痈、咽喉肿痛等证。茶叶性甘苦凉，亦有清热除烦之效。白糖甘平，可润肺生津，缓急止痛之功，三者配伍使用共奏辛凉解表之效，且不伤胃。

桑菊薄竹饮

【来源】《广东凉茶验方》

【组成】桑叶、菊花各 5g，淡竹叶、白茅根各 30g，薄荷 3g。

【制法与用法】将洗净的桑叶、菊花、竹叶、白茅根、薄荷放入茶壶内，用沸水浸泡 10 分钟即可。频饮，亦可放凉后作饮料引用。

【功效】辛凉解表。

【应用】适用于风热感冒见身热不甚、微恶风寒、咽干口渴、咳嗽、头痛目赤、小便黄等症。

【使用注意】素体阳虚或脾虚便溏者忌用。

【方义解析】

方中桑叶、菊花归肺、肝经，有清肺肃肺、清肝平肝之功。风热外感之病人因肺气失于宣降，或见肝生发太过，或见肝经风热之症，即头痛目赤，两药相合，可使肺气得降，而肝气生发不过。淡竹叶，甘淡寒，有清热除烦和利尿之效。白茅根，甘寒，既可清热利尿，又可清肺胃热，两者甘寒，清心经、小肠之热而利小便之功。

芫荽发疹饮

【来源】《岭南草药志》

【组成】芫荽 60g，荸荠 40g，胡萝卜 100g。

【制法与用法】将芫荽、荸荠、胡萝卜洗净切碎；先将胡萝卜、荸荠放入锅内，加水 1200ml，煎至 600ml，再加芫荽稍煮即可。温热饮用，连服 3 ~ 5 天。

【功效】透疹清热。

【应用】主要适用于小儿麻疹初起，疹出未畅，证见发热恶风、喷嚏、口渴等。

【使用注意】芫荽入锅不可久煎，否则，有效成分易挥发；因热毒壅盛而非风寒外束所致的疹出不透者忌服。

豆豉粥

【来源】民间验方

【组成】豆豉 15g，大米 50g，食盐适量。

【制法与用法】将豆豉择洗干净，放入锅中，加清水适量，浸泡 5 ~ 10 分钟后，水煎取汁，加大米煮粥，待熟时调入食盐，再煮一、二沸即成，每日 1 ~ 2 剂，连续 3 ~ 5 天。

【功效】解表除烦。

【应用】适用于风寒，风热感冒，头身疼痛，热病后胸中烦闷，虚烦不眠等。

【使用注意】本品发汗力弱，有健脾胃，助消化作用，故用于发汗解表时，配伍荆芥、薄荷、生姜、葱白等同用，疗效更佳。

【方义解析】

豆豉，又名淡豆豉，性味辛、甘、微苦、寒，入肺、胃经，有解表除烦，透疹解毒之功。《本草纲目》言"黑豆性平，作豉则温，能升能散。得葱则发汗，得盐则能吐，得酒则治风，得韭则治痢，得蒜则止血，炒熟则又能止汗。"《本草从新》言其"发汗解肌，调中下气，治伤寒寒热头痛，烦躁郁闷，懊忧不眠。"《本草拾遗》言其"解烦热热毒，寒热虚劳，调中发汗，通关节，杀腥气，伤寒鼻塞。"《名医别录》言其"主伤寒头痛，寒热。"煮粥服食，对风寒、风热表证甚宜。

荆芥粥

【来源】《养老奉亲》

【组成】荆芥10g，薄荷5g，淡豆豉10g，粳米100g。

【制法及用法】先将荆芥、薄荷、淡豆豉另煎，煮开后继续煎煮10分钟即可，去渣取汁，备用。粳米煮粥，米烂时兑入药汁，同煮为粥。每日1剂，分2次服，趁热服食。

【功效】清肺透邪。

【应用】风热感冒或外感风寒化热之证。

【方义解析】

方中以荆芥、薄荷为主，长于散风热、清头目、利咽喉；豆豉、粳米为辅，豆豉味辛，微苦，性寒，可解表除热，粳米滋养脾胃，有助于驱邪外出。四物配合，具有疏散风热、辛凉解表之力。

第三节　化痰止咳平喘类

化痰止咳平喘类药膳多以清肺化痰，降气止咳类药食组方，常用原料如杏仁、百果、猪肺、生姜等，常用药膳方如杏仁猪肺粥、百部生姜汁等；平喘的药膳方如杏仁饼、杏仁粥、蛤蚧粥等。

真君粥

【来源】《山家清供》

【组成】成熟的杏子5~10枚，粳米50~100g，冰糖适量。

【制法与用法】洗净杏子，用水煮烂去核，加入洗净之粳米，再加入冰糖共煮，粥熟后温食。以3~5天为一疗程，每天二次温服。

【功效】润肺定喘，生津止渴。

【应用】适用于肺燥气喘，咳嗽无痰，口干烦渴，食欲欠佳。

【使用注意】如有肺热咳嗽，黄稠痰，尿黄不利，大便干燥者不宜食用。

【方义解析】

真君粥，即用成熟的杏子和米煮成的稀粥。杏子，又称杏实，属于果品类，有润肺、生津、止渴的作用，用于热病后津伤口燥，干咳无痰之证，可使津回咳止。古人云"多食杏生痈疖，伤筋骨"，古方中用"杏子煮烂去核，候粥熟同煮"的食法。

杏子粥其所以名"真君粥，"这里面还有一段历史传说。三国时期吴人董奉，通晓道术，隐居庐山，为人治病不受报酬，对治愈的病人，只求为其种杏树几株，数年后蔚然成林。董奉将成熟杏子换成米谷以救济贫民。由于他"得活者甚众，后白日升仙"，群众尊称他为"董真君"，把杏子粥称为"真君粥"是对董奉的一种纪念。

杏仁猪肺粥

【来源】《食鉴本草》

【组成】苦杏仁 15g，粳米 100g，猪肺 100g，油、盐、味精适量。

【制法与用法】苦杏仁去皮尖，放入锅内煮 15 分钟，再放入洗净的粳米共煮粥半熟，最后将洗净切成小块的猪肺放入锅中，继续文火煮成熟粥，调入油、盐、味精即可食用。每日早晚 1 次，温食，每次 1 小碗为宜。

【功效】润肺止咳。

【应用】适用于慢性支气管炎属痰浊壅盛者，症见咳嗽痰多，呼吸不顺，以致气喘，胸膈痞满，脉滑等。

【使用注意】食杏仁猪肺粥时，忌辛辣食物，忌油腻食物，忌烟酒。饮食不宜过咸，少甜食。

【方义解析】

方中杏仁有止咳平喘、润肠通便之功；猪肺有补虚、止咳、止血之功效，可用于治疗肺虚咳嗽、久咳咯血等症；粳米有理脾胃、充五脏、生精髓之效，对消化系统薄弱的病人最相宜。

百部生姜汁

【来源】《补缺肘后方》

【组成】百部 50g，生姜 50g，蜂蜜少许。

【制法与用法】先把生姜洗净切块拍扁，再将百部同入瓦煲内加水煎沸，去渣，改文火煎煮 15 分钟，待温热即可食用。

【功效】散寒和胃，止咳平喘。

【应用】适用于咳嗽气喘，胸闷口淡，食欲不振，夜咳尤甚，不能入眠，舌苔白，脉弦滑。多见慢性支气管炎反复发作，百日咳属寒痰者，以及风寒之邪引起的喘证。

【使用注意】因百部甚苦，可调入蜂蜜，以矫正其苦味，又增加其润肺之力。

【方义解析】

方中百部性味甘、苦，微温，归肺经，而生姜性味辛，微温，归肺脾胃经。百部能润肺下气止咳，生姜能散寒解表，温肺止咳。两者搭配增强了宣肺平喘，清热化痰的功效，还可加入少量蜂蜜，既能调味，又可止咳化痰。

杏仁饼

【来源】《丹溪纂要》

【组成】杏仁（去皮尖）40粒，柿饼10个，青黛10g。

【制法与用法】将杏仁去皮尖，以黄蜡炒黄，研为泥状，调入青黛做饼；另将柿饼破开，包入杏仁泥饼，用湿纸包裹，煨熟。分2次于早晚食之。

【功效】清肝宣肺，降逆止咳。

【应用】主治肝火犯肺，肺气上逆，咳嗽痰黄稠，或痰中带血病症。

【使用注意】杏仁饼乃治肝火犯胃之咳喘，故虚寒咳嗽者不宜食用。

附录：药饼

药饼是指将药物研末与面粉混合，经过不同方式加工而成的一种食品。运用药饼治疗疾病的方法，称为药饼疗法。本法取材容易，制作简单，食用方便，颇受群众欢迎，病儿尤为喜爱，因而在我国民间应用广泛，经久不衰。常见止咳平喘化痰类饼有：

1. 糖橘饼

【来源】《本草纲目拾遗》）

【组成】广柑500g，白糖500g。

【制法与用法】将广柑去皮、核，放入小锅内，加白糖腌浸1日，至广柑肉浸透糖，再加适量清水，用文火熬至汁稠。将每瓣广柑肉用小锅铲压平成饼，通风阴干即成。每日服3次，每次5~8瓣。

【功效】理气化痰。

【应用】主治肺气不畅，咳嗽痰多，恶心呕吐等。

2. 栝楼饼

【来源】《宣明论方》

【组成】栝楼瓤250g，白糖100g，面粉1000g。

【制法与用法】将栝楼瓤加水与白糖一起，以小火煨熬，拌压成馅，以发酵面粉为皮，制成面饼，烙熟或蒸熟。空腹食用，每日2次。

【功效】清化热痰。

【应用】主治热痰咳嗽，痰多色黄，黏稠难咯，胸中痞闷等症。

3. 独圣饼

【来源】《圣济总录》

【组成】人参60g，蛤蚧1对，蜜蜡120g，糯米适量。

【制法与用法】将蛤蚧用酒和蜜涂炙熟，与人参共研细末，再将蜜蜡烊化，滤去滓，和药末，做成20个小饼。每服用糯米作薄粥一盏，投一药饼，趁热空腹细细咽下。早、晚服1次。

【功效】补肺气，益脾肾，定喘嗽。

【应用】主治虚咳气喘，短气乏力，面浮肢肿等肺肾两虚之证。

杏仁粥

【来源】《食医心镜》

【组成】杏仁（不论苦甜）20g，粳米100g，食盐或冰糖适量。

【制法与用法】将杏仁去皮尖，放入锅中加水煮汁至杏仁软烂，去渣留汁，用药汁煮粳米成粥，调入盐或冰糖后趁热食用，每日2次。

【功效】止咳平喘。

【应用】适用于咳嗽气喘，久咳不止，咳痰较多及肠燥津枯，大便秘结等。

【使用注意】按病情辨证灵活选用苦杏仁或甜杏仁。

蛤蚧粥

【来源】《四季饮食疗法》

【组成】生蛤蚧1只，全党参30g，糯米50g。酒、蜂蜜适量。

【制法与用法】先把生蛤蚧用刀背砸头致死，开膛去内脏，冲洗干净，用酒、蜂蜜涂抹全身，注意保护尾巴不可断折，再置瓦片上炙热。全党参洗净，炙干，与蛤蚧共研末，调匀成饼。煮糯米稀粥八成熟，加入党参、蛤蚧饼搅匀，继续煮熟及可食。分2~3次服食，每日或隔一日一料，5~6料一疗程，可间断再服。

【功效】补益肺肾，纳气定喘。

【应用】适用于日久咳喘不愈，面浮肢肿，动则出汗，腰腿冷痛，阳痿等。

【使用注意】外感，咳喘痰黄者不宜食用。

【方义解析】

蛤蚧性味咸、温，有补肺肾，益精血，止咳定喘之功。党参可补脾肺气，补血生津，糯米味甘，性平，补中益气，温胃健脾。三药配合使用通过补益肺脾肾，达到纳气定喘之效。

腐皮白果粥

【来源】《家庭食疗手册》

【组成】白果10g，豆腐皮30g，粳米50g，调味品适量。

【制法与用法】先将白果去核、皮、心，洗净，豆腐皮洗净切碎，另将粳米洗净，与白果、豆腐皮一齐放入煲内，加水适量，文火煮成粥，调味即可食用。每日一料，分2次食用，连用2周。

【功效】益气养胃，敛肺平喘。

【应用】适用于慢性支气管炎，哮喘属肺虚者，症见咳嗽、气喘日久不愈，动则尤甚，体倦气短，饮食不佳等。

【使用注意】白果有毒，生食尤剧，故使用时不宜过量，食前要熟煮去毒。外感咳嗽者不宜食用本品。

橘红糕

【来源】《民间食谱》

【组成】橘红 50g，粘米粉 500g，白糖 200g。

【制法与用法】先将橘红洗净，烘干研为细末，与白糖和匀备用。取粘米粉适量，用水和匀，放蒸笼上蒸熟，待冷后，卷入橘红糖粉，切为夹心方块米糕，不拘时进食。

【功效】燥湿化痰，理气健脾。

【应用】适用于痰湿证，症见咳嗽，痰多，色白青，胸脘痞闷，食欲不振者。

【使用注意】肺阴不足，燥热有痰之咳嗽者不宜食用。

栝楼饼

【来源】《本草思辨录》

【组成】栝楼瓤（去籽）250g，白糖 100g，面粉 100g。

【制法与用法】把栝楼瓤与白糖拌匀做馅，面粉发酵分成 16 份，加馅做面饼，蒸熟或烙熟即可食用。每日早晚空腹各食一个。

【功效】清肺祛痰。

【应用】适用于肺郁咳痰，伴胸胁胀痛，咳嗽气促，咳痰黏稠或黏黄，咽痛口渴等。

【使用注意】脾胃虚弱或外感发热者不宜食用。

柚子炖鸡

【来源】《本草纲目》

【组成】鲜柚子 1 个，鲜鸡肉 500g，姜片、葱白、百合、味精、盐适量。

【制法与用法】将柚子剥皮，去筋皮，取肉 500g，将鸡肉洗净切块，焯去血水。再将柚子、鸡肉一同放入炖盅内，放姜片、葱白、百合于鸡肉周围，调好盐、味精，加适量清水，炖盅加盖，置于大锅中，用文火炖 4 小时，取出即可食之。每周 2 次，连服 3 周。

【功效】健脾消食，化痰止咳。

【应用】适用于肺部疾病的痰多咳嗽，气郁胸闷，脘腹胀痛，食积停滞等。

【使用注意】消化不良者，以饮汤为宜。

半夏山药粥

【来源】《药性论》

【组成】半夏 30g，山药 60g。

【制法与用法】先将半夏煮半小时，去渣取汁一大碗，再将山药研成粉末，放入半夏汁内，煮沸搅成糊状即可食。分三天早晚温服。

【功效】燥湿化痰，降逆止呕。

【应用】适用于肺部疾病咳嗽痰多，且伴恶心呕吐等胃肠症状者。

【使用注意】半夏有小毒，宜制成法半夏后使用，且煎煮时间宜长，以去其毒性。

【方义解析】

方中半夏辛散温燥有毒，入肺、脾胃，能行水湿，降逆气，而善祛脾胃湿痰，水湿去则脾健而痰涎自消，逆气降则胃和而痞满呕吐自止，故为燥湿化痰，降逆止呕之良药；山药性味甘平，入肺脾肾经，有补脾养胃，生津益肺之效，二者合用共疗咳嗽痰多、恶心呕吐等症。

菖蒲拌猪心

【来源】《医学正传》

【组成】猪心半个，石菖蒲 10g，陈皮 2g，料酒，盐，味精，姜片等。

【制法与用法】猪心洗净，去内筋膜，挤干净血水，切成小块；石菖蒲、陈皮洗净，同猪心放入炖盅内，加开水适量，调好料酒、盐、味精、姜片等，炖盅加盖，至于大锅中，用文火炖 4 小时，取出即可食用。

【功效】化浊开窍，宁心安神。

【应用】适用于神经衰弱属痰浊内扰者，症见失眠心悸，头晕头沉，胸脘胀满，或呕吐痰沫，甚至突然昏倒，喉有痰声。

【使用注意】痰浓色黄，发烧，或火扰心神者不宜食用。

【方义解析】

方中石菖蒲性温，味辛、苦，能为辟秽开窍，宣气逐痰，即有开窍，化痰，健胃之功。临床用于治疗癫狂、惊痫、痰厥昏迷、风寒湿痹、咳嗽咳痰等症；猪心有补虚，安神定惊，养心补血之功，与石菖蒲合用可起到宁心安神之效。

昆布海藻煮黄豆

【来源】《本草纲目》

【组成】黄豆 100g，昆布 30g，海藻 30g。

【制法与用法】洗净黄豆，放入瓦煲内，加清水适量，文火煮至半熟；再将洗净切碎的昆布、海藻与黄豆同煮至黄豆烂熟，调入油、盐、味精后食用。

【功效】清热化痰，软坚散结。

【应用】适用于早期肝硬化属痰湿郁结，咳痰不出者；症见烦躁咽痛，咳痰黏稠，伴胸闷胁痛者，以及甲状腺肿大、瘿瘤痰结等。

【使用注意】糖尿病、脂肪肝或早期肝硬化属脾胃阳虚者，不宜服用。

川贝秋梨膏

【来源】《中华临床药膳食疗学》

【组成】款冬花、百合、麦冬、川贝各 30g，秋梨 100g，冰糖 50g，蜂蜜 100g。

【制法与用法】先将款冬花、百合、麦冬、川贝加入煲内加水煎成浓汁，去渣留汁，再将秋梨切块及冰糖、蜂蜜一同放入药汁内，文火慢煎成膏，冷却取出装瓶备用。每次食膏 15g，日服 2 次，温开水冲服。

【功效】润肺养阴，止咳化痰。

【应用】适用于肺热燥咳，肺虚久咳，肺虚劳咳痰不出。

【使用注意】脾胃虚寒，咳嗽清稀者不宜。

第四节　清热解毒类

清热解毒药膳：凡是以清热类药物或食材为主，具有清热、泻火、凉血、解毒等作用，用于内热、火毒、湿热、瘟疫，特别是疮疡疔毒等多种里热证的药膳，统称为清热解毒类药膳。

银翘二根饮

【来源】《江西草药》

【组成】银花 10g，连翘 10g，板蓝根 10g，芦根 10g，甘草 10g。

【制法与用法】水煎代茶饮，每天 1 剂。连服 3～5 天。

【功效】清热解毒。

【应用】大凡感受热毒引起的上呼吸道感染及热毒痈肿均适用，亦可用于流行性乙型脑炎、流行性脑膜炎等病症的预防。

【使用注意】本方性质寒凉，非实热之证，禁止使用。感冒风寒而畏寒无汗者不宜饮用。

【方义解析】

方中金银花性味甘寒，为清热解毒之佳品。《常用中草药手册》说本品主"治外感发热咳嗽，肠炎，菌痢，麻疹，腮腺炎，败血症，疮疖肿毒，阑尾炎，外伤感染，小儿排毒"。板蓝根性味苦寒，具有清热解毒、凉血消肿、利咽之功效。《广西中草药》认为本品可"治乙脑，流感，流脑，咽喉炎，口腔炎，扁桃体炎"。上两味药与善于清热解毒、消肿治疮的连翘相伍，大大增强排毒外泄、清除全身尤其肺胃热邪的作用。芦根、甘草养阴润燥，生津止渴，也有解毒作用。全方相协，总的性味偏于寒凉，无火热邪毒者，不宜饮用。

蒲金酒

【来源】《药酒验方选》

【组成】蒲公英15g，金银花15g，黄酒600ml。

【制法与用法】上药以黄酒600ml煎至一半，去渣取汁，分2份，早晚饭后各1次，温服，药渣外敷患处。

【功效】清热解毒，消肿止痛。

【应用】适用于乳痈红肿热痛、扪之坚实等症。

板蓝根银花茶

【来源】《中国药茶》

【组成】板蓝根30g，银花10g，薄荷5g。

【制法与用法】上三味共制粗末，水煎代茶饮。

【功效】清热解毒，疏风消肿。

【应用】适用于痄腮，症见腮部肿胀、疼痛，或伴有发热、头痛等。

鱼腥草饮

【来源】《本草经疏》

【组成】鱼腥草250g，或干品30g。

【制法与用法】鲜鱼腥草捣汁饮服。干品冷水浸泡2小时后，煎煮沸，去渣取汁，频频饮服。

【功效】清热解毒，消痈排脓，利水通淋。

【应用】适用于肺痈、咳嗽、吐痰、痢疾、淋证等。

【使用注意】

1. 鱼腥草含挥发性成分，故不宜久煎。

2. 《临床重要词典》指出："有关鱼腥草，历代皆过分夸大了其不良反应，与近代生活和临床研究不符，本品无不良反应及毒性。"此与实际情况符合，如西南地区民间将鱼腥草作为蔬菜来食用，就是明证。

消炎茶

【来源】《吉林省重要栽培与技术》

【组成】蒲公英400g，金银花400g，薄荷200g，胖大海50g，生甘草100g。

【制法与用法】上药共为细粉（蒲公英、金银花只用一半），过筛，备用。再将剩余的蒲公英、金银花水煎2次，合并药汁，过滤，浓缩至糖浆状，与淀粉浆（取淀粉50g，加水适量制成）混合，煮沸至糊状，然后与上述备用药粉混合均匀，使成软块，用筛制成颗粒，烘干即成。每日3次，每次取10g，沸水冲泡，代茶频饮。

【功效】清热解毒，消炎止痛。

【应用】适用于急性咽喉炎，扁桃体炎，症见咽喉红肿疼痛，干咳无痰或咯吐黄痰，声音嘶哑，伴有恶风，口渴喜饮，大便秘结，舌尖红赤，苔薄黄或黄燥，脉数等。

马齿苋绿豆粥

【来源】《饮食疗法》

【组成】鲜马齿苋120g，绿豆60g。

【制法与用法】上2味同煮成粥，分2次食用。

【功效】清热解毒，凉血止痢。

【应用】主治痢疾。

第五节 清热祛暑类

清热祛暑药膳适用于夏月感受暑热或暑湿引起的暑温、暑湿证，症见身热心烦、口渴汗出、身热体倦等。

二根西瓜盅

【来源】《中国食疗学》

【组成】西瓜1个（2500g），芦根50g，白茅根50g，雪梨50g，荸荠50g，鲜荔枝50g，山楂糕50g，糖莲子50g，罐头银耳100g，石斛25g，竹茹25g，白糖400g。

【制法与用法】芦根、白茅根、石斛、竹茹洗净，加水煎取药汁250ml。西瓜洗净，在其1/6处横切作盖，将盅口上下刻成锯齿状，挖出瓜瓤。雪梨切成小片，荸荠与山楂糕条切成拇指盖大小的丁块，荔枝去核切成小块，莲子对剖成瓣。铝锅洗净，倒入药汁，加入白糖，用小火化开，下雪梨片、荸荠、荔枝块、莲子瓣，煮开，再加入山楂丁即可起锅。瓜瓣去籽，与果料药汁汤羹、银耳一并装入西瓜盅内，加盖放冰箱冷藏1～2小时后上桌。佐餐食用。

【功效】清热解暑，生津止渴，开胃和中。

【应用】适用于暑热病见高热烦渴，咳嗽咽干，气逆呕吐等证。

【使用注意】脾胃虚寒，素体阳虚，寒湿偏盛者禁用。

清络饮

【来源】《温病条辨》

【组成】西瓜翠衣 6g，鲜扁豆花 6g，鲜银花 6g，丝瓜皮 6g，鲜荷叶边 6g，鲜竹叶心 6g。

【制法与用法】以水煎服，频频饮服。每日 1～2 剂。

【功效】祛暑清热。

【应用】适用于暑温证见身热口渴、头目不清等症。

新加香薷饮

【来源】《温病条辨》

【组成】香薷 6g，鲜扁豆花 10g，厚朴 6g，银花 10g，连翘 10g。

【制法与用法】水煎取汁，代茶饮服。

【功效】祛暑解表，清热化湿。

【应用】适用于夏月感冒，症见发热头痛，恶寒无汗，口渴心烦，胸脘痞闷，苔腻，脉浮而数。

荷叶冬瓜汤

【来源】《饮食疗法》

【组成】鲜荷叶 1 块，鲜冬瓜 500g，食盐适量。

【制法与用法】荷叶、冬瓜共入锅内，加水煲汤，食盐调味，饮汤食冬瓜。

【功效】清热解暑，利尿除湿。

【应用】适用于暑温、湿温所致发热烦闷，头晕头痛，口渴尿赤等症。

第六节　清脏腑热类

清脏腑热药膳：适用于热邪偏盛于某一脏腑所产生的火热病证，如心烦失眠、口舌生疮、舌红脉数，或小便热淋涩痛的心与小肠火热证；头痛眩晕、目赤口苦、耳聋耳肿、胸胁疼痛、脉弦数的肝热证等。

灯心竹叶汤

【来源】民间经验方

【组成】灯心15g，竹叶10g。

【制法与用法】水煎取汁，代茶频饮。

【功效】清除心烦。

【应用】适用于小儿夜啼、成人心烦等症。

平肝清热茶

【来源】《慈禧光绪医方选议》

【组成】龙胆草1.8g，醋柴胡1.8g，甘菊花3g，生地黄3g，川芎1.8g。

【制法与用法】上药共为粗末，加水煎汁，或以沸水冲泡，代茶引用。每日1~2剂。

【功效】平肝清热。

【应用】适用于目赤肿痛，眵多粘结，或耳痛耳胀，甚至脓耳等症。

天花粉粥

【来源】《千金要方》

【组成】栝楼根15~20g（鲜品用30~60g），粳米60g。

【制法与用法】栝楼根洗净切片煎汁，同粳米煮粥；或以粳米加水煮粥，将熟时加入栝楼根粉，再稍煮至粥熟。候温食用。

【功效】清热生津，润燥止咳。

【应用】适用于热病口渴与肺热咳嗽。

【使用注意】本方性质寒润，故脾胃虚寒，大便溏薄者当忌用。

竹茹饮

【来源】《圣济总录》

【组成】竹茹30g，乌梅6g，甘草3g。

【制法与用法】水煎取汁，代茶频饮。

【功效】清胃止呕，生津止渴。

【应用】适用于胃热呕吐、暑热烦渴等。

牙痛茶

【来源】《河南省秘验单方集锦》

【组成】大黄 15g，生石膏 30g。

【制法与用法】上药同放入杯内，用开水冲泡，每剂可冲泡 2~3 次，代茶饮用。

【功效】清热，泻火，止痛。

【应用】适用于胃火牙痛。

【使用注意】

1. 孕妇与体虚者慎用本方。

2. 服用此茶期间，应忌烟酒及油腻、煎炒食物。

青头鸭羹

【来源】《太平圣惠方》

【组成】青头鸭 1 只，萝卜 250g，冬瓜 250g，葱、食盐适量。

【制法与用法】鸭洗净，去肠杂，萝卜、冬瓜切片，葱切细。先将砂锅内盛水适量煮鸭，煮至半熟再放入萝卜、冬瓜，鸭熟后加葱丝、盐少许调味。空腹食肉饮汤或作佐餐之用。

【功效】清热，利湿，通淋。

【应用】适用于小便涩少疼痛等症。

【使用注意】本方凉寒，凡脾胃虚寒、腹痛腹泻或虚寒痛经、月经不调者禁用。

第七节　健脾消食类

健脾消食药膳适用于脾胃虚弱，食积内停之证，症见脘腹痞满，不思饮食，面黄肌瘦，大便稀溏等。

健脾消食蛋羹

【来源】《临床验方集锦》

【组成】山药 15g，茯苓 15g，莲子 15g，山楂 20g，麦芽 15g，鸡内金 30g，槟榔 15g，鸡蛋若干枚，食盐，酱油适量。

【制法与用法】上述药物除鸡蛋外共研为末，每次 5g，加鸡蛋 1 枚调匀蒸熟，加适量食盐或酱油调味后直接食用，每日 1~2 次。

【功效】补脾益气，消食开胃。

【应用】适用于脾胃虚弱，食积内停之证，症见纳食减少，脘腹胀满，嗳腐吞酸，大便溏泻，脉象虚弱等。

白术猪肚粥

【来源】《圣济总录》

【组成】白术 30g，槟榔 10g，生姜 10g，猪肚 1 副，粳米 100g，葱白 3 茎，食盐适量。

【制法与用法】前 3 味药装入纱布包内扎口，猪肚洗净，将药放入猪肚中缝口，用水适量煮猪肚令熟，取汁。以其汁煮米粥，即将熟时入葱白及食盐调味，空腹食用。

【功效】健脾消食，理气导滞。

【应用】适用于脾虚气滞型脘腹胀满，纳差纳呆者。

【使用注意】白术猪肚粥不宜长久服食，一般以 3~5 天为一疗程。气虚下陷者忌用。

小儿七星茶

【来源】《家庭医生》

【组成】薏苡仁 15g，甘草 4g，山楂 10g，生麦芽 15g，淡竹叶 10g，钩藤 10g，蝉蜕 4g。

【制法与用法】上药共为粗末，水煎代茶饮用。

【功效】健脾益胃，消食导滞，安神定志。

【应用】适用于小儿脾虚伤食或疳积证，症见纳差腹胀，吐奶或呕吐，大便稀溏，或面黄肌瘦，厌食，大便时干时稀，多汗易惊，睡卧不安，手足心热等。

益脾饼

【来源】《医学衷中参西录》

【组成】白术 30g，红枣 250g，干姜 6g，鸡内金 50g，食盐适量。

【制法与用法】白术、干姜入纱布袋内，扎紧袋口，入锅，下红枣，加水 1000ml，武火煮沸，改用文火熬 1 小时，去药袋，红枣去核，枣肉捣泥。鸡内金研为细末，与面粉混匀，倒入枣泥，加面粉与少量食盐和成面团，将面团再分成若干个小面团，制成薄饼。平底锅内倒少量菜油，放入面饼烙熟即可，空腹食用。

【功效】健脾益气，温中散寒，开胃消食。

【应用】主治脾胃寒湿所致纳食减少，大便溏泻等症。

【使用注意】本品偏温，故中焦有热者不宜食用。

除益脾饼外，另有治疗消化不良、小儿疳积等证的药饼如下：

1. 萝卜饼

【来源】《清宫食谱》

【组成】白萝卜 250g，面粉 250g，精猪肉 100g，葱、姜、盐、香油各适量。

【制法与用法】将萝卜洗净，切成细丝，放入油锅内，煸炒至五成熟时盛起备用。猪肉剁细，加入葱、姜、盐、油等调料，与白萝卜丝一起调成馅心。面粉加清水适量，揉成面团，软硬程度与饺子皮相同，然后分成 50g 一个的小面团，擀成薄片，当中放白萝卜馅心，制成夹心小饼，将饼放入锅内烙熟即成。每日适量空腹食用。

【功效】健胃理气，消食化痰。

【应用】主治老年人食欲不振，消化不良，食后腹胀及喘咳痰多等症。

2. 期颐饼

【来源】《医学衷中参西录》

【组成】生芡实 180g，鸡内金 90g，面粉 250g，白糖适量。

【制法与用法】将鸡内金洗净粉碎过筛，并用开水浸泡半日，再加入粉碎过筛的芡实粉及面粉、白糖，混匀，制成极薄小饼，烙成焦黄色，随意食之。

【功效】健脾消食，除湿化痰。

【应用】主治脾虚食滞，痰湿郁积，症见食纳不佳，消化不良，胸脘满闷，大便稀溏，咳嗽痰多者。

3. 兰甲饼

【来源】民间验方

【组成】龟版、鳖甲、穿山甲、鸡内金各等份。

【制法与用法】将龟版、鳖甲、穿山甲分别醋制，鸡内金炒黄，共研细末，每次 5g，加适量面粉混匀，烙成小饼。每日 1~2 次，空腹食之。

【功效】软坚化积。

【应用】主治小儿疳积，症见消化不良，食积乳积，腹痛腹泻，痞块胀满等症。

4. 健脾消积饼

【来源】经验方

【组成】山药 15g，麦芽 15g，茯苓 15g，山楂 20g，莲肉 15g，鸡内金 30g，槟榔 15g，面粉适量，食盐及白膏适量。

【制法与用法】上药共研细末，每次 5g，与适量面粉混匀，烙成小饼食用。每日 2 次。

【功效】补脾益气，消积开胃。

【应用】主治小儿疳积，脾胃虚弱，症见食少难消，腹胀便溏，面黄消瘦等症。

山楂麦芽茶

【来源】《中国药膳》

【组成】山楂 10g，生麦芽 10g。

【制法与用法】山楂洗净，切片，与麦芽同置杯中，加盖泡 30 分钟，代茶饮用。

【功效】消食化滞。

【应用】适用于伤食、食积证，或大病初愈，胃弱纳差的病证。

甘露茶

【来源】《古今医方集成》

【组成】炒山楂24g，生谷芽30g，麸炒神曲45g，炒枳壳24g，姜炙厚朴24g，橘皮120g，陈茶叶90g。

【制法与用法】上药干燥，共制为末，和匀过筛，分袋包装，每袋9g。每日1~2次，每次1袋，开水冲泡，代茶温饮。

【功效】消食开胃，行气导滞。

【应用】适用于伤食，食积气滞证。

神仙药酒丸

【来源】《清太医院配方》

【组成】檀香6g，木香9g，丁香6g，砂仁15g，茜草60g，红曲30g。

【制法与用法】上药共制为末，炼蜜为丸，每丸10g左右，可泡白酒500ml，适量饮用。

【功效】开胃消食，顺气导滞，快膈宽胸。

【应用】适用于食积气滞证。

荸荠内金饼

【来源】《中国食疗学》

【组成】荸荠600g，鸡内金25g，天花粉20g，玫瑰20g，白糖150g，菜油、面粉、糯米粉适量。

【制法与用法】将鸡内金制成粉末，加入天花粉、玫瑰、白糖、熟猪油60g，面粉10g拌匀做成饼馅。荸荠去皮洗净，用刀拍烂，剁成细泥，加入糯米100g拌匀上蒸笼蒸熟。趁热把刚蒸熟的荸荠糯米泥分成汤圆大小，逐个包入饼馅，压成扁圆形，撒上细干淀粉备用。炒锅置旺火上，倒入菜油烧至八成热，把包入饼馅的荸荠饼下入油锅内炸至金黄色，用漏勺捞起入盘，撒上白糖即可当点心直接食用。

【功效】开胃消食，清热止渴。

【应用】主治胸中烦热口渴，脘腹痞闷，恶心厌食，纳食减少，苔黄腻，脉滑数等症。

【使用注意】荸荠性寒，猪油滑肠，脾胃虚寒及血寒者不可大量食用。

牛乳饼

【来源】民间验方

【组成】牛乳50g，面粉250g，白糖30g，素油250g。

【制法与用法】将面粉与白糖、牛乳及适量清水拌匀，揉成面团，擀成直径3cm，厚2cm的薄饼，放入油锅中煎炸，以两面金黄为度。每日早晚食用，佐粳米粥更佳。

【功效】补虚损，益脾胃。

【应用】主治虚弱劳损，反胃噎膈，消渴便秘等症。

神曲丁香茶

【来源】《简易中医疗法》

【组成】神曲15g，丁香15g。

【制法与用法】上两药放入茶杯中，沸水冲泡，代茶饮用。

【功效】温中健胃，消食导滞。

【应用】适用于胃寒食滞而纳呆，胃脘饱胀，呕吐呃逆症。

第八节　补气类

补气药膳是采用补气中药，配合一定的食物，经烹调而成的药膳食品。这类药膳具有补气之效，可明显增加机体的抵抗力和免疫机能，增强体质及对外界环境的适应能力，增强全身组织器官的功能。适用于气虚证，症见倦怠无力、少气懒言、动则气喘、易出虚汗、易感冒、面色㿠白、食欲不振、大便稀溏、舌质淡或淡红、苔白润、脉虚弱无力者。

人参粥

【来源】《食鉴本草》

【原料】白米50~100g，人参10g。

【制法及用法】将人参切成小块，用清水浸泡40分钟，放入砂锅内，先用武火煮开，后改用文火熬约两小时，再将米洗净放入参汤中煎煮成粥。早晚各食1次，常服有效。

【功效】补中益气健脾。

【应用】因脾胃气虚、运化失职所致的饮食不香，腹部虚胀，大便溏软，稍食寒凉则脘腹不适，甚至泄泻者。

【注意事项】

1. 人参粥宜早晚空腹服食。

2. 脾胃湿热者不宜服用。

3. 忌铁器。

4. 服粥期间忌食萝卜和茶。

【方义解析】

本方中人参性味甘、温，入脾、肺经，有大补元气，补益脾肺，生津止渴，安神定志之功。《药性论》言其"主五脏不足，五劳七伤，虚损瘦弱"。大米，有补中益气之功，《名医别录》言其"主益气，止烦，止泄"。两者煮粥服食，不仅起协同作用，而且还有助于人参在胃肠的消化吸收。

<h2 style="text-align:center">补虚正气粥</h2>

【来源】《圣济总录》

【原料】炙黄芪20g，党参10g，粳米100g，白糖适量。

【制法及用法】将黄芪、党参切片，用清水浸泡40分钟，按水煮提取法，提取黄芪、党参浓缩液30ml，粳米洗净煮粥，粥将成时加入黄芪、党参浓缩液，稍煮片刻即可。早晚各食1次，服用时酌加白糖。

【功效】补正气，疗虚损，抗衰老。

【应用】内伤劳倦、年老体弱所致的身瘦，心慌气短，体虚自汗，脾虚久泻，食欲不振等症。

【注意事项】服粥期间忌食萝卜和茶叶。

【方义解析】

本方黄芪性微温，味甘，归脾、肺经，能补中益气、升阳固表；党参性平、味甘，归脾、肺经，有补中益气，生津养血之功；黄芪具有补而不腻的特点，与党参配伍则效果更佳；粳米味甘，性平，能益脾胃，三者煮粥服食，一则补气健脾，使后天生化有源，脾胃气虚诸证自可痊愈，二则升提中气，恢复中焦升降之功能。

<h2 style="text-align:center">参苓粥</h2>

【来源】《圣济总录》

【原料】党参、茯苓、生姜各10g，粳米100g。

【制法及用法】先将党参等三味煎水取汁，后下米煮成粥。可加少许食盐调味食用。

【功效】益气补虚，健脾养胃。

【应用】主治伤寒胃气不和，不思饮食，日渐虚羸；气虚体弱，倦怠无力，面色白，饮食减少，食欲不振，反胃呕吐，大便稀薄。

【方义解析】

本方以党参、茯苓补脾益胃，生姜温中健胃、止呕，粳米益脾养胃，用于脾胃虚弱，少食欲呕，消瘦乏力。

茯苓饼

【来源】《民间验方》

【组成】茯苓细粉 250g，米粉 250g，白糖 250g。

【制法与用法】以上原料加水适量，调成糊，以微火在平锅里摊烙成极薄煎饼，经常随量服用。

【功效】补气益胃。

【应用】主治体弱气虚，心悸气短，食少神衰，失眠浮肿，大便溏软等症。

生脉茶

【来源】《千金要方》

【组成】人参 9g，麦冬 15g，五味子 6g。

【制法及用法】将人参、麦冬、五味子放入砂锅，加水煎汤 1 小时，滤渣取汁备用，当茶饮。频饮温服。

【功用】益气生津，敛阴止汗。

【应用】气阴两伤，肢体倦怠，气短懒言，口干作渴，汗多脉虚；久咳伤肺，气阴两亏，干咳少痰，食少消瘦，虚热喘促，气短自汗，口干舌燥，脉微细弱；或疮疡溃后，脓水出多，气阴俱虚，口干喘促，烦躁不安，睡卧不宁。

【方义解析】

方中人参甘温，益元气，补肺气，生津液；麦门冬甘寒，养阴清热，润肺生津。人参、麦冬合用，则益气养阴之功益彰。五味子酸温，敛肺止汗，生津止渴。三药合用，一补一润一敛，益气养阴，生津止渴，敛阴止汗，使气复津生，汗止阴存，气充脉复，故名"生脉"。《医方集解》说："人有将死脉绝者，服此能复生之，其功甚大。"至于久咳肺伤，气阴两虚证，取其益气养阴，敛肺止咳，令气阴两复，肺润津生，诸症可平。

人参莲肉汤

【来源】《经验良方》

【原料】白人参 10g，莲子 10 枚，冰糖 30g。

【制法及用法】将白人参、莲子（去心）放在碗里，加洁净水适量泡发，再加入冰糖。将盛有药物的碗置蒸锅内，隔水蒸炖 1 小时。人参可连续使用 3 次，次日再加莲子、冰糖和水适量，如前法蒸炖，喝汤，吃莲肉，第三次时，同人参一起吃下。早晚各食 1 次。

【功效】健脾益气，养心安神。

【应用】病后体弱，脾气虚弱所致的食少，倦怠，自汗及泄泻等症。亦可治疗心气不足之心悸气促、头晕乏力、自汗、动则悸发、静则悸缓、舌苔薄白、舌质淡红、脉细弱等。

【注意事项】

1. 忌铁器，忌食萝卜和茶。

2. 体质壮实，没有气虚者慎服。

3. 感冒邪气未净，或湿热内蕴、内有积滞者，不宜食用。

【方义解析】

方中人参甘温，大补元气，补脾肺气，生津液；莲子甘、涩，入脾、肾、心经，有清心醒脾，补脾止泻，养心安神，益肾固精，滋补元气之效。二者合用有健脾益气，养心安神之效。

黄芪汽锅鸡

【来源】《随园食单》

【原料】嫩母鸡 1 只，黄芪 30g，精盐 5g，料酒 15g，葱、生姜各 10g，味精、胡椒粉适量。

【制法及用法】将鸡宰杀后，去毛，剁去爪，剖去内脏，洗净后先入沸水锅内焯至皮伸，再用凉水冲洗，滤干水待用。黄芪洗净，切成 6~7cm 长，每段再对剖成两半，整齐地装入鸡腹腔内。葱、姜洗净后切段、片待用。将鸡放入汽锅内，加入葱段、姜片、料酒、清水、盐，用棉纸封口，上屉用旺火蒸至沸后约 2 小时。出屉后，拣出葱、姜，把黄芪片从鸡腹内取出，放在鸡上，加胡椒粉调味即可食，可作佐餐食用。

【功效】益气升阳，养血补虚。

【应用】脾虚食少，气虚乏力，自汗，易感冒，血虚眩晕及中气下陷之脱肛、久泻、子宫下垂等症。亦可作病后体弱及营养不良、贫血、肾炎、内脏下垂患者的保健膳食。无病常食，能强健身体，预防感冒。

【方义解析】

本方黄芪补中益气、升阳固表；母鸡，性味甘温，具有温中益气，补精填髓之功。中医认为母鸡性属阴，适用于老年人、妇女、产妇及体弱多病者，与黄芪配合具有补益气血，补虚损之功。

山药茯苓包子

【来源】《儒门事亲》

【原料】山药粉 100g，茯苓粉 100g，小麦面粉 200g，白糖 300g，猪油、青红丝适量。

【制法及用法】将山药粉、茯苓粉置大碗中，加冷水适量浸成糊状，在火上蒸煮 30 分钟，取出调面粉和好，发酵调碱制成软面，再以白糖、猪油、青红丝（或果脯）作馅，包成包子，蒸熟。每日 1 餐，当早点吃。

【功效】益脾补心，涩精止遗。

【应用】适用于食少纳呆、消渴、遗尿、遗精、早泄。

【方义解析】

方中山药味甘、性平，归脾、肺、肾经，有补脾养胃，生津益肺，补肾涩精之功；茯苓性平、味甘，归心、脾、肾经，有利水渗湿，益脾和胃，宁心安神之功；小麦面粉有养心益肾、健脾厚肠、除热止渴的功效；青红丝具有安神镇定、开胃消食、止渴的作用；猪油味甘、性凉，有补虚、润燥之功。上述食材合用有补益心脾、益肾涩精之功，且能开胃消食。

春盘面

【来源】保健药膳

【原料】白面粉3000g，羊肉100g，羊毛肚500g，鸡蛋5个，蘑菇200g，韭黄250g，白菜心500g，生姜、食盐、胡椒粉、料酒、醋各适量。

【制法及用法】将羊肉、羊肚洗净，切成2cm见方的小块；蘑菇洗净，一切两块；白菜心洗净切段；韭黄洗净，剁碎待用。面粉用水和好，稍稍放置，放入韭黄、食盐，揉成面团，用擀面杖擀薄，切成面条。羊肉、羊肚放入铝锅内，加入生姜、蘑菇，置武火上烧熟，然后将面条下入，烧开，放入食盐、料酒、醋、胡椒粉即成。

【功效】补中益气。

【应用】脾胃气虚、营养不良所致的短气、懒言、肢体困倦、身体消瘦等症。

【方义解析】

方中小麦味甘，性凉，入心、脾、肾经，有养心，益肾，除热，止渴之功；羊肉味甘、性温，入脾、肾经，有补体虚，祛寒冷，温补气血，助元阳，益精血之效；羊毛肚性味甘温，可补虚健胃；鸡蛋味甘，性平，能镇心安神；蘑菇性凉、味甘，入肝、胃经，可益气开胃；韭黄性温，味辛，具有补肾起阳作用；生姜、胡椒粉其性味辛温，具有开胃温中之效，佐以料酒、醋、食盐调味。综合组方，调补五脏，有补中益气之功。

古代六朝时，人们元旦讲究吃五辛盘，即小蒜、大蒜、韭、芸薹、胡荽五种辛荤蔬菜，说是食用这些食物后，人可发五脏之气，利于健康。唐代，饼与生菜以盘装之，称春盘。由于春盘是由五辛盘发展而来的，因此也叫辛盘。宋代，春盘改叫春饼，现在叫薄饼、荷叶饼、片儿饽饽等。到了元代，又有了"春盘面"。元代《饮膳正要》中记载："春盘面"由面条、羊肉、羊肚肺、鸡蛋煎饼、生姜、蘑菇、蓼芽、胭脂等十多种原料构成。明、清时在饼与生菜外兼食水萝卜，谓能去春困，称为"咬春"。卷春饼的菜称为"和（huo）菜"，其中必有绿豆芽、粉丝、菠菜心、韭黄、鸡蛋。

山药面

【来源】《饮膳正要》

【原料】小麦面粉3000g，鸡蛋（去黄）10个，黄豆粉200g，山药1500g，羊肉300g，姜、葱、盐适量。

【制法及用法】先将山药去皮煮熟捣泥，与白面、蛋清、豆粉同和做面丝。另煮羊肉做汤煮面，放入姜、葱、盐适量。

【功效】补虚羸，益元气。

【应用】凡属体质虚弱、气血两亏、形体消瘦、喜暖畏寒、乏力少气懒言、动则喘息自汗者，皆可辅食。

【方义解析】

方中山药味甘、性平，归脾、肺、肾经，有补脾养胃，生津益肺，补肾涩精之功；小麦面粉有养心益肾，健脾厚肠，除热止渴的功效；鸡蛋味甘、性平，具有养心安神，补血，滋阴润燥之功效；黄豆味甘、性平，归脾、大肠经，能补脾益气。上述食材和做面丝，配以羊肉具有益气补虚，温中暖胃之功，补益元气，疗虚羸之症。

牛肉芋泥饼

【来源】《食疗·药膳》

【组成】牛肉250g，芋头100g，洋葱头1个，青椒2个，黄酒、胡椒粉、番茄酱、精盐、白糖、味精各适量。

【制法与用法】将牛肉剁成肉末，拌上煮熟压烂的芋头泥，加上用猪油煸炒过的洋葱末、酒、胡椒粉、盐、糖、生粉和味精，用筷子搅拌成稠黏状，分成饼状，用温油煎熟，加番茄酱即可。青椒丁油煸后加调料作菜底，上放肉饼。每天作早、晚餐食用。

【功效】强筋壮骨，补脾和胃，调中益气。

【应用】主治久病体弱，营养不良，四肢无力，少气懒言，食少等症。

第九节　补血类

当归炖母鸡

【来源】《乾坤生意》

【组成】当归身15g，党参15g，母鸡1500g，生姜、葱、料酒、盐各适量。

【制法与用法】将母鸡宰杀，去毛和内脏，洗净；再将洗净切片的当归、党参放入鸡腹内，置砂锅中，加入葱、姜、料酒，掺入适量清水，武火煮沸后，改用文火炖至鸡肉熟透即成。可根据具体情况食肉喝汤。

【功效】补血益气，健胃温中。

【应用】适用于血虚气弱而面色萎黄、头晕、心悸、肢体倦乏等。

【使用注意】外邪未净及热性病患者不宜食用。

参芪炖鲜胎盘

【来源】《实用食疗方精选》

【组成】鲜胎盘1个，黄芪60g，潞党参60g，当归身20g，生姜15g。

【制法与用法】将鲜胎盘用清水漂洗干净，置沸水中煮2~3分钟，及时捞出，放入锅中，再将洗净的党参、黄芪、当归身一并放入，加水适量，置武火上烧至欲沸时，除去浮沫，然后加入洗净拍破的生姜，改用文火，炖至胎盘熟烂，趁热食用胎盘及汤。可分次服完，日服2~3次。

【功效】益气补血。

【应用】适用于气血不足，虚羸消瘦，骨蒸劳热，妇人不孕及产妇乳汁不足等。

【使用注意】血虚有热之证不宜服用。

红杞田七鸡

【来源】《中国药膳学》

【组成】枸杞子125g，三七10g，肥母鸡1只，猪瘦肉100g，小白菜心250g，面粉150g，绍酒30g，味精0.5g，胡椒粉5g，生姜10g，葱白30g，精盐10g。

【制法与用法】把母鸡宰杀后去毛，剖去内脏，剁去爪，冲洗干净；枸杞去籽拣去杂质，洗净，研末备用；猪肉洗净剁细，小白菜心清水洗净，用开水烫过，切碎；面粉用水合成包饺子面团；葱白洗净，少许切葱花，其余切段；生姜洗净，切成大片，碎块捣姜汁备用。整鸡入沸水中略焯片刻，捞出用凉水洗净，沥干水。将枸杞、田七、姜片、葱段塞于鸡腹内。鸡置锅内，注入清汤，入胡椒粉、绍酒，将田七粉撒于鸡脯肉上。用湿绵纸封紧锅子口，上笼旺火蒸约2小时。另将猪肉泥加味精、胡椒粉、绍酒、姜汁和成饺子馅，再加小白菜搅匀。将面团分20份擀成饺子皮，包20个饺子蒸熟。吃饺子与鸡肉。

【功效】补肝肾，益气血。

【应用】适用于老年体虚、病后元气未复、产后血虚、贫血及其他虚损证，症见面色萎黄、心悸心慌、头晕眼花、经血量少及腰膝酸软等症。

【使用注意】凡外感表证未愈，身患湿热病证，或其他急性病罹患期间则不宜食用。

群鸽戏蛋

【来源】《养生食疗菜谱》

【组成】白鸽3只，鸽蛋12个，人参粉10g，干淀粉30g，清汤130g，湿淀粉15g，熟猪油500g，绍酒15g，精盐7g，葱15g，酱油15g，味精1g，姜块10g，胡椒面0.8g，花椒12粒。

【制法与用法】新鲜白鸽去毛及内脏，洗净。精盐、绍酒、酱油兑成汁，抹于鸽肉内外，将鸽子两腿翻向鸽背盘好。炒锅置旺火上，下猪油烧至七成熟，放入鸽肉，炸约6分钟，捞出沥去油，放入蒸碗内，加葱姜、人参粉、清汤等，用湿绵纸封住碗口，置火上蒸至鸽肉以骨松翅裂为度。将鸽蛋蒸熟，用冷水略浸，剥去蛋壳，在干淀粉中滚动，过上淀粉后入油中炸至色黄起锅。将蒸好的鸽肉起出摆盘中，下放 2 只，上放 1 只，炸鸽蛋镶于周围。再将蒸鸽原汤入锅加入胡椒、味精、湿淀粉勾芡汁入汤，将汤淋于鸽肉及蛋上即成。

【功效】 益气养血，补益肝肾。

【应用】 适用于气虚血亏，肝肾不足，腰膝酸软，脾胃虚弱，食欲不振，气短乏力等。

【使用注意】 本膳食较为平稳，一般虚弱病证均可食用，但阴虚甚者不宜用。

菠菜猪肝汤

【来源】《中国药膳学》

【组成】 菠菜 30g，猪肝 100g，调料适量。

【制法与用法】 将菠菜洗净，在沸水中烫片刻，去掉涩味，切段。将鲜猪肝切成薄片，与食盐、味精、水豆粉拌匀；将清汤烧沸，加入洗净拍破的生姜，切成短节的葱白、熟猪油等，煮几分钟后，放入拌好的猪肝片及菠菜，至肝片、菠菜煮熟即可。佐餐常服。

【功效】 补血养肝，润燥滑肠。

【应用】 适用于血虚萎黄，视力减退，大便涩滞等。

【使用注意】

1. 菠菜质滑而利，善能润燥滑肠，故脾胃虚寒泄泻者不宜用。

2. 肾炎及肾结石患者不宜食用。

当归苁蓉猪血羹

【来源】《实用食疗方精选》

【组成】 当归身 15g，冬葵菜 250g，肉苁蓉 15g，猪血 125g，香油、熟猪油、葱白、食盐、味精各适量。

【制法与用法】 将当归身、肉苁蓉洗净，加水适量，煮取药液待用；将冬葵菜撕去筋膜，洗净，放入锅内，将待用的药液加入，煮至冬葵菜将熟时，将煮熟的猪血切成片或条，同熟猪油、葱白、食盐、味精、香油一并加入，混合均匀，趁热空腹食之。亦可于进餐时服食。

【功效】 补血活血，润肠通便。

【应用】 适用于血虚肠燥的大便秘结。

【使用注意】 湿盛中满及肠胃虚冷泄泻者不宜食用。

猪心枣仁汤

【来源】《四川中药志》

【组成】猪心1具，茯神15g，酸枣仁15g，远志6g。

【制法与用法】将猪心剖开，洗净，置砂锅内，再将洗净打破的酸枣仁及洗净的茯神、远志一起放入锅内，加适量清水，先用武火烧沸，打去浮沫后，改用文火，炖至猪心熟透即成，只食猪心及汤。服食时可加精盐少许调味。

【功效】补血养心，益肝宁神。

【应用】适用于心肝血虚引起的心悸、怔忡、失眠等症。

【使用注意】高血压、冠心病、高血脂症的患者慎用。

参归猪肝汤

【来源】《四川中药志》

【组成】猪肝250g，党参15g，当归身15g，枣仁10g，生姜、葱白、料酒、食盐、味精适量。

【制法与用法】将党参、当归身洗净，切薄片，枣仁洗净打碎，加清水适量煮后取汤；将猪肝切片，与料酒、食盐、味精拌匀，放入汤内煮至肝片散开，加入拍破的生姜，切段的葱白，盛入盆内蒸炖15~20分钟，食肝片与汤。

【功效】养血补肝，宁心安神。

【应用】适用于心肝血虚的心悸、失眠、面色萎黄等症。

【使用注意】高血压、冠心病、高血脂症患者慎用。

龙眼酒

【来源】《万氏家抄方》

【组成】龙眼肉60g，上好烧酒500g。

【制法与用法】内浸百日，随个人酒量适量饮用。

【功效】补心脾，益气血。

【应用】适用于心脾两虚，食少纳差，心神不宁，精神不集中，睡眠不实等。

【使用注意】湿阻中满或有停饮，痰、火过盛者不宜服用。不善饮酒者，也可煎汤内服。孕妇不宜服用，以免生热助火。

第十节　补阳类

鹿胶粥

【来源】《臞仙活人方》

【组成】鹿角粉 10g，粳米 60g。

【制法与用法】先以米煮粥，米汤数沸后调入鹿角粉，另加食盐少许，同煮为稀粥，每日分 2 次服。

【功效】补肾阳，益髓血，强筋骨。

【应用】适用于肾阳不足，精血亏虚至畏寒身冷，腰膝酸软，阳痿早泄，不孕不育，精神疲乏；小儿发育不良，骨软行迟，卤门不合；妇女崩漏，带下，阴疽内陷，疮疡久溃不敛等。

【使用注意】本方温热，夏季不宜选用，适合在冬季服食。因其作用比较缓慢，应当小量久服，一般以 10 天为 1 疗程，大凡素体有热、阴虚阳亢，或外感发热者，均当忌用。

杞叶羊肾粥

【来源】《饮膳正要》

【组成】枸杞叶 250g，羊肉 60g，羊肾 1 个，粳米 60g，葱白 2 茎，盐适量。

【制法与用法】将新鲜羊肾剖开，去内筋膜，洗净，切细；羊肉洗净切碎；煮枸杞叶取汁，去渣，也可将枸杞叶切碎，同羊肾、羊肉、粳米、葱白一起煮粥。待粥成后，入盐少许，稍煮即可。每日早晚服食。

【功效】温肾阳，益精血，补气血。

【应用】适用于肾虚劳损，阳气衰败，腰脊冷痛，脚膝软弱，头晕耳鸣，视物昏花，视力减退，夜尿频多，阳痿等。

【使用注意】外感发热或阴虚内热及痰火壅盛者忌用。

白羊肾羹

【来源】《饮膳正要》

【组成】白羊肾（切片）2 具，肉苁蓉（酒浸，切）30g，羊脂（切片）120g，胡椒 6g，陈皮（去白）3g，草果 6g，荜茇 6g，面粉 150g，食盐、生姜、葱各适量。

【制法与用法】面粉切成面片，羊肾洗净，去内筋膜。羊脂洗净，余药相合，同入纱布袋，入锅内，加清水适量，沸后，文火炖熬至羊肾熟透，放入面片及调味品，煮熟，如长作羹食之。

【功效】温肾阳，健筋骨，祛风湿。

【应用】适用于肾阳虚弱，阳痿不举，腰膝冷痛或风湿日久，累及肝肾，筋骨痿弱。

【使用注意】本方偏于温燥，凡身热不扬者忌用，对脾虚便溏者，肉苁蓉用量不宜过大。

养脊骨粥

【来源】《太平圣惠方》

【组成】羊连尾脊骨1条，肉苁蓉30g，菟丝子3g，粳米60g，葱、姜、盐、料酒适量。

【制法与用法】肉苁蓉浸酒1宿，挂去粗皮；菟丝子浸酒3日，晒干，捣末。将养脊骨砸碎，用水2500ml，煎取汁液1000ml，入粳米、肉苁蓉煮粥；粥欲熟时，加入葱末等调料，粥熟，加入菟丝子末，料酒20ml，搅匀，空腹食之。

【功效】补肾阳，益精血，强筋骨。

【应用】适用于虚劳羸瘦，腰膝无力，头目昏暗。

【使用注意】脾胃虚寒久泻者，应减肉苁蓉；大便燥结者，宜去菟丝子。

巴戟牛膝酒

【来源】《千金方》

【组成】巴戟天100g，怀牛膝100g，白酒1500ml。

【制法与用法】将以上两物同浸于白酒中，每日早晚服15~30ml。

【功效】补肾阳，强筋骨，祛风湿。

【应用】适用于肾阳虚弱所致的阳痿不举，腰膝冷痛或风湿日久，累及肝肾，筋骨萎弱。

【使用注意】本方温热，凡热盛阳亢者不宜饮用，夏天勿服或少饮。

补骨脂胡桃煎

【来源】《类证本草》

【组成】补骨脂100g，胡桃肉200g，蜂蜜100g。

【制法与用法】将补骨脂酒拌蒸熟，晒干，研末；胡桃肉捣为泥状。蜂蜜溶化煮沸，加入胡桃泥、补骨脂粉，和匀。收储瓶内，每服10g，黄酒调服，不善饮者开水调服，每日2次。

【功效】温肾阳，强筋骨，定哮喘。

【应用】适用于肾阳不足所致的阳痿早泄、滑精尿频、腰膝冷痛及久咳虚喘等。

【使用注意】痰火咳喘及肺肾阴虚之咳嗽忌用。

鹿鞭壮阳汤

【来源】《中国药膳学》

【组成】鹿鞭2条，枸杞子15g，菟丝子30g，狗肾100g，山药50g，巴戟9g，猪肘肉800g，肥母鸡800g，绍酒50g，胡椒粉、花椒、盐、生姜、葱白各适量。

【制法与用法】鹿鞭发透后刮去粗皮杂质，剖开，再刮净内面的粗皮，洗净，切段；狗肾用温水浸泡，洗净；猪肘肉、鸡肉洗净，切条块；山药润软，切块；枸杞子、菟丝子、巴戟天用纱布袋扎紧；葱洗净扎结，姜洗净拍破。锅内放入鹿鞭、姜、葱、绍酒，加清水约1500ml，用武火煮沸15分钟，捞出鹿鞭，原汤不用，如此反复煮2次。另砂锅，放入猪肘、鸡块、鹿鞭、狗肾，加清水适量，烧沸后，撇去浮沫，加入绍酒、姜、葱、花椒，移于文火炖90分钟左右，取出姜、葱、猪肘，再将山药片、药袋、盐、胡椒粉、味精放入锅内。用武火炖至山药烂熟，汤汁浓稠。取汤1碗，先捞出山药铺于碗底，再盛上鸡肉块，最后摆上鹿鞭，倒入汤汁即成，佐餐食用。

【功效】温肾壮阳，补血益精。

【应用】适用于肾阳衰惫所致的阳痿遗精，早泄，腰膝酸软，畏寒肢冷，小便清长。

【使用注意】本膳食功偏温补，凡阴虚火旺，五心烦热，潮热盗汗，心烦口干者，不宜服用。

壮阳狗肉汤

【来源】《华夏药膳保健顾问》

【组成】狗肉200g，菟丝子5g，附片3g，葱、姜各5g，食盐、味精、绍酒各适量。

【制法与用法】狗肉洗净，投入锅焯透，捞出，洗净血沫，沥干，切块；菟丝子，附片用纱布合包；葱姜洗净，姜切片，葱切段备用。锅内投入狗肉、姜片煸炒，烹入绍酒炝锅，倒入砂锅内，并将菟丝子、附片放入，加清汤、食盐、味精、葱，以武火烧沸，撇净浮沫，用文火炖2小时，待狗肉烂熟，除去葱、姜，装入汤碗内即成，佐餐食用。

【功效】温脾暖肾，益精祛寒。

【应用】适用于脾肾阳虚，畏寒肢冷，小便清长，脘腹冷痛，大便溏泄，腰膝酸软。

【使用注意】本膳食力偏温补，凡阴虚火旺，潮热盗汗，五心烦热者不可服食，也不宜于春夏季食用。

杜仲腰花

【来源】《华夏药膳保健顾问》

【组成】杜仲12g，猪肾250g，绍酒25g，葱50g，味精1g，酱油40g，醋2g，干淀粉20g，大蒜10g，生姜10g，精盐5g，白砂糖3g，花椒1g，混合油100g。

【制法与用法】杜仲用水300ml熬成浓汁，去杜仲，再加淀粉、绍酒、味精、酱油、白糖兑成芡糊，分成 3 分待用。猪肾剖为 2 片，挂去筋膜，切成腰花，生姜去皮，切片。葱洗净切成节，待用。炒锅烧热，入油，烧至八成热，放入花椒烧香，再投入腰花、葱、姜、蒜，快速炒散，沿锅倾入芡汁与醋，翻炒均匀，起锅装盘即成，佐餐食用。

【功效】补肾益精，健骨强体。

【应用】适用于肾虚腰痛膝软，阳痿遗精，耳鸣眩晕，夜尿频多。

【使用注意】本膳食作为佐餐，对于肾阳虽虚，而尚不甚严重者具有调养作用。阳虚较重者，则本方力有未逮，若长服则可缓以收功，仍具有较好的功效。阴虚火旺者非本方所宜。

虫草炖老鸭

【来源】《本草纲目拾遗》

【组成】冬虫夏草 5 枚，老雄鸭 1 只，香葱、黄酒、生姜、胡椒、精盐各适量。

【制法与用法】鸭子去肚杂，洗净，将鸭头劈开，将冬虫夏草纳于鸭腹内，仍以线扎好，加酱油、酒等调味品如常煮烂食之。

【功效】补虚损，益肺肾，止咳喘。

【应用】适用于病后虚损所致的身体羸弱、腰膝酸软、阳痿遗精及久咳虚喘等。

【使用注意】外感表邪咳喘不宜食用。

人参胡桃汤

【来源】《济生方》

【组成】人参 6g，胡桃肉 15g，生姜 5 片，大枣 7 枚。

【制法与用法】将人参、胡桃肉（去壳不去衣）切细，加水与生姜、大枣同用，连煎 2 次，将 2 次煎液混合均匀，分 2～3 次服用。

【功效】补肺肾，止咳喘。

【应用】适用于肺肾不足，胸满喘急，不能平卧，动则喘甚。

【使用注意】本方偏于温补，热证喘咳不宜用；能润燥滑肠，大便溏泻者不宜服用。

麻雀肉饼

【来源】《家庭食疗手册》

【组成】麻雀 5 只，精猪肉 200g，黄酒、豆粉、白糖适量。

【制法与用法】将麻雀用水憋死，除去毛、头、爪和内脏，洗净切块；猪肉洗净切块。将麻雀肉和猪瘦肉共剁成泥，放入碗内，加入豆粉、白糖、食盐、黄酒，拌匀，做成圆饼。将圆饼置蒸笼内，蒸熟即成。趁热食用。

【功效】补肾壮阳。

【应用】主治中老年人阳气衰败，脏腑虚损，精神萎靡，体倦乏力等症。

海参猪肉饼

【来源】《家庭食疗手册》

【组成】干海参300g，精猪肉600g，冬菇200g，鸡蛋1个，豆粉、白糖、食盐、麻油、菜油适量。

【制法与用法】将干海参、冬菇用温水泡发，洗净；瘦猪肉剁烂放在碗内，加入适量的豆粉、白糖、食盐、油及打散的鸡蛋，共拌匀分成3份，蘸干粉做成肉饼，入油锅炸至金黄色捞出。锅内留余油少许，将海参、冬菇下锅略煸一下，再放入炸过的肉饼同焖，至水干时，淋上麻油、酱油和粉汁翻匀即成。作早、晚餐食用。

【功效】滋肾生血，补益强体。

【应用】主治肾虚、体弱、精神萎靡，乏力倦怠，面黄消瘦等症。

第十一节　养阴类

清蒸人参元鱼

【来源】《滋补保健药膳食谱》

【组成】活元鱼1只，人参3g，鸡翅250g，火腿、姜片各10g，熟猪油、冬笋、香菇、料酒、葱各15g，清汤750g，调料适量。

【制法与用法】人参洗净，切斜片，用白酒浸泡，制成人参白酒液约6ml，捡出人参片备用。元鱼宰杀后去壳及内脏，洗净，剔下裙边备用，元鱼肉剁成4~6块；沸水锅内加少量葱、姜及料酒，放入元鱼块烫去腥味，捞出用清水冲洗干净，沥干水。火腿、冬笋切片；香菇洗净，斜切成两半，与冬笋用沸水焯一下；葱切段，姜洗净拍破。将火腿片、香菇片、冬笋片分别铺于碗底，平铺一层元鱼肉放在中央，元鱼裙边排于周围，再放上剩余的火腿、冬笋、香菇、鸡翅及葱、姜、蒜、料酒、盐、清汤、人参白酒液，武火蒸1.5小时，至肉熟烂时取出。将汤倒入另一锅内，拣去葱、姜、蒜，元鱼肉翻扣于大汤碗中。再将原汤锅置火上加味精、姜水、料酒、精盐，调好味后烧沸，打去浮沫，再淋入少许明油，浇入元鱼肉碗中，人参片撒于其面上即成。单食、佐餐均可。

【功效】益气养阴，补虚强身。

【应用】适用于气阴不足所致的气短神疲，口燥咽干，不思饮食，潮热自汗，腰酸腿软，脉细虚数。

【使用注意】本膳食宜于气阴两虚，津液亏少的虚弱患者。若阴虚火旺者，本方力有未及，不甚相宜。湿热内盛，阳虚内寒之体慎用。

益寿鸽蛋汤

【来源】《四川中药志》

【组成】枸杞子 10g，龙眼肉 10g，制黄精 10g，鸽蛋 4 枚，冰糖 30g。

【制法与用法】枸杞子洗净，分别将龙眼肉、制黄精洗净、切碎，冰糖打碎待用。锅中注入清水约 750ml，加入上 3 味药物同煮。待煮沸 15 分钟后，再将鸽蛋打入锅内，冰糖碎块同时下锅，煮至蛋熟即成。每日服 1 剂，连服 7 日。

【功效】滋补肝肾，益阴养血。

【应用】适用于肝肾阴虚的腰膝酸软，面黄羸瘦，头目眩晕，耳鸣眼花，燥咳少痰，虚热烦躁，心悸怔忡。

【使用注意】阴虚内热而见的骨蒸潮热，烦热盗汗或阴虚较重者，本方力有不及；湿热壅盛者不宜服用。

生地黄鸡

【来源】《肘后备急方》

【组成】生地黄 250g，乌鸡 1 只（雄），饴糖 150g。

【制法与用法】将鸡宰杀去净毛，洗净去内脏后备用；将生地黄洗净，切片，入饴糖，调拌后塞入鸡腹内。将鸡腹部朝下置于锅中，用武火上笼蒸 2～3 小时，待其熟烂后，食肉，饮汁。

【功效】滋补肝肾，补益心脾。

【应用】适用于肝肾阴虚，盗汗，虚热，骨蒸潮热，烦躁，以及心脾不足，心中虚悸，虚烦失眠，健忘怔忡。

【使用注意】凡肝肾阴虚，心脾精血亏损者均可食用，但脾气素弱，食入不化，大便溏薄者，因本膳食偏于滋腻，不甚相宜。外感未愈，湿盛之体，或湿热病中不宜本膳，恐致恋邪益湿。

秋梨膏

【来源】《医学从众录》

【组成】秋梨 250g，麦冬 30g，款冬花 20g，百合 60g，贝母 10g，冰糖 60g。

【制法与用法】梨榨汁，梨渣加清水再煎煮 1 次，过滤取汁，两汁合并备用；麦冬、冬花、百合、贝母加 10 倍水煮沸 1 小时，滤出药液，再加 6 倍水煮沸 30 分钟，滤出药渣，两液合用，并兑入梨汁，文火浓缩至稀流膏时，加入捣碎之冰糖末，搅拌令溶，再煮片刻。每服 10～15ml，每日 2 次，温开水冲服。

【功效】养阴生津，润肺止咳。

【应用】适用于阴虚肺热，咳嗽无痰，或痰少黏稠，甚则胸闷喘促，口干咽燥，心烦音哑等。

【使用注意】梨性寒凉，凡脾胃虚寒，大便溏泄及咳嗽痰多者不宜使用，且不宜与蟹同食，否则易伤脾胃而致呕吐、腹痛、腹泻。

淮山芝麻糊

【来源】《中国药膳》

【组成】淮山药15g，黑芝麻120g，粳米60g，鲜牛奶200g，冰糖120g，玫瑰糖6g。

【制法与用法】先把粳米淘净，水泡约1小时，捞出沥干，文火炒香；山药洗净，用刀切成小粒；再将黑芝麻洗净沥干，炒香。三物同入盆中，加入牛奶、清水调匀，磨细，滤去细茸，取浆液待用。另取锅加入清水，冰糖，烧沸溶化，用纱布滤净，糖汁放入锅内再次烧沸后，将粳米、山药、芝麻浆慢慢倒入锅内，不断搅动，加玫瑰糖搅拌成糊状，熟后起锅。早晚各服1小碗。

【功效】滋阴补肾。

【应用】适用于肝肾阴虚，病后体虚，大便燥结，须发早白等。

【使用注意】方中芝麻味重，但芝麻多油脂，易滑肠，脾弱便溏者慎用。

龟肉炖虫草

【来源】《四川中药志》

【组成】龟肉250g，冬虫夏草30g，沙参90g，葱、盐、油、味精各适量。

【制法与用法】将龟宰后去头、足，除去内脏，洗净，放入瓦罐内；再把洗净的冬虫夏草、沙参放入龟肉罐中，加水适量。先用武火煮沸，然后以文火慢煮至龟肉熟透，加入油、盐、葱、味精调味，饮汤吃肉。

【功效】补肾益肺，滋阴养血。

【应用】适用于肺肾两虚的久咳咯血，潮热骨蒸，头昏耳鸣，腰膝酸软，盗汗遗精或肺痨咯血等。

【使用注意】本方功能滋阴补血，凡脾肾虚寒、食少便溏、痰湿咳嗽者不宜服用。

黄精天冬龟肉汤

【来源】《疾病饮食疗法》

【组成】乌龟1只，黄精30g，天门冬24g，五味子9g，红枣少许。

【制法与用法】将乌龟放在盆中，倒入热水令其排尿并烫死，洗净剖开，去肠杂、头、爪；再把黄精、天冬、红枣洗净。把全部用料一齐放入锅内，加清水适量，武火煮沸后，文火煮2小时，调味即可，随量食用。

【功效】滋肾填精，益智安神。

【应用】适用于肾精不足所致的老年耳聋，伴耳鸣失眠，神疲乏力，头目眩晕，腰酸腿软，盗汗咽干，形体消瘦，舌光少苔，脉沉细数。

【使用注意】脾肾阳虚而致纳呆、便溏、舌苔白腻者忌饮用本汤。

羊肝明目汤

【来源】《食用食疗方精选》

【组成】枸杞子 30g，蒺藜子 12g，女贞子 12g，车前子 15g，菟丝子 15g，白菊花 15g，猪肝 90g。

【制法与用法】将以上各药分别洗净，干燥，研为细末，混合均匀，装入瓶中备用。每取药末 15g 煎取汤液，并将猪肝切为薄片，煮汤服或蒸服。服时，加盐少许调味，佐餐食或食后服均可。

【功效】补益肝肾，清热明目。

【应用】适用于肝肾不足所致的视物昏暗。

【使用注意】服食本药膳者，宜少食辛辣刺激、油腻肥甘之品，并忌烟酒。

羊肾雪耳炖燕窝

【来源】《疾病饮食疗法》

【组成】西洋参片 15g，雪耳 15g，燕窝 30g。

【制法与用法】将西洋参洗净，雪耳浸开洗净、摘小朵，燕窝用清水浸泡，拣去羽毛杂质、洗净。把全部用料一齐放入炖盅内，加开水适量，炖盅加盖，文火隔水炖 2 小时，调味即可，随量饮用。

【功效】补气润肺，滋阴润燥。

【应用】适用于阴虚肺燥，咳喘少气，或咳痰带血，咽干口燥等证。

【使用注意】凡中焦虚寒，湿盛或风寒咳嗽者，不宜饮用本品。

第十二节　温里祛寒类

温里祛寒类膳食食疗方，其功效为温里祛寒、温经止痛，故可用于治疗里寒证，即《内经》所谓"寒者热之"，《神农本草经》"疗寒以热药"之意。

本类膳食食疗方的药物主要有附子、干姜、肉桂、吴茱萸、小茴香、高良姜、花椒、丁香、胡椒、草果、砂仁等，因其主要归经的不同而有多种效用。主入脾胃经者，能温中散寒止痛，可用治外寒入侵，直中脾胃或脾胃虚寒证，症见脘腹冷痛、呕吐泄泻、舌淡苔白等；主入肺经者，能温肺化饮，用治肺寒痰饮证，症见痰鸣咳喘、痰白清稀、舌淡苔白滑等；主入肝经者，能暖肝散寒止痛，用治寒侵肝经的少腹痛、寒疝腹痛或厥阴头痛等；主入肾经者，能温肾助阳，用治肾阳不足证，症见阳痿、宫冷、腰膝冷痛、夜尿频多、滑精遗尿等；主入心肾两经者，能温阳通脉，用治心肾阳虚证，症见心悸怔忡、畏寒肢冷、小便不利、肢体浮肿等。

　　本类膳食方多为辛热燥烈之剂，易耗阴动火，故天气炎热时或素体火旺者当慎用；热伏于里，热深厥深，真热假寒证禁用；凡实热证、阴虚火旺、津血亏虚者忌用；孕妇慎用。

干姜粥

　　【来源】《寿世青编》
　　【组成】干姜1~3g，高良姜3~5g，粳米100g。
　　【制作及用法】先煎干姜、高良姜，取汁去渣，再入粳米同煮为粥。早晚服食，先从小剂量开始，逐渐增加，3~5日为1疗程，以秋冬季节为宜。
　　【功效】温暖脾胃，散寒止痛。
　　【应用】适用于脾胃虚寒所致的心腹冷痛、呕吐、呃逆、泛吐清水、肠鸣腹泻。
　　【使用注意】凡发热之时以及阴虚内热的病人不宜选用。

薤白粥

　　【来源】《养生粥谱》
　　【组成】薤白10g，葱白2根，香菜适量，粳米100g。
　　【制作及用法】将薤白、葱白洗净，葱白切成小段，与粳米同放入砂锅中，加水后用小火煮粥，粥熟后加切碎的香菜即成。每日1剂，分2次服，温热服食。
　　【功效】宽胸通阳。
　　【应用】适用于寒凝心脉之胸痹、心痛、心悸等症。

人参薤白粥

　　【来源】《圣济总录》
　　【组成】人参10g，薤白6g，鸡蛋1个，粳米100g。
　　【制作及用法】先将人参单煮，取汁备用；鸡蛋放入碗中，搅拌均匀，备用；粳米如常法煮粥，米熟时放入鸡蛋、薤白、人参汁，再煮至熟，每日1次。
　　【功效】益气和中，豁痰通阳。
　　【应用】脾虚痰滞所致的中风后遗症食疗方。症见肢体瘫软无力，感觉迟钝，食欲不振，倦怠乏力，形体肥胖，面黄唇淡，或言语不利，舌体胖大有齿印，舌淡苔腻，脉细滑。
　　【方义解析】人参味甘、微苦，性微温，可大补元气、健脾益气；薤白味辛、苦，性温，能通宣化痰散结；鸡蛋味甘，可滋阴润燥；粳米味甘性平，可健脾益气，补后天之本。诸物相合，共奏健脾祛湿化痰之功。

吴茱萸粥

【来源】《食鉴本草》

【组成】吴茱萸2g，粳米50g，生姜2片，葱白2茎

【制作及用法】将吴茱萸研为细末；用粳米先煮粥，待米熟后下，吴茱萸末及生姜、葱白，同煮为粥。每日早晚服用，3~5天为一疗程。

【功效】补脾暖胃，温中散寒，止痛止吐。

【应用】适用于虚寒性痛经以及脘腹冷痛、呕逆吞酸。

【使用注意】

1. 吴茱萸分解物有较强的收缩子宫的作用，故孕妇慎用。

2. 实热及阴虚火旺者不宜选用。

附子粥

【来源】《太平圣惠方》

【组成】炮附子10g，炮姜15g，粳米100g。

【制作及用法】先将两药捣细，过箩为末，每取10g，与米同煮为粥。空腹食用，以愈为度。

【功效】温中散寒止痛。

【应用】用于寒湿痢疾、里急后重、腹中绞痛、喜按喜暖者。

【使用注意】

1. 本品辛热燥烈，走而不守，孕妇忌用。

2. 实热症、阴虚火旺者不宜选用。

3. 不宜与法夏、栝楼、贝母、白蔹、白及同用（十八反）。

桂浆粥

【来源】《粥谱》

【组成】肉桂2~3g，粳米50~100g，红糖适量。

【制作及用法】将肉桂煎取浓汁去渣；粳米加水适量，煮沸后，调入桂汁及红糖，同煮为粥，或用肉桂末1~2g调入粥内同煮。每日2次，3~5天为一疗程。

【功效】温中补阳，散寒止痛。

【应用】适用于虚寒性痛经及脾阳不振所致的脘腹冷痛、饮食减少、消化不良、大便稀薄等。

高良姜炖鸡块

【来源】民间验方

【组成】高良姜5g，陈皮1角，草果3g，胡椒2g，鸡500g，葱适量（3人份）。

【制作及用法】先将各种药材洗净备用，然后将鸡切块放入用武火煮沸，撇去污沫，最后与药材一同放入盅同炖1.5小时，调味后喝汤吃肉。

【功效】温中散寒，补虚益气。

【应用】适用于平素脾胃虚寒、脘腹冷痛、喜温喜按、畏寒肢冷、呕吐泄泻、进食减少、体虚瘦弱、虚寒痛经、淡苔白润、脉沉迟无力等证。

【方义解析】

方中高良姜辛、热纯阳，善于温脾暖胃，行气降逆，具有健脾胃、止吐泻、散寒力强等特点；草果性味辛温，善于燥湿、消积化滞，是治疗寒湿积滞、腹痛胀满的要药；陈皮性味辛温苦，气香质燥，具有健脾燥湿化痰，善治脾胃不和、胀满呕吐等证；胡椒性味辛热，具有温中散寒止痛的功效，与陈皮同为居家常用的调味品；鸡肉性味甘温，可温中益气，补精填髓，是炖品中常采用的食材；此膳药食配合，既加强了温脾暖胃、祛寒止痛的功效，又能增香调味，补益的同时又散寒除湿，达到补而不滞、滋而不腻的功效。

丁香鸭

【来源】民间验方

【组成】主料：鸭子一只（约1000g），丁香30g，肉桂皮30g，豆蔻20g。辅料：生姜15g，葱100g，盐15g，卤汁500g，冰糖30g，味精1g，香油25g。

【制作及用法】鸭子宰杀后，除去毛和内脏，洗净；将丁香、肉桂、草豆蔻放入锅内；加水适量煎熬两次，每次水沸后20分钟浸出汁，共收药液约3000g；生姜、葱拍破待用；药液倒入锅内，加生姜和葱，放入鸭子；在文火上煮六成熟，捞起晾冷。卤汁放入锅中，再放入鸭子，用文火卤熟后捞出，揩净浮沫；卤汁入锅加食盐、冰糖屑、味精拌匀；再放入鸭子，置文火上边滚动鸭子边浇卤汁，直至卤汁均匀地粘在鸭子上，色红亮时捞出，再均匀地涂上香油即成。

【功效】温中和胃，暖肾助阳。

【应用】适用于脾肾虚弱所致的咳嗽、水肿，以及病后体虚者。

【方义解析】

方中丁香性味甘、辛、大热，入胃、肾二经，暖胃，温肾之功，治胃寒痛胀、呃逆、吐泻、痹痛、疝痛、口臭等症；鸭肉，性寒，味甘，咸，主大补虚劳，滋五脏之阴，清虚劳之热，补血行水，养胃生津，止咳；肉桂性味辛、甘、大热，入心、肾、脾、肝经，有补火助阳，散寒止痛，温经通脉之功；豆蔻性味辛、温，归肺经、脾经、胃经，能化湿消痞，行气温中，开胃消食。此膳药食配合，既加强了温脾暖胃、祛寒止痛的功效，又有补肾助阳之效，且味道鲜美。

砂仁肚条

【来源】《饮食药膳》

【组成】砂仁粉 10g，猪肚 1000g，胡椒粉 3g，花椒 5g，生姜 15g，葱白 15g，猪油 100g，绍酒 50g，味精 3g，湿淀粉 20g，盐 5g。

【制作及用法】将砂仁烘脆后研成细末。猪肚洗净，下开水锅内余透，捞出刮净内膜。锅内下入清汤、猪肚、姜、葱、花椒，用武火煮熟，撇去泡沫，捞起猪肚，然后切成细条。再将汤烧开，下入肚条、砂仁粉、胡椒粉、绍酒、猪油搅均，加味精、盐调好味，用湿淀粉着芡，炒勾起锅装盘即成。

【功效】健脾化湿，行气和胃。

【应用】适用于脾胃气滞所致的胸脘胀满，湿阻脾胃所致的腹痛泄泻、食欲不振、呕吐等；也能用于胎动不安、妊娠恶阻等症。

【方义解析】

砂仁性味辛、温，归脾、胃、肾经，具有化湿开胃，温脾止泻，理气安胎之效，用于湿浊中阻，脘痞不饥，脾胃虚寒，呕吐泄泻，妊娠恶阻，胎动不安等症；猪肚甘温，有补虚损，健脾胃之功，治虚劳羸弱，泄泻，下痢，消渴，小便频数，小儿疳积。《本草经疏》说："猪肚，为补脾之要品。脾胃得补，则中气益，利自止矣……补益脾胃，则精血自生，虚劳自愈。"胡椒性味辛热，具有温中散寒止痛的功效；花椒味辛、性温，归脾、胃、肾经，有温中止痛的功能；取生姜、葱白、绍酒温中通阳、调味之功。

第十三节　祛风湿类

五加皮酒

【来源】《本草纲目》

【组成】五加皮 60g，糯米 1000g，甜酒曲适量。

【制法与用法】将五加皮洗净，煎取浓汁，再以药汁、米、曲酿酒，酌量饮之。

【功效】祛风湿，补肝肾，除痹痛。

【应用】适用于风湿痹症，肝肾不足所致的腰膝酸痛、筋骨痿软。

【方义解析】

五加皮性味辛、苦、温，归肝、肾经，能祛风湿，补肝肾，强筋骨，活血脉，临床用于风寒湿痹，腰膝疼痛，筋骨痿软，跌打损伤，水肿，脚气等症；糯米酒能活血行经，散结消肿。共奏祛风通络，补益肝肾，除痹痛之功。

白花蛇酒

【来源】《本草纲目》

【组成】白花蛇1条，羌活60g，当归身60g，天麻60g，秦艽60g，五加皮60g，防风30g，糯米酒4000ml。

【制法与用法】白花蛇以酒洗，润透，去骨刺，取肉；各药切碎，以绢袋盛之，放入酒坛内，再将酒坛置于大锅内，水煮1日，取起埋于地下7日后取出。每次1～2杯（30～60ml），仍以渣晒干研末，酒糯为丸，如梧桐子大，每服50丸（9g），用煮酒送下。

【功效】祛风胜湿，通络止痛，强筋壮骨。

【应用】适用于风湿顽痹，骨节疼痛，筋脉拘挛；或中风半身不遂，口眼歪斜，肢体麻木，及年久疥癣，恶疮，风癞诸证。

【使用注意】治疗期间，"切忌见风犯欲，及鱼、羊、鹅、面、发风之物。"

威灵仙酒

【来源】《中药大辞典》

【组成】威灵仙500g，白酒1500ml。

【制法与用法】威灵仙切碎，加入白酒，锅内隔水炖半小时，过滤后各用。每次10～20ml，日3～4次。

【功效】祛风除湿，通络止痛。

【应用】适用于风寒湿痹，肢节疼痛，关节拘挛等症。

【使用注意】威灵仙性善走窜，多服易伤正气，体质虚弱者慎用。

海桐皮酒

【来源】《普济方》

【组成】海桐皮30g，薏苡仁30g，生地黄150g，牛膝15g，川芎15g，羌活15g，地骨皮15g，五加皮15g，甘草皮15g，白酒3000ml（一法加杜仲亦可）。

【制法与用法】以上各药制为粗末，用绢袋或纱布袋盛装，袋口扎紧，置瓶内，注入白酒，将瓶口密封，每日振摇酒瓶1次，冬季浸14日，夏季7日即可。每次饮15～30ml，视酒量而定，佐餐饮，每日2～3次。

【功效】祛风胜湿，行痹止痛，强筋壮骨。

【应用】适用于风湿滞留经脉，血行不畅所引起的肢体疼痛，腰膝酸软，筋骨痿弱等症。

【使用注意】凡血压偏高及妇女在怀孕期间慎用。

雪凤鹿筋汤

【来源】《中国药膳学》

【组成】干鹿筋 200g，雪莲花 3g，蘑菇片 50g，鸡脚 200g，火腿 25g，味精 5g，绍酒 10g，生姜、葱白、精盐各适量。

【制法与用法】洗净鹿筋，以开水浸泡，水冷则更换，反复多次，约 2 天，待鹿筋发胀后剔去筋膜，切成条块备用。蘑菇洗净切片，雪莲花洗净，用纱布袋松装。鸡脚开水烫过，去黄衣，剁去爪尖，拆去大骨洗净待用。生姜切片，葱白切节。锅置火上，鹿筋条下入锅中，加葱、姜、绍酒及适量清水，将鹿筋煨透，去葱、姜。鹿筋条放入瓷缸内，再放入鸡脚、雪莲花包，上面再放火腿片、蘑菇片，加入清汤、绍酒、生姜、葱白，上笼蒸至鹿筋熟软（2 小时）后取出。倒出原汤，汤中加入味精、精盐，搅拌匀后倒入瓷缸内，再蒸半小时，取出即成。

【功效】补肝肾，强筋骨，逐寒湿，止痹痛。

【应用】适用于肝肾不足的风湿关节疼痛、腰膝酸软、体倦乏力等症。

【使用注意】本方适用于肝肾不足、寒湿痹痛者，若湿热痹痛偏于里热实证者不宜使用。方中雪莲花用量不宜过大，孕妇忌用。天山雪莲花有毒，使用时尤须注意。

巴戟狗肉

【来源】《中国饮食疗法》

【组成】带皮狗肉 750g，巴戟天 5g，枸杞子 10g，绍酒 30g，白糖 10g，胡椒粉 3g，花椒粉 5g，生姜 3g，葱 3g，精盐 5g，味精 5g，淀粉 5g，香菜 10g，香芹 10g，香油 5g，鸡汤 1 小碗。

【制法与用法】巴戟天用温水泡软，去掉木心，洗净，枸杞子用温水泡开备用。狗肉洗净，放水中煮透，捞出沥干，生姜切片，香葱、香芹切段。在狗肉肉面上切上大交叉花刀，皮面朝下放入盆内，加入绍酒、白糖、花椒、巴戟、姜片、葱段、精盐、鸡汤，蒸至烂熟。取出拣去葱、姜、花椒、巴戟，把汤汁倒入砂锅内，打去汤面上浮油，加入味精、胡椒粉，再把狗肉皮面朝下推入锅内，将淀粉调成芡汁淋入，再淋入香油，出锅撒上香菜；将枸杞洗净，置放于狗肉周围即成。

【功效】温肾助阳，散寒祛湿，宣痹止痛。

【应用】适用于肾阳虚弱所致的腰膝酸痛、步行艰难、肌肉萎缩。对老年体弱、久病体虚、阳痿、早泄、遗精、少腹冷痛者也可应用。

【使用注意】本方药性温补，适宜阳虚体质而患风湿痹痛者，故凡阴虚有热，或肝阳偏亢，或热病后期等见烦躁口干、颧红、潮热者不宜食用。

胡椒根煲蛇肉

【来源】《饮食疗法》

【组成】胡椒根40~60g，蛇肉250g，生姜、香葱、黄酒、盐适量。

【制法与用法】胡椒根洗净，切段。蛇肉（切除蛇头）洗净，切段。两者同放锅内，加葱、姜、黄酒、盐、清水各适量，烧沸后用文火炖熬至蛇肉熟透。煲汤服食。

【功效】祛风盛湿，舒筋活络。

【应用】适用于风寒湿痹，手足萎弱屈伸不便。

【使用注意】本方功在寒湿，凡湿热痹症，关节红肿热痛者不宜。

第十四节　祛湿利水退黄类

祛湿利水退黄类药膳是以利水渗湿药和芳香化湿药等为主组成的膳食食疗方的统称，有化湿利水、通淋泄浊、逐水涤饮等作用，主要治疗水湿内停引起的水肿、癃闭、泄泻、痰饮、心悸、咳喘；湿热内蕴引起的黄疸、淋浊、小便不利；湿浊内盛，脾失健运所致的胸腹胀满，嗳气吞酸，呕吐泄泻，食少体倦等症。

中医认为脾虚则湿生，肾虚则水泛，肺气不宣则通调失职，膀胱气化不行水则小便不通，三焦气阻则决渎无权。凡此诸脏腑机能失调，皆与水湿饮邪为患有关。广泛用治肺失宣降，风水水肿；脾虚湿盛，水肿泄泻，痰饮眩悸；脾肾阳虚，阴寒水肿；湿蒸热蕴，湿温、暑湿，黄疸尿赤，带下黄稠，淋浊涩痛，湿热疮毒，痔漏肿痛，梅毒下疳；湿浊中阻，脘痞胀痛，呕吐泄泻等症。湿邪重着黏腻，易阻气机，故祛湿利水类膳食食疗方中常配理气药同用，以求气化水行。

祛湿利水膳食食疗方多由辛香温燥或甘淡渗利药组成，易耗伤阴津，素体阴虚津亏者慎用，应中病即止，不可过服久用；体虚及孕妇尤当注意，避免中毒。服药饮食禁忌：用治肾炎水肿者忌食盐，用治阴寒水肿者忌食清泄食物，用治湿热黄疸者忌食油腻食物，用治湿热疮毒、皮肤病者忌食鱼、虾、蟹、猪头肉、猪蹄、鹅肉、鸡肉等荤腥发物，用治痔漏肿痛者忌食辛辣刺激物。

薏苡仁粥

【来源】《本草纲目》

【组成】薏苡仁、粳米各100g。

【制法及用法】将薏苡仁研为粗末，与粳米等分加水煮成稀粥，每日1~2次，连服数日。

【功效】健脾渗湿，清热利水。

【应用】用于脾虚水肿，或风湿肿痛、饮食不振等。

【方义解析】

方中薏苡仁味甘淡、性凉，归脾、胃、肺经，具有健脾渗湿、除痹、利水的功能。《本草纲目》中记载，薏米能"健脾益胃，补肺清热，去风渗湿。炊饭食，治冷气，煎饮，利小便热淋"。粳米味甘，性平，具有健脾益气的功效，二者同煮为粥，具有利水消肿，健脾之功，适宜于脾虚湿困，食少泄泻，水肿腹胀，脚气浮肿，小便不利，风湿痹痛等。

赤豆粳米粥

【来源】《保健药膳》

【组成】赤小豆 50g，粳米 100g，白糖适量。

【制法及用法】先用砂锅把赤小豆煮烂，然后加入粳米煮粥，粥成后加入白糖，稍煮即成。

【功效】利小便，通乳汁。

【应用】适宜于水肿病、脚气浮肿、小便不利，以及产妇乳汁不通等症。

【方义解析】

方中赤小豆性平，味甘、酸，能利湿消肿，清热退黄。《本草再新》载"清热和血，利水通经，宽肠理气"。《本草纲目》认为其有"辟温疫，治产难，下胞衣，通乳汁"之功。粳米味甘，性平，健脾益气之功较强，二者煎煮为粥，有祛湿、利水、消肿兼通乳之功。

鲫鱼粥

【来源】《保健药膳》

【组成】鲫鱼 1 条，粳米 50g，橘皮末、胡椒末、酱、葱适量。

【制法及用法】鲫鱼洗净去骨取肉，与米、橘皮末同煮成粥，临熟入胡椒末、酱、葱调匀。

【功效】健脾和胃，利水消肿。

【应用】凡因肠胃失和，食水不调而引起的脘腹胁痛、不欲饮食、大便黏滞、形瘦而手足浮肿、日久正气渐衰者，可辅食此粥。

【使用注意】感冒发热期间不宜多吃。

【方义解析】

鲫鱼味甘、性平，入脾、胃、大肠经，具有健脾、开胃、益气、利水、通乳、除湿之功效。粳米味甘，性平，具有健脾益气之功，二者煮粥可和肠胃，利水肿。

冬瓜粥

【来源】《保健药膳》

【组成】新鲜连皮冬瓜 180g（或冬瓜干 15g），粳米适量。

【制法及用法】先将冬瓜洗净，切成小块，同粳米一并煮粥，随意服食，或用冬瓜干煎水，去渣，同米煮粥。

【功效】利小便，消水肿，清热毒，止烦渴。

【应用】适宜于水肿胀满、小便不利、脚气浮肿、肥胖症、暑热烦闷、口干作渴、肺热咳嗽、痰喘等症。

【方义解析】

冬瓜性凉、味甘淡，入肺、大肠、小肠、膀胱经，有清热化痰、除烦止渴之功。《名医别录》："主治小腹水胀，利小便，止渴。"粳米有健脾益气之功，二者合用有健脾、利水消肿、止渴之功，适用于暑热烦闷、水肿、肺热咳嗽等病症，可起到清热利尿作用。

车前叶粥

【来源】《圣济总录》

【组成】鲜车前叶 30g，葱白 15g，淡豆豉 12g，粳米 50g，盐、味精、香油、姜末、陈醋适量。

【制法与用法】车前草及葱白切碎与淡豆豉同入煲中，加水 500ml，煎煮 30 分钟后倒出药液并用 2 层纱布滤过，弃去药渣。粳米洗净放入锅中，加入车前草药液及适量水，先武火烧沸，再改文火慢慢熬煮。粥成后，调入盐、味精、香油、姜末、陈醋即可食用。

【功效】清热利尿，通淋泄浊。

【应用】适用于热淋，小便不利，尿色黄浊，咳嗽痰多，痰黄，小便不利；暑湿泄泻，症见腹痛水泻，小便短少等。

【使用注意】车前叶属"甘滑渗利"之品，凡患有遗精、遗尿者不宜服用。本粥宜空腹食之。

【方义解析】

方中车前叶性味甘、淡、微寒，归肺经、肝经、肾经、膀胱经，有清热利尿、渗湿止泻之功。葱白味辛性温，有发表通阳的作用；豆豉味辛甘，微苦，性凉，有解表除烦的作用；粳米健脾，佐以姜末温中和胃。该药膳共奏清热利尿通淋之功。

茯苓米粉糊

【来源】《家庭药膳全书》

【组成】茯苓细粉、米粉、山楂细末、槟榔细末、白糖各 20g。

【制法及用法】将以上五种粉末入盆中，加水适量，调成糊状，蒸熟即成。上午、下午分次食用。

【功效】祛痰化浊。

【应用】痰浊内阻证。心胸窒闷或如有物压，气短喘促，形体肥胖，肢体沉重，脘腹痞满，痰多口黏，阴雨天容易发作或加重，纳呆便溏，泛恶欲呕，舌淡苔腻，脉滑。

【方义解析】

此糊剂中茯苓健脾化痰、宁心安神，山楂活血化瘀，槟榔行气利水，米粉、白糖养胃调味，共奏化痰利湿、行气开郁之功，尤适用于痰浊痹阻之胸痹。

薏陈茶

【来源】《药膳食疗》

【组成】炒薏苡仁 30g，炒陈皮 10g，绿茶 3g。

【制法及用法】取洗净的薏苡仁置锅内用小火炒至微黄色，取出放凉备用；晒干的陈皮亦放入锅内炒至微黄色。将药、茶再入锅，加水适量，大火煮沸后改文火煎煮 30 分钟，去渣取汁即成，代茶饮用。

【功效】祛痰化浊，行气开郁。

【应用】用于痰湿内阻之胸闷、气短、痰多等症。

【方义解析】

此茶中薏苡仁性凉，味甘淡，能健脾利湿；陈皮性温，味辛微苦，可调中燥湿化痰；茶叶性凉，味甘苦，能燥湿通利小便。三味合用可健脾化湿、理气化痰。

玉米须茶

【来源】《贵阳市秘方验方》

【配方】玉米须 50g。

【制法及用法】将玉米须放入砂锅内加水适量，煎煮 1 小时，取浓汤，频服。

【功效】泄热通淋，平肝利胆，退黄。

【应用】用于水肿，小便淋沥，黄疸等证。

【方义解析】

玉米须性味甘、平，归膀胱、肝、胆经，有利尿消肿、平肝利胆的功能，尤宜于膀胱湿热之小便短赤涩痛。

白扁豆汤

【组成】白扁豆 60g，粳米 100g，红糖适量。

【制法及用法】先将白扁豆用温水浸泡 1 夜，将粳米、红糖同煮为粥。用法：每日 1 剂，分作早晚两餐食之。

【功效】清暑利湿。

【应用】暑湿感冒及暑湿证：午后热甚，汗出热不退，头昏脑胀，身重倦怠，心烦口干，胸闷欲呕，舌苔黄腻，尿黄量少。

【方义解析】

白扁豆味甘淡，能健脾和中，化湿解暑利湿；粳米味甘，性平，健脾益气之功较强；红糖温中健脾，调味。三味合用可健脾和中，化湿解暑，适用于暑湿感冒及暑湿证。

芹菜车前子汤

【来源】《滇南本草》

【组成】芹菜 15g，车前子（布包）10g，大麦芽 15g。

【制作及用法】将芹菜、车前子、大麦芽放入砂锅，加水煎煮 1 小时，滤渣取汁备用，每日 1 剂，分 2 次饮汤。

【功效】清热除烦，消食化滞。

【应用】小儿湿热泻。

【方义解析】

方中芹菜性味甘凉，无毒，能去热利肠，除烦，益胃，解毒；车前子味甘，性寒，甘淡渗泄，气寒清热，有利尿清热的作用；大麦芽可消食导滞。本方用于小儿湿热泻。

赤豆桑白皮汤

【来源】《本草拾遗》

【组成】赤小豆 60g，桑白皮 15g。

【制作及用法】将赤小豆、桑白皮放入砂锅，其中桑白皮可包煎，加水煎煮 1 小时，去桑白皮，饮汤食豆。每日 1 剂，分 2 次饮汤。

【功效】健脾利湿，利尿消肿。

【应用】用于脾虚水肿或脚气，小便不利。

【方义解析】

方中桑白皮味甘辛而寒，泻肺火，利两便，散瘀血，下气行水，止咳清痰；赤小豆性平，味甘、酸，能利湿消肿，清热利尿。对慢性肾炎，体表略有浮肿，尿检又常有少许脓细胞者，用作辅助治疗，甚为适宜。

鲫鱼赤小豆汤

【来源】《肘后方》

【组成】鲫鱼 3 尾，赤小豆 50g。

【制作及用法】将赤小豆一并填入鱼腹，扎定，用水煮至烂熟，食豆饮汤。

【功效】健脾利水消肿。

【应用】脾虚水肿。因脾气虚或脾阳虚而使水湿运化失常、水湿停蓄溢于肌肤而作肿，多表现为四肢浮肿以及脾胃阳虚或气虚症状。

【方义解析】

本方鲫鱼味甘、性平，入脾、胃、大肠经，具有健脾、开胃、益气、利水、通乳、除湿之功效；赤小豆补脾利湿。用于水肿而脾虚者，可收到补脾及利水消肿之功。

清炖雄鸭

【来源】《后肘方》

【组成】青头雄鸭 1 只，食盐适量。

【制作及用法】青头雄鸭 1 只，取肉切块，加水煮至肉烂熟，可略加食盐调味，饮浓汤。盖以厚被，使患者出汗为佳。

【功效】利水消肿。

【应用】因水湿内蓄，久而蕴热所引起的水肿、小便不利等症。

【方义解析】

本方取雄鸭长于利水消肿，取汗以助除湿消肿之力，用于"治卒大腹水病"。若同冬瓜、薏苡仁之类同用，其效尤佳。

苦瓜泥

【来源】《保健药膳》

【组成】生苦瓜 1 条，白糖 60g。

【制作及用法】先将苦瓜洗净捣烂如泥，加入白糖后拌匀，两小时后将水汁滤出，一次性凉饮。

【功效】清热，利湿，通窍。

【应用】适宜于因湿热上扰而引起的耳聋或聍耳出浓，及伴有头疼牙痛，耳部胀痛而鸣，舌红苔黄、小便黄赤等症。

【使用注意】苦瓜性凉，脾胃虚寒者不宜食用。

【方义解析】

苦瓜味苦、性寒，入心、肝、脾、肺经，具有清热祛暑、明目解毒、利尿凉血之功效。

茵陈粥

【来源】《粥谱》

【组成】茵陈 30～50g，粳米 100g，白糖或食盐适量

【制法与用法】茵陈洗净入瓦煲加水 200ml，煎至 100ml，去渣；入粳米，再加水600ml，煮至粥熟，调味即可。每天 2 次，微温服，7～10 天为 1 疗程。

【功效】清热除湿，利胆退黄。

【应用】适用于湿热蕴蒸，胆汁外溢所致目黄身黄，小便不利，尿黄如浓茶，属于急性黄疸性肝炎者，以及湿疮瘙痒、流黄水者。

【使用注意】茵陈应取每年 3、4 月份之蒿枝，药效尤佳。煮粥时只能用粳米，粥宜稀，不宜稠。

栀子仁粥

【来源】《太平盛世方》

【组成】栀子仁100g，粳米100g，冰糖少许。

【制法与用法】将栀子仁洗净晒干，研成细粉备用。粳米放入瓦煲内加水煮粥至八成熟时，去栀子仁粉10g调入粥内继续熬煮，待煮熟，调入冰糖，煮至溶化即成。每日2次，趁温服食，3天为1疗程。

【功效】清热降火，凉血解毒。

【应用】适用于肝胆湿热郁结阶段之黄疸、发热、小便短赤；热病烦闷不安、目赤肿痛、口渴咽干；血热妄行之衄血、吐血、尿血。

【使用注意】本粥偏于苦寒，能伤胃气，不宜久服多食。如体虚脾胃虚寒，食少纳呆者不宜服食。

泥鳅炖豆腐

【来源】《泉州本草》

【组成】活泥鳅150g，鲜嫩豆腐100g，生姜5g，料酒、盐、油、味精适量。

【制法与用法】将泥鳅去内脏洗净，放入油锅中爆煎，下生姜、料酒以调味，再将豆腐加入锅中，加盐、水，用文火慢炖，至泥鳅炖烂，豆腐成蜂窝状，调入味精，即可食用。

【功效】消热，利湿退黄。

【应用】适应肝炎属脾胃湿盛者，症见面目及全身皮肤微黄，胁肋微胀痛，食欲不振，体倦乏力，小便泛黄不利等。

【使用注意】泥鳅用清水放养1天，排清肠内脏物，要活杀。隔一天食，连食15天。

白茅根炖猪肉

【来源】《中国传统医学丛书·中医营养食疗学》

【组成】白茅根100g，猪肉150g，食油、味精、盐适量。

【制法与用法】将白茅根洗净，切段，猪肉洗净切薄块，把茅根、猪肉一起放入锅内，加适量清水，武火煮沸后改文火炖1小时，调入食油、味精、盐即可服用。

【功效】清肝凉血，健脾退黄。

【应用】用于急性黄疸性肝炎属湿热者，症见面目俱黄，色泽鲜明，小便不利，色如浓茶，饮食不振，便溏者。

【使用注意】白茅根取新鲜者，猪肉用猪脊肉，脾胃虚寒者不宜。

田基黄鸡蛋汤

【来源】《中华药膳大宝典》

【组成】新鲜田基黄60g，溪黄草30g，鸡蛋2个。

【制法与用法】将田基黄、溪黄草洗净切碎，鸡蛋煮熟去壳，再将3味一齐放入瓦煲内，加适量清水，武火煮沸，再用文火煮1小时，调味，食鸡蛋饮汤，1天1次，连食30~60天。

【功效】疏肝利胆，解毒祛黄。

【应用】适用于急性黄疸性肝炎、急性胆囊炎、胆结石、胆道感染属湿热者，可见右胁疼痛，面目俱黄，色泽鲜明，脘腹微胀，胃纳欠佳，小便短黄，大便不畅，舌红苔黄，脉滑数等症。

【使用注意】脾胃虚寒者不宜用，忌烟酒。

第十五节　泻下类

　　泻下类药膳是由能润肠通便、促使排便的药物和食物组成，具有通利大便、排除积滞作用的药膳，适用于便秘、积滞、水饮及实热内结之证，可作为主要治疗手段，亦可作为辅助疗法。

麻子苏子粥

【来源】《普济本事方》

【组成】紫苏子、大麻子各15g，粳米50g。

【制法与用法】将苏子、大麻子洗净，研为极细粉末，加水再研取汁，用药汁煮粥食之。

【功效】理气养胃，润肠通便。

【应用】适用于妇人产后郁冒多汗，大便秘结，以及老人、体虚者大便秘结。

【使用注意】方中大麻子虽为甘平之品，但服用不可过量。

郁李仁粥

【来源】《医方类聚》引《食医心鉴》

【组成】郁李仁30g，粳米100g。

【制法与用法】将郁李仁研末，加水浸泡淘洗，虑取汁，加入粳米煮粥，空腹食用。

【功效】润肠通便，利水消肿。

【应用】适用于大便不通，小便不利，腹部肿胀，兼有面目浮肿者。

【使用注意】《本草经疏》谓郁李仁"下后多令人津液亏损，燥结愈甚，乃治标纠集之药"，可知郁李仁有伤阴之弊，不宜久服，如内服过量可发生中毒。孕妇慎用。

蜂蜜决明茶

【来源】《食物本草》

【组成】决明子 10 ~ 30g，蜂蜜适量。

【制法与用法】将决明子捣碎，加水 200 ~ 300ml，煎煮 5 分钟，冲入蜂蜜，搅匀后当茶饮用。

【功效】润肠通便。

【应用】适用于习惯性便秘。

【使用注意】决明子通便，宜生用，打碎入药，煎煮时间不宜过久，否则有效成分被破坏，作用降低。因其所含蒽甙有缓泻作用，大剂量可致泻，故应注意用量。

升麻芝麻炖猪大肠

【来源】《家庭食疗手册》

【组成】黑芝麻 100g，升麻 15g，猪大肠一段，调料适量。

【制法与用法】将黑芝麻、升麻装入洗净的猪大肠内，两头扎紧，放入砂锅内，加葱、姜、蒜、黄酒、清水适量，文火炖 3 小时，至猪大肠熟透，取出晾凉，切片装盘。佐餐食用。

【功效】升提中气，补虚润肠。

【应用】适用于老年津枯，病后未复而见有大便干燥难解者，或肠虚便秘，兼有脱肛、子宫脱垂等症。

【使用注意】芝麻和猪大肠中含有较多的脂肪成分，故脾虚便溏者不宜服用本膳。

牛髓膏

【来源】《医方类聚》引《寿域神方》

【组成】人参、牛髓、桃仁、杏仁、山药各 60g，蜂蜜 240g，核桃仁 90g 去皮，研末。

【制法与用法】将人参、桃仁、杏仁、山药、核桃仁研为细末备用。将牛髓放入铁锅内，加热融化，再加入蜂蜜熬炼，煮沸后滤去渣，加入诸药末，用竹片不断搅拌，至黄色为度，候冷，瓷器盛之。每服 5 ~ 10g，空腹时细嚼。

【功效】益气补虚，润肠通便。

【应用】适用于肠燥津亏，大便秘结，正气亏损，肺虚咳嗽，五劳七伤等。

【使用注意】本膳食富含动物及植物脂肪，肠虚滑肠、脾虚气陷而泄泻者忌用。

桃花粥

【来源】《家塾方》

【组成】桃花6g，生大黄3g，粳米50g。

【制法与用法】以水200ml，先把桃花煮水取120ml，再纳入大黄，煮取60ml，药液备用。将粳米煮粥，待粥将成时加入药汁，略煮片刻即可。服食可稍加红糖调味。

【功效】泻下通便，清热利水。

【应用】适用于大便燥结，腹中胀痛，或便溏秽臭者，或肠痈阳明腑实证者，亦可用于腹痛而大小便不通，腹胀口干，舌苔腻，脉滑实者。

【使用注意】中病即止，得大便通利，水肿得消，即停服，无须服至水肿消尽。脾虚水停，肾阳亏虚等所致的水肿虚证禁用本方。本膳食对于肠痈、结胸等急腹症患者，只可作为辅助疗法，体弱年高者慎用。

番泻叶茶

【来源】《中国药学大辞典》

【组成】番泻叶1.5～10g。

【制法与用法】缓泻，每次1.5～3g；攻下，5～10g。将番泻叶放入茶杯中，一般以沸水泡5分钟后饮用。

【功效】泻下导滞。

【应用】适用谷积滞便秘或习惯性便秘，症见大便干结，口干口臭，面赤身热，小便短赤，心烦，腹部胀满或疼痛等症。现代常用本品泡服，于X光线腹部造影及腹部外科手术前清洁肠道。

【使用注意】本品小剂量可排软便或轻度泻下，大剂量则呈水样泄泻，有时会引起恶心、呕吐、腹痛等不良反应，故脾胃虚寒，食少便溏者慎用。妇女月经期、孕妇、哺乳期妇女禁用。

第十六节　活血化瘀类

活血化瘀类药膳是指应用具有活血化瘀作用的药物和食物为原料经烹调制成的药膳食品，具有通利血脉、促进血行、消散瘀血的作用，适用于一切瘀血阻滞之证。由于气血之间的密切关系，在使用活血化瘀药膳时，常配伍行气药食，以增强活血散瘀之力。此类药膳，不宜用于妇女月经过多，以及其他出血证而无瘀血现象者，对于孕妇尤当慎用或忌用。

益母草煮鸡蛋

【来源】《食疗药膳》

【组成】益母草 30~60g，鸡蛋 2 个。

【制法与用法】鸡蛋洗净，与益母草加水同煮，熟后剥去蛋壳，入药液中再煮片刻，吃蛋饮汤。每日 1 剂，连服 5~7 天。

【功效】活血调经，利水消肿，益气养血。

【应用】适用于气血瘀滞之月经不调、崩漏、产后恶露不止或不下等。

【使用注意】脾胃虚弱者不宜多食，多食令人闷满。

红花当归酒

【来源】《中药制剂汇编》

【组成】红花 100g，当归 50g，赤芍 50g，桂皮 50g，白酒适量。

【制法与用法】将上药干燥制成粗粉，用酒 1000ml 浸泡 10~15 天，过滤去渣即得。每日 3~4 次，每服 10~20ml；亦可外用，涂擦跌打扭伤未破之患处。

【功效】活血祛瘀，温经通络。

【应用】适用于跌打扭伤，瘀血内阻的腹痛等。

【使用注意】本品性偏温热，阴虚火旺者不宜，孕妇慎用。不胜酒力者可将药料加适量黄酒，水煎内服；外用也可水煎熏洗。

桃花白芷酒

【来源】《家庭药酒》

【组成】桃花 250g，白芷 30g，白酒 1000g。

【制法与用法】农历 3 月 3 日或清明节前后采摘桃花，特别是生长于东南方向枝条上的花苞及初放不久的花瓣更佳。将采摘的桃花与白芷、白酒同置于容器中，密封浸泡 30 日即可。每日早晚各一次，每次饮服 15~30ml，倒出少许酒于掌心之中，两手掌对擦，待手掌热后涂擦按摩面部患处。

【功效】活血通络，润肤祛斑。

【应用】主治瘀血内阻所致的面部晦暗、黑斑、黄褐斑等。

【使用注意】妊娠期及哺乳期妇女、阴虚虚热者忌用。

丹参烤里脊

【来源】《中国药膳大全》

【组成】丹参9g（水煎），猪里脊肉300g，番茄酱25g，葱、姜各2.5g（切末），兰片，熟胡萝卜5g（切粒），白糖50g，醋25g，精盐1.5g，花椒10g，绍酒10g，酱油25g，豆油70g。

【制法与用法】将猪里脊肉切块（如鸭蛋大），切口约1cm深，用酱油拌一下，用热油炸成金黄色，放入小盆内。加酱油、丹参、姜、葱、花椒水、绍酒、清汤，拌匀，上烤炉，烤熟取出，用刀切成木梳片，摆于盘内。勺内放油，入兰片，胡萝卜煸炒一下，加清汤、番茄酱、白糖、精盐、绍酒、花椒水。开锅后，加明油，浇在里脊片上即成。日常佐餐随量食用，每周3~5次。

【功效】活血祛瘀，安神除烦。

【应用】适用于瘀血所致的月经不调，胸腹刺痛，关节肿痛，心烦不眠等。

【使用注意】本方药性平和，去掉配料中的白糖，亦可作为糖尿病患者的保健食品，孕妇慎用。

桃仁粥

【来源】《太平圣惠方》

【组成】桃仁21枚（去皮尖），生地黄30g，桂心3g（研末），粳米100g（细研），生姜3g。

【制法与用法】地黄、桃仁、生姜3味，加米酒180ml共研，绞汁备用。另以粳米煮粥，再下桃仁等汁，更煮令熟，调入桂心末。每日1剂，空腹热食。

【功效】祛寒化瘀止痛。

【应用】适用于寒凝血瘀之胸痛、痛经、产后腹痛及关节痹痛等。

【使用注意】本方总以祛邪为主，不宜长时间服用，血热明显者可去桂心。平素大便稀溏者慎用。

三七蒸鸡

【来源】《延年益寿妙方》

【组成】母鸡一只，三七60g，葱、姜、料酒、盐适量。

【制法与用法】将母鸡宰杀去毛，剁去头爪，剖腹去肠杂，冲洗干净，三七一半上笼蒸软，切成薄片，另一半磨粉。姜切片，葱切段。将鸡剁成长方形小块装盆，放入三七、葱、姜摆于鸡上，加料酒、盐、清水，上蒸笼蒸2小时左右，出笼后捡去葱姜，调入味精，拌入三七粉即成。吃肉喝汤，佐餐随量食用。

【功效】散瘀止血定痛，益气养血和营。

【应用】主治产后、经期、跌打、胸痹、出血等一切瘀血之证。

【使用注意】孕妇忌服。

玫瑰露酒

【来源】《全国中药成药处方集》

【组成】鲜玫瑰花350g，白酒1500g，冰糖200g。

【制法与用法】玫瑰花蕾将开放时采摘，将花与冰糖浸泡入酒中，用瓷坛或玻璃瓶储存，不可加热，密封月余即得。每日2次，每次饮服10～30ml。

【功效】和血散瘀，理气解郁。

【应用】适用于血瘀气滞之月经不调、肝胃气痛、新久风痹、乳痈肿毒等。

【使用注意】阴亏燥热者勿用。女性或不胜酒力者可改用玫瑰花10g，黄酒50ml，加水适量煮沸服用。

坤草童鸡

【来源】《华夏药膳保健顾问》

【组成】坤草（益母草）15g，童子鸡500g，鲜月季花10瓣，冬菇15g，香菜2g，绍酒30g，白糖10g，精盐5g，味精1g，香油3g。

【制法与用法】将益母草洗净，放碗内，加入绍酒、白糖，蒸1小时后取出，用纱布过滤，留汁备用。童子鸡宰杀去净毛，洗净，从背部剖开，除去内脏，剁去头爪，入沸水中烫透。捞出放砂锅内，加入鲜汤、绍酒、冬菇、葱、姜，煮开后，加入精盐，盖上盖，用小火煨至熟烂，然后拣去葱、姜，加入味精、益母草汁、香油、香菜叶和鲜月季花瓣即成。食肉喝汤，随量食用。

【功效】活血化瘀，调经止痛。

【应用】适用于瘀血滞留的多种病证，妇女经脉阻滞引起的月经不调、痛经、闭经、产后瘀血腹痛、恶露不尽、产后血晕、崩漏及跌打肿痛等。

【使用注意】血热之月经病证，或痰湿内盛者不宜食用。

牛膝复方酒

【来源】《太平圣惠方》

【组成】牛膝120g，丹参、杜仲、生地、石斛各60g，白酒1500g。

【制法与用法】将5味药捣碎，放入瓷罐中，加入白酒浸泡，密封口，7天即成，去渣留酒备用。每服30ml，每日1～2次。

【功效】活血通络，补肾壮骨。

【应用】主治关节不利，筋骨疼痛，肌肉酸痛，肾虚腰痛等。

【食用注意】牛膝为下行滑利之品，孕妇及梦遗、滑精、腹泻者忌服。

牛筋祛瘀汤

【来源】《百病中医药膳疗法》

【组成】牛蹄筋 100g，当归尾 15g，紫丹参 20g，雪莲花 10g，鸡冠花 10g，香菇 10g，火腿 15g，食用碱 15g，生姜、葱白、绍酒、味精、盐各适量。

【制法与用法】将牛蹄筋温水洗净，5000ml 清水煮沸后，放入食用碱 15g，倒入牛蹄筋，盖上锅盖焖两分钟后，捞出用热水洗去油污，反复多次，待牛蹄筋发胀后才能进行加工。发胀后的牛蹄筋切段，放入蒸碗中；将当归、丹参入纱布袋放于周边，将雪莲、鸡冠花点缀四周，香菇、火腿摆其上面，放入生姜、葱白及调料，上笼蒸 3 小时左右，待牛蹄筋熟烂后即可出笼，挑出药袋、葱、姜即可，日常佐餐食用。

【功效】活血化瘀通脉。

【应用】主治瘀血痹阻，筋脉不通之肢体疼痛，筋脉拘急。

地龙桃花饼

【来源】《常见病的饮食疗法》

【组成】干地龙 30g，红花 20g，赤芍 20g，当归 50g，川芎 10g，黄芪 100g，玉米面 400g，小麦粉 100g，桃仁、白糖、酒各适量。

【制法与用法】将干地龙以酒浸泡取其气味，然后烘干研为细末；红花、赤芍、川芎、黄芪等入砂锅加水煎成浓汁，再把地龙粉、玉米面、小麦粉、白糖倒入药汁中调匀，做圆饼 20 个。将桃仁去皮尖略炒，均匀地撒在饼上，入烤炉烤熟即可。每次食用 1 ~ 2 个，每日 2 次。

【功效】益气，活血，通络。

【应用】适用于中风后遗症之半身不遂，口眼歪斜，口角流涎，肢体萎废等属气虚血瘀者，也可用于小儿麻痹后遗症，以及其他原因引起的半身不遂，截瘫，或肢体萎软等。

第十七节　安神类

养心安神类药膳适用于偏于虚证的心神不安病症，这类病多为忧思太过，耗伤心肝之阴血，心神失养或虚火内扰神明所致，其发病缓慢，常表现为心悸、心烦、失眠、健忘等症，治疗多以宁心安神为主，常配以养血、滋阴之品。此类药膳食品作用缓和，无毒副作用，易于久服。

磁石粥

【来源】《寿亲养老新书》

【组成】磁石30g，粳米100g，生姜、大葱各适量，或加猪腰子，去内膜，洗净切细。

【制法与用法】先将磁石捣碎，于砂锅内煎煮1小时，滤汁去渣，再加入粳米、生姜、大葱，同煮为粥。供晚餐食用，温热服。

【功效】重镇安神。

【应用】适用于心神不安引起的心烦失眠、心慌、惊悸、神志不宁、头晕头痛等。

【使用注意】磁石为磁铁矿的矿石，内服后不易消化，故不可多服。脾胃虚弱者慎用。

百合粥

【来源】《本草纲目》

【组成】百合30g，或干百合粉20g，糯米50g，冰糖适量。

【制法与用法】将百合剥皮，去须，切碎，与洗净的糯米同入砂锅中，加水适量，煮至米烂汤稠，加入冰糖即成，温热服用。

【功效】宁心安神，润肺止咳。

【应用】适用于热病后期余热未清引起的精神恍惚，心神不安，以及妇女更年期综合征等；亦可用于肺燥引起的咳嗽、痰中带血等病症。

酸枣仁粥

【来源】《太平圣惠方》

【组成】酸枣仁10g，熟地10g，粳米100g。

【制法与用法】将酸枣仁放入砂锅内，用文火炒至外皮鼓起并呈微黄色，取出，放凉，捣碎，与熟地共煎，取汁待用。将粳米淘洗干净，加水适量煮至粥稠时，加入药汁，再煮3~5分钟即可食用，温热服。

【功效】养心安神。

【应用】适用于心肝血虚引起的心悸、心烦、失眠、多梦等症。

柏子仁粥

【来源】《粥谱》

【组成】柏子仁15g，粳米100g，蜂蜜适量。

【制法与用法】将柏子仁去皮、壳、杂质，捣烂，同粳米一起放入锅内，加水适量用慢火煮至粥稠时，加入蜂蜜，搅拌均匀即可食用。温热服。

【功效】养心安神，润肠通便。

【应用】适用于心血不足引起的虚烦不眠，惊悸怔忡，健忘，以及习惯性便秘，老年性便秘等。另外，对血虚脱发亦有一定的治疗效果。

【使用注意】本方有润下、缓泻作用，故便溏或泄泻者忌服。

甘麦大枣汤

【来源】《金匮要略》

【组成】甘草 20g，小麦 100g，大枣 10 枚。

【制法与用法】将甘草放入砂锅内，加清水 500g，大火烧开，小火煎至剩 200g，去渣，取汁，备用。将大枣洗净，去杂质，同小麦一起放入锅内，加水适量，用文火煮至麦熟时加入甘草汁，再煮沸后即食用，空腹温热服。

【功效】养心安神，和中缓急。

【应用】适用于心气虚所引起的心神不宁，精神恍惚，失眠等。

【使用注意】本品略有助湿生热之弊，故伴有湿热腹胀、痰热咳嗽者忌服。

玉竹卤猪心

【来源】《中国中医药学报》

【组成】玉竹 50g，猪心 1 个，葱、姜、盐、花椒、白糖、味精、麻油、卤汁各适量。

【制法与用法】先煎玉竹 2 次，合并滤液，猪心剖开洗净血水后，与葱、姜、花椒等共入药汁中，置砂锅内，武火煮开后，文火煮至猪心六成熟，捞出晾干。再将猪心置卤汁中，文火煮熟，捞出切片，稍加调料即成，佐餐食用。

【功效】补心宁神，养阴生津。

【应用】适用于心阴不足引起的心悸、心烦、心神不宁、多梦失眠等。

龙眼纸包鸡

【来源】《中国药膳》

【组成】龙眼肉 20g，胡桃肉 100g，嫩鸡肉 400g，鸡蛋 2 个，胡荽 100g，火腿 20g，食盐 6g，砂糖 6g，味精 2g，淀粉 25g，麻油 5g，花生油 150g，生姜 5g，葱 20g，胡椒粉 3g。

【制法与用法】胡桃肉去皮后入油锅炸熟，切成细粒；龙眼肉切成粒，待用。鸡肉切成片，用盐、味精、胡椒粉调拌腌渍，再用淀粉加清水调湿后与蛋清调成糊。取玻璃纸摊平，鸡肉片上浆后摆在纸上，加少许胡椒、姜、葱片、火腿、胡桃仁、龙眼肉，然后折成长方形纸包；炒锅置火上，入花生油，加热至六成熟时，把包好的鸡肉下锅炸熟，捞出装盘即成，作为菜肴食用。

【功效】养心安神，健脾益气。

【应用】适用于气血两虚引起的心悸、失眠、健忘、病后体虚、食少乏力、眩晕、面色无华等。

【使用注意】本品肥甘，故素体肥满，有湿热内蕴者慎用。

人参炖乌骨鸡

【来源】《中国食疗大典》

【组成】乌骨鸡2只，人参100g，母鸡1只，猪肘500g，味精、料酒、味精、葱、姜、胡椒各适量。

【制法与用法】将乌骨鸡宰杀，去毛，去爪，去头，去内脏；将腿插在肚子里，出水。将人参用温水洗净，并将猪肘刮洗干净，出水；把葱切成段，姜切成片备用。将大砂锅置旺火上，加足量清水，放入母鸡、猪肘、葱段、姜片，沸后掠去浮沫，移小火上慢炖，炖至母鸡和猪肘五成烂时，将乌骨鸡和人参加入同炖，用精盐、料酒、味精、胡椒粉调好味，炖至鸡酥烂即可，可作菜肴食用。

【功效】养阴安神，清热除烦。

【应用】适用于阴虚内热引起的虚烦少寐，心悸神疲，无心烦热等症。

【使用注意】本方略有滋腻，故凡素有湿热内蕴，或阳气不足者慎用。

枣泥锅饼

【来源】民间验方

【组成】红枣500g，芝麻油100g，白糖250g，面粉1000g，鸡蛋4个。

【制法与用法】红枣去核后水浸2小时，再上蒸笼蒸至枣肉软烂，去枣皮制成枣泥；将白糖放入油锅中翻炒，与面粉、鸡蛋一起拌成糊状，摊成薄饼，微火烙烤，然后将枣泥放饼中间，包折成方形薄饼，再入油锅两面煎黄即成。经常适量食用。

【功效】健脾益气，养心补血。

【应用】主治气血两虚，脾胃受损，食少体倦，少气懒言，心悸健忘等症。

第十八节　解酒醒醉

解酒醒醉药膳适用于酒醉的病证，症见头晕头痛，恶心呕吐，身体燥热，口干口渴等。

葛根枳椇子饮

【来源】《防醉解酒方》

【组成】葛根20g，葛花10g，枳椇子15g。

【制法与用法】水煎2次，取汁600~800ml，于2小时内分3~5次饮服。

【功效】发表散邪，清热除烦。

【应用】适用于急性酒精中毒所致的头痛头晕，烦热口渴等症。

神仙醒酒丹

【来源】《寿世保元》

【组成】葛花15g，葛根粉240g，赤小豆花60g，绿豆花60g，白豆蔻15g，柿霜120g，生藕汁适量。

【制法与用法】以上各味共为细末，用生藕汁捣和作丸，如弹子大。每用1丸，嚼碎吞服，立醒。

【功效】宣散排毒，利尿祛湿，醒脾清胃。

【应用】适用于醉酒所致头痛头晕，小便短涩，嗳气吞酸，纳呆纳差，苔腻脉滑等症。

橘味醒酒羹

【来源】《滋补保健药膳食谱》

【组成】糖水橘子250g，冰糖莲子250g，青梅25g，红枣50g，白糖300g，白醋30ml，桂花少许。

【制法与用法】青梅切丁，红枣洗净去核，置小碗中加水蒸熟。糖水橘子、莲子倒入铝锅或不锈钢锅中，再加入青梅、红枣、白糖、白醋、桂花、清水，煮开，晾凉后频频食用。

【功效】解酒和中除嗳，清热生津止渴。

【应用】适用于醉酒所致的嗳气呕逆、吞酸嘈杂、不思饮食等症。

第六章　内科病证的食疗与食忌

第一节　感　冒

【概况】

感冒是感受风邪或时行病毒，引起肺卫功能失调，出现鼻塞、头痛、恶寒、发热等主要症状的一种外感疾病，分普通感冒与时行感冒。现代医学的普通感冒、上呼吸道感染、流行性感冒可参照本节辨证论治。

内因与外因杂合为病，内因为卫气不足，由于气候突变，温差变大，加上劳累体弱，容易感受而病感冒。外因主要为风邪，风为"百病之长"，风性开泄，其他寒湿燥火随之亦入侵。

病机方面，感冒病位在肺卫，肺主皮毛，卫气由肺所宣发，故感冒内因是肺卫虚弱，无力抗邪，加上六淫入侵，内外合而为病。受凉、淋雨、过度疲劳……防御功能降低，是导致感冒发生的最常见病因。

感冒起病较急，病程数日不等，以肺卫症状为主症，如鼻塞、头痛、恶寒微热，重则高热、咳嗽、胸痛。

辨证分型要点：

1. 寒与热：风寒感冒与风热感冒常以风夹寒、夹热而发病，因此临床上应首先分清风寒、风热两证。二者均有恶寒、发热、鼻塞、流涕、头身疼痛等症，但风寒证恶寒重发热轻，无汗，鼻流清涕，口不渴，舌苔薄白，脉浮或浮紧；风热证发热重恶寒轻，有汗，鼻流浊涕，口渴，舌苔薄黄，脉浮数。

2. 虚与实：平素体虚之人感冒之后，缠绵不已，经久不愈或反复感冒。在临床上还应区分是气虚还是阴虚。气虚感冒者，兼有倦怠乏力，气短懒言，身痛无汗，或恶寒甚，咳嗽无力，脉浮弱等症。阴虚感冒者，兼有身微热，手足心发热，心烦口干，少汗，干咳少痰，舌红，脉细数。

膳食食疗原则：解表宣通，虚则扶正祛邪。

辨证施食：

1. 风寒感冒

症状：恶寒重，发热轻，无汗，头痛，肢节酸疼，鼻塞声重，时流清涕，喉痒，咳嗽，痰吐稀薄色白，舌苔薄白，脉浮或浮紧。

治法：辛温解表，宣肺散寒。

食疗方：葱豉饮　连须葱白30g，淡豆豉10g，生姜3片，水500ml；煎成后，加黄酒30ml 煎煮，服后盖被取汗。

方义：葱白，味辛性温，能宣通上下阳气，发汗解表，故重用之，为风寒感冒鼻塞严重的首选食材；淡豆豉，味苦辛性平，归肺胃经，功效能解肌发表；宣郁除烦。主治感冒伴头痛，胸闷虚烦不眠尤佳。现代研究淡豆豉含脂肪、蛋白质和酶类等成分，有微弱的发汗作用，并有健胃、助消化作用。感冒初期，往往食欲欠佳，消化力较弱，故用此既能解表，又能和胃安神，使身体防御能力增强而治疗感冒。生姜味辛性温，能开胃止呕，化痰止咳，发汗解表，其芳香辛辣，具有健运脾胃、温暖、兴奋、发汗、止呕、解毒、温肺止咳等作用。此方主要用其发汗解表，若伴有食欲不振，甚至恶心欲呕，咳嗽有痰者更适合。此外，本方还配以黄酒，也称米酒，是糯米或者大米经过根霉（还有少量的毛霉和酵母）发酵后的产品。米酒含有丰富的多种维生素、葡萄糖、氨基酸等营养成分，饮后能开胃提神，并有益气养血、滋阴补肾的功能，此方用之在于扶正驱邪。

随症加减：若正虚明显，加食草鱼或青鱼，平素肝阳上亢者感冒者食草鱼更佳；若头目不清加茶叶；咳嗽胸闷加苏叶；咽干咽痛者，加红糖。

2. 风热感冒

症状：发热，微恶风寒，或有汗，鼻塞喷嚏，流稠涕，头痛，咽喉疼痛，咳嗽痰稠，舌苔薄黄，脉浮数。

治法：辛凉解表，宣肺清热。

食疗方：荆芥粥　荆芥、淡豆豉各8g，薄荷4g，粳米75g，水300ml，先煮米、淡豆豉九成熟烂后，再入荆芥，完全熟烂后，出锅前入薄荷，不烫时即可服用，不用盖被取汗。

方义：荆芥性温和，为解表主要药物之一，配辛凉之淡豆豉、薄荷，可解风热表邪。粳米味甘，性平，能益脾胃，除烦渴，可防前药发散而导致的正气耗散。诸药相合，可以解表散热除邪安正。

随症加减：发热较盛者，加双花30g，胃纳不佳，可加山楂8g，若心烦、身痛者，加蜂蜜25g。

3. 暑湿感冒

症状：头痛如裹，胸闷纳呆夹暑则汗出不解，心烦口渴、脉数。

治法：祛风解表、清暑利湿。

食疗方：香薷散　香薷、藿香、薏苡仁各12g，山楂、茶叶、苏梗各10g，煎汤，滤汁150～300ml，加冰糖、食盐少许，频服，每日两服。

方义：香薷发汗解暑，行水散湿，温胃调中，善于治夏月感寒饮冷，头痛发热，恶寒无汗，胸痞腹痛，呕吐腹泻，为主要食材。藿香既能祛暑解表，又可化湿和胃，对感冒伴有脘腹胀满，恶心呕吐者更适合。薏苡仁虽不能解表，但可健脾，渗湿，止泻，对于夏月感冒伴腹泻，肌肉酸痛，关节酸痛者效果较好。佐以山楂开胃消食，茶叶清利头目，苏梗宽胸除胀，冰糖补中益气、养阴生津，食盐清热润燥调味，诸药相合，可祛风解表，清暑利湿。

随症加减：脾胃虚弱，纳差便溏者加白扁豆，脘腹胀满者加陈皮，暑热较盛者加西瓜汁。

【食忌】

1. 太过油腻、黏滑，大动物如牛肉、猪肉、羊肉及糯米、油炸食品、奶油类、巧克力等难以消化。

2. 对胃刺激较强的食物，如生冷、辣椒、辛香料等忌食或少食。

3. 忌食味道过重的食物，如过甜、过酸、咸味食物。宜清淡。

4. 切忌饮食无规律，饮食不定时也不定量，这样会加重病情。

【现代研究】

1. 多饮水，多次少量频繁饮温开水。水可加强代谢，加速毒物排出。

2. 饮食宜清淡，感冒期间消化功能较弱，故首选清淡、素食、易消化的食物。

3. 适当食用水果蔬菜，可补充维生素，加快排泄毒素。

4. 忌饮酒及浓茶，否则加重刺激身体，导致免疫力更加下降，不利于感冒的康复。若频繁饮酒及浓茶，可能变生重症。

【古代文献】

《素问·玉机真藏论》："是故风者百病之长也，今风寒客于人，使人毫毛毕直，皮肤闭而为热，当是之时，可汗而发也。"

《伤寒论·辨太阳病脉证并治》："太阳中风，阳浮而阴弱。阳浮者，热自发；阴弱者，汗自出。啬啬恶寒，淅淅恶风，翕翕发热，鼻鸣干呕者，桂枝汤主之。"

《类证治裁·伤风》："惟其人卫气有疏密，感冒有浅深，故见症有轻重。……凡体实者，春夏治以辛凉，秋冬治以辛温，解其肌表，风从汗散；体虚者，固其卫气，兼解风邪，恐专行发散，汗多亡阳也。"

《证治汇补·伤风》："如虚人伤风，屡感屡发，形气病气俱虚者，又当补中，佐以和解，倘专泥发散，恐脾气益虚，腠理益疏，邪乘虚入，病反增剧也。"

【结语】

日常饮食方面，感冒病人应多饮水，饮食以素食流质为宜，慎食油腻难消化之物；无汗者宜服食后盖被以发汗，发热有汗者不用此法。正确的药物治疗，恰当的膳食烹调方法，充分的休息，适度地进行身心保健锻炼，不仅有助感冒的迅速康复，还对降低日后复发率均有极大帮助。

第二节　咳　嗽

【概况】

咳嗽因外感或内伤等导致肺失宣肃，肺气上逆之病证。发病率高，寒冷地区更高。

咳嗽既是独立的病证，又是肺系多种病证的症状之一。现代医学的上呼吸道感染、支气管炎、支气管扩张、肺炎等以咳嗽为主症者可参考本病证进行。

咳嗽分外感咳嗽与内伤咳嗽，外感咳嗽病因为外感六淫，常以风为先导，或挟寒，或挟热，挟寒者居多。内伤病因主要包括饮食、情志，如饮食不当、嗜烟好酒、生冷不节、肥甘厚味、情志刺激、肝失调达等。

辨证要点：

1. 外感与内伤：外感咳嗽，多为新病，伴表证。内伤咳嗽，多为久病，常反复发作，伴其他脏证。

2. 虚与实：外感多实，内伤痰湿、痰热、肝火多为邪实正虚，阴津亏耗咳嗽则属虚，临床实践中，纯虚或纯实证者少，虚实夹杂者多。

临床主要辨证类型分为风寒袭肺，风热犯肺，痰湿蕴肺，肺阴亏耗。

膳食食疗原则：止咳化痰，补虚泻实。

辨证施食：

1. 风寒袭肺

辨证要点：新病，咳声重浊，伴鼻塞头痛，恶寒发热表证，脉浮或浮紧。

治法：疏风散寒，宣肺止咳。

食疗方：杏仁生姜粥　杏仁（去皮、尖打碎）10g，鲜姜（切丝）10g，大枣 10 枚，粳米 100g，先入粳米、杏仁、大枣，待米五成熟后，入鲜姜，同煮为粥，乘热服，盖被取汗。

方义：杏仁宣肺降气止咳，生姜发汗解表，又能温肺止咳，大枣助生姜解表发汗，又能益气养营，防止宣散伤正。生姜大枣共同调和营卫，调补脾胃。粳米能益脾胃，乘热服用助发汗，还可防发散而导致的正气耗散。诸药相合，可以解表散寒，宣肺止咳。

随症加减：若正虚咳喘明显，痰盛，加萝卜或苏子、莱菔子；表寒重加葱白。

2. 风热犯肺

辨证要点：痰黄或黏，咽痛，伴风热表证，舌苔薄黄，脉浮数或浮滑。

治法：疏风清热，宣肺止咳。

食疗方：桑菊枇杷饮　冬桑叶 5g，菊花 5g，炙枇杷叶 10g，杏仁（去皮、尖打碎）10g，大鸭梨 1 个（切开，去核），纱布包裹前四味和鸭梨同煮开，喝汤，吃梨，每日 2～3 次。

方义：桑叶、菊花疏风清热，杏仁、枇杷叶宣降肺气、清热止咳化痰，鸭梨润肺消痰，清热生津，诸味合用可解风热，清肺化痰止咳。

加减：表热甚者，加银花、芦根；咽喉疼痛，音哑，加薄荷、玄参；痰黄稠，肺热甚者，加桑白皮；热伤肺津，咽燥口干，加沙参、麦冬。

3. 痰湿蕴肺

辨证要点：咳嗽反复发作，尤以晨起咳甚，咳声重浊，痰多，痰黏腻或稠厚成块，色白或带灰色，胸闷气憋，痰出则咳缓、憋闷减轻。常伴体倦，脘痞，腹胀，大便时溏，舌苔白腻，脉濡滑。

治法：燥湿化痰，理气止咳。

食疗方：莱菔苓薏粥　原料：莱菔子 5g，茯苓 5g，薏苡仁 60g（隔日与粳米 60g 交替），将上三味加水同煮成粥。

方义：莱菔子性平，味辛、甘，能降气，化痰、消食，为主要食材。茯苓性平，味甘淡，可利水渗湿、健脾补中。薏苡仁微寒，味甘淡，能利水消肿、健脾、止泻、上清肺热、下渗脾湿，共同对脾虚湿盛、痰浊阻肺咳嗽有良好的效果。

加减：气促痰多者，加萝卜、杏仁；偏寒畏冷加白芥子，胸闷甚，加苏子。

4. 肺阴亏耗

症状：干咳，咳声短促，痰少粘白，或痰中带血丝，或声音逐渐嘶哑，口干咽燥，常伴有午后潮热，手足心热，夜寐盗汗，口干，舌质红少苔，或舌上少津，脉细数。

治法：滋阴润肺，化痰止咳。

食疗方：沙参玉竹老鸭汤　北沙参、玉竹各 30g，老鸭肉 150g；将北沙参、玉竹、鸭肉分别洗净，加水，一同炖至鸭肉熟烂即成。

方义：鸭肉性偏凉，味甘、微咸，具有滋五脏之阴、清虚劳之热的功效，滋阴清肺、养胃生津。玉竹性微寒，味甘，可养阴清肺、润肠通便，热、润肺化痰之效。北沙参性寒，味甘，能诸物合用，共奏养阴清，化痰止咳。

加减：咳剧者加川贝母、杏仁；若肺气不敛，气虚明显者，加核桃、黄精补肺气；低热，潮热骨蒸，酌加青蒿以清虚热；盗汗，加浮小麦以敛汗。

【食忌】

1. 忌寒凉食物。咳嗽时不宜吃冷饮或冷冻饮料。

2. 忌肥甘厚味食物。中医认为咳嗽多为肺热引起，儿童尤其如此。油炸食品可加重胃肠负担，且助湿助热，滋生痰液，使咳嗽难以痊愈。

3. 忌鱼腥虾蟹等"发物"。

4. 忌吃刺激性食物。辣椒、胡椒、蒜、葱、韭菜等辛辣之物，均能刺激呼吸道使症状加重；菜肴调味也不宜过咸、过甜，冷热要适度。

5. 切忌饮食无规律。饮食不定时，也不定量，这样会加重病情。

【现代研究】

1. 慢性支气管炎食物宜清淡：新鲜蔬菜，如白菜、菠菜、油菜、萝卜、胡萝卜、西红柿、黄瓜、冬瓜等，不仅能补充多种维生素和无机盐的供给，而且具有清痰、去火、通便等功能；黄豆及豆制品含人体需要的优质蛋白，可补充慢性气管炎对机体造成的营养损耗，又无聚痰化火之弊端。

2. 强化平时饮食：患儿咳嗽日久不愈，耗伤正气，肺脾虚弱，故平时多选用具有健脾、益肺、补肾、理气、化痰的食物，如猪、牛、羊的肺脏及枇杷、橘子、梨、百合、大枣、莲子、杏仁、核桃、蜂蜜等，有助于增强体质，改善症状。

【古代文献】

《素问·宣明五气》："五气所病……肺为咳。"

《素问·咳论》："五脏六腑皆令人咳，非独肺也。"

《明医杂著》：咳嗽"治法须分新久虚实。"

《河间六书·咳嗽论》："寒、暑、湿、燥、风、火六气，皆令人咳嗽。"

《景岳全书·咳嗽》："外感之嗽，必因风寒。"

《医学心悟·咳嗽》："肺体属金，譬若钟然，钟非叩不鸣，风寒暑湿燥火六淫之邪，自外击之则鸣，劳欲情志，饮食炙煿之火自内攻之则亦鸣。"

【结语】

日常饮食方面，咳嗽患者应以清淡饮食为主，但要摄入足够而均衡的营养，平素注重不可食用刺激性食物，以免诱发和加重病情。正确的药物治疗、足够的高质量蛋白质、充足的蔬菜水果和微量元素，恰当的膳食烹调方法，充分的休息，适度地进行身心保健锻炼，不仅有助于咳嗽的迅速康复，还对降低日后复发率均有极大帮助。

第三节　哮　喘

【概况】

哮喘是以呼吸困难、张口抬肩、难以平卧为主要特征的呼吸道疾病。该病在春秋两季较多，常反复发作。发作期主要有寒证哮喘和热证哮喘两种，缓解期亦有肺虚型、脾虚型和肾虚型的不同，以肾虚为主。

辨证分型要点：

1. 寒证与热证：哮喘咳痰稀薄还是痰黄黏稠、面色晦暗或红、口渴与否、怕冷或兼恶寒发热还是但寒不热，舌苔白滑还是黄腻，脉紧还是数。

2. 何脏偏虚：易汗怕风，易患感冒，常因气候变化而诱发哮喘，气短声低、动则气喘、舌淡苔薄属肺虚；食少便溏、腹胀、神疲乏力属脾虚；腰膝酸软、精神萎靡属肾虚。

膳食食疗原则：解表宣通，虚则扶正祛邪。

辨证施食：

1. 寒证哮喘

症状：呼吸急促，喉中有哮鸣声，胸膈满闷如塞，咳痰稀薄有泡沫，面色晦滞而青，口不渴或渴喜热饮，形寒怕冷或兼恶寒发热、无汗、头身疼痛，天冷或受寒易发，舌苔白滑，脉弦紧。

治法：温肺散寒，化痰平喘。

食疗方：紫蒜杏仁粥　紫皮蒜 60g（干姜 6g 与大蒜隔日交替用），杏仁 10g，粳米 100g，同煮粥。

方义：大蒜性温，味辛，具有温肺行气、温暖脾胃、消症化积、解毒杀虫、平喘止咳等功效。现代研究表明，其药用有效成分是挥发性葱蒜杀菌素、蒜辣素，具有下气消谷、除风破冷毒散痈、驱虫止泻、利尿降压、止血、祛痰平喘等功用。在各种大蒜中，以紫皮蒜的药用价值最好。干姜性热，味辛，能温肺化饮、温中散寒。杏仁可止咳平喘、润肠通便。粳米能益气和中，合用能温肺散寒、止咳平喘。

随症加减：若胸膈满闷明显，加紫苏叶。

2. 热证哮喘

症状：喘而气粗息涌，胸高胁胀，喉间痰鸣如吼，心烦不安，痰黄茹稠，或有身热、头痛，舌红苔黄腻，脉滑数。

治法：清肺泄热，化痰平喘。

食疗方：地龙杏仁汤　地龙干粉末 20g，杏仁 14g，陈皮 20g，蜂蜜适量。前三味加水中火煮 40 分钟，加蜂蜜适量，每日一剂频服。

随症加减：若痰盛喘胀、水邪明显，可加葶苈子、大枣。

3. 肺脾气虚

症状：哮喘暂平息，但平素易感冒，动则气喘汗出，怕冷，纳差，腹胀便溏，肌肉消瘦，舌淡苔白，脉弱。

治法：补肺健脾，益气平喘。

食疗方：核桃山药粥 核桃仁25g，党参10g，黄芪15g，淮山药20g，陈皮12g，粳米20g，煮粥同食。

随症加减：喘咳者银杏、川贝母。

4. 肺肾不足

症状：哮喘暂平息，动则气喘短促、呼多吸少，精神萎靡，腰酸腿软怕冷，舌淡嫩苔白滑，脉沉弱。

治法：补肾纳气、益精平喘。

食疗方：虫草猪肺汤 猪肺一个，冬虫夏草5g，党参10g，黄芪15g，同煮吃肉喝汤。

随症加减：阳虚明显者加胎盘干粉5g，喘促者加芡实，肾精不足者加蛤蚧去猪肺。

【食忌】

1. 慎食鱼、虾、蟹、海鲜等发物，有过敏者查清过敏原，避免食入过敏食物。

2. 饮食营养除了均衡充足外，应多食维生素丰富的食物，如蔬菜、水果、蘑菇类。

3. 脾胃虚者要注意食用容易消化、营养丰富的食物。

【现代研究】

多食用新鲜蔬果、核果、豆制品及种子、燕麦片、糙米、全麦等谷类。适量选食一些能滋补肺脾肾的食物，如莲子、栗子、山药、黑豆、胡桃、刀豆、梨、银耳、枇杷等。

要避免苜蓿、甜菜、红萝卜、可乐、冷饮（可能引起支气管痉挛）、乳制品（包括牛奶及冰淇淋）、鱼、红肉（尤其是猪肉）、加工食品、盐、菠菜、鸡肉及火鸡肉、白面粉、白糖；蛋类、核果及海产；色胺酸等。如果你有哮喘病，应认识并避免那些会引起哮喘症的食物。忌食带鱼、黄鱼、蛏子、虾、蟹、芥菜等发物。

【古代文献】

《素问·逆调论》："夫不得卧，卧则喘者，是水气之客也。"

《素问·玉机真脏论》："秋脉……不及则令人喘，呼吸少气而喘。"

《医学正传》："哮以声响名，喘以气息言。夫喘促喉间如水鸡声者谓之哮，气促而连续不能卧息者谓之喘。"

《普济本事方·卷一》："凡遇天阴欲作雨，便发……甚至坐卧不得，饮食不进，此乃肺窍中有冷痰，乘天阴寒气从背、口鼻而入，则肺胀作声。此病有苦至终身者，亦有母子相传者。"

《素问·玄机原病式》："喘，火气甚……热乎为阳，主乎急数。"

《杂病源流犀烛论》："《内经》论喘之因甚多，独诸病喘满，皆属乎热一语，足为纲领。……气盛有余便是火……肺气果盛有余，则清肃下行，岂复为喘，其火入肺，炎铄真阴，气衰不足故喘。"

《医宗必读·喘》："别有哮证……或因酸咸过食，或因积火熏蒸。病根深久，难以卒除，避风寒，节厚味。"

第四节 眩 晕

【概况】

眩晕是由于情志不遂、饮食不节、体虚久病、气血亏虚及外伤、手术等病因，引起风、火、痰、瘀等病理产物上扰清窍或精血不足而致。此病以清窍失养为基本病机，以头晕、眼花为主要临床表现的一类病证。眩即眼花，晕是头晕，两者常同时并见，故统称为"眩晕"。其轻者闭目可止，重者如坐车船，旋转不定，不能站立，或伴有恶心、呕吐、自汗等症状。

眩晕为临床常见病证之一，多见于中老年人，亦可发于青年人。本病可反复发作，妨碍正常工作及生活，严重者可发展为中风、厥证或脱证而危及生命。

眩晕之证常见于西医学中的高血压，而西医学中低血压、低血糖、贫血、美尼尔氏综合征、脑动脉硬化、椎－基底动脉供血不足、神经衰弱等病，临床表现以眩晕为主要症状者，可参照本节辨证论治。

【辨证分型要点】

1. 眩晕的病性以虚者居多，故张景岳谓"虚者居其八九"，如肝阳上亢、阴虚阳亢、气血亏虚、清窍失养、肾精亏虚、脑髓失充。

2. 眩晕实证多由气虚无以行血，瘀血停着，痹阻清窍而成。

【膳食食疗原则】

眩晕的治疗原则主要是虚则补之，实则泻之，调和阴阳。虚证以肾精亏虚、气血衰少居多，精虚者填精生髓，滋补肝肾；气血亏虚者宜益气养血，调补脾肾。实证则以潜阳、泻火、化痰、逐瘀为主要治法。

【辨证施食】

1. 肝阳上亢型

症状：眩晕耳鸣，头痛且胀，遇劳、恼怒加重，肢麻震颤，失眠多梦，急躁易怒，舌红苔黄，脉弦。

食疗法理：平肝潜阳。

（1）决明子粥

食材：炒决明子 10g，粳米 50g，冰糖适量。

方义：决明子性凉，味苦、甘，有清肝平肝、明目通便之效。粳米，是粳稻的种仁，又称大米，其味甘淡，其性平和，每日食用，为滋阴之物。冰糖能补中益气，和胃润肺。

（2）菊花乌龙茶

食材：菊花 10g，乌龙茶 3g。

方义：菊花性凉，味甘、微苦，能散风热、清肝火。现代研究表明，其具有解热降压、降低毛细血管通透性的作用。乌龙茶性寒，味苦，含有的儿茶素能增强血管柔韧性、弹性，对降低胆固醇和预防脑动脉硬化有效，但茶不宜太浓。两者相伍有平肝潜阳的作用。

（3）芹菜荸荠汁

食材：芹菜汁、荸荠汁各 15ml，蜂蜜 10ml。

方义：芹菜性凉，味甘、辛，能清热利湿、平肝潜阳。荸荠性寒，味甘，可清热、化痰、消积。蜂蜜性平，味甘，能补中益气、润燥息风。现代研究表明，芹菜降压、降脂作用较为显著，荸荠具有一定的解热降压作用。诸物合而用之，共奏滋阴平肝之效。

2. 阴虚阳亢型

症状：眩晕头痛，耳鸣健忘，心烦失眠，五心烦热，头重脚轻，腰膝酸软，便干尿赤，舌红苔薄白，脉弦细或弦细而数。

食疗法理：滋阴潜阳。

（1）桑葚粥

食材：桑葚、粳米各 50g，天麻 10g，黑芝麻 60g（捣碎），冰糖适量。

方义：桑葚性寒，味甘，可滋补肝肾、养血益精。天麻性平，味甘，能息肝风、平肝阳。黑芝麻性平，味甘，能补肝肾、益精血。现代研究表明，桑葚有镇静降压、增强人体免疫力的作用。

（2）芹菜苦瓜汤

食材：芹菜 500g，苦瓜 60g。

方义：芹菜性凉，味甘、辛，能清热利湿，平肝凉血，有较显著的降压、降脂作用。苦瓜性寒，味苦，有清热明目、解毒、降压、降脂的作用。

3. 阴阳两虚型

症状：眩晕头痛，耳鸣心悸，动则气急，腰膝酸软，失眠多梦，舌淡或红，脉弦细。

食疗法理：滋阴助阳。

（1）玉液汁

食材：何首乌 60g，大枣 10 枚，胡萝卜汁 200ml，冰糖适量。

方义：何首乌性微温，味苦、甘、涩，可滋补肝肾、润肠解毒，有降低血脂和减轻动脉粥样硬化的作用。大枣性平，味甘，能养血健脾、宁心安神。胡萝卜性平，味甘，现代研究表明，常饮胡萝卜汁有明显的降压作用。诸物合用，有补肝肾、益精血、降血压的功效。

（2）枸杞茶

食材：五味子、桑寄生、枸杞子各 250g。

方义：五味子性温，味酸，能补肾养心、益气生津、收敛固涩、强心降压。桑寄生性平，味苦，可补肝肾、强筋骨、祛风湿。枸杞子性平，味甘，可滋养肝肾、明目润肺。现代研究表明，桑寄生有降压、镇静、利尿的作用，五味子和枸杞子则有降压、降脂的功效。诸物合用，共奏补肾固精、养心安神、降低血糖、降脂、降压之效。

4. 气虚血瘀型

症状：胸闷气短，头晕心悸，肢麻失眠，乏力易汗，舌体胖大、色紫黯或有瘀斑、苔薄白，脉弦涩无力。

食疗法理：补气活血化瘀。

（1）山楂蜜汁饮

食材：山楂 30g，丹参、何首乌各 50g，蜂蜜适量。

方义：山楂性微温，味酸、甘，可消食化积、行气化瘀。何首乌性微温，味苦、甘、涩，能补肝肾、乌须发，解毒润肠。丹参性微寒，味苦，有活血凉血、清心除烦的作用。蜂蜜性平，味甘，可补中益气、润燥息风。现代研究表明，山楂有降压、降脂的作用；何首乌能增强机体的抗氧化能力，有抗动脉粥样硬化、抗衰老、降血脂的作用；丹参能够改善微循环、防治动脉粥样硬化、保护心肌及抗炎等。诸物合用，共奏补中润燥、活血化瘀、安神除烦、降脂降压之效。

（2）黄芪母鸡汤

食材：母鸡1只，葛根、黄芪、当归各20g，调料适量。

方义：当归性温，味甘、辛，能补血活血。黄芪性微温，味甘，可补气固表、益气健脾。鸡肉性平，味甘，可滋阳补血、补精添髓。葛根性凉，味辛、苦，有发汗解肌、解表透疹、升阳止泄、生津止渴之功。现代研究表明，当归有降低血小板聚集和血栓形成、改善血液循环、抗氧化、降脂和增强机体免疫功能等作用。黄芪具有抗缺氧、改善心脏功能、扩张血管、降低血压、改善末梢循环、抑制成纤维细胞的增加等作用。葛根则有降低血糖、扩张心脑血管及温和的降血压作用。诸物合用，可益气补血、活血调经、降脂降压。

【文献摘要】

《灵枢·海论》："脑为髓之海，其输上在于其盖，下在风府。……髓海有余，则轻劲多力，自过其度；髓海不足，则脑转耳鸣，胫酸眩冒，目无所见，懈怠安卧。"

《灵枢·口问》："上气不足，脑为之不满，耳为之苦鸣，头为之苦倾，目为之眩。"

《素问·至真要大论》："诸风掉眩，皆属于肝。"

《证治汇补·眩晕》："以肝上连目系而应于风，故眩为肝风，然亦有因火，因痰，因虚，因暑，因湿者。"

《临证指南医案·眩晕》："经云诸风掉眩，皆属于肝，头为六阳之首，耳目口鼻皆系清空之窍，所患眩晕者，非外来之邪，乃肝胆之风阳上冒耳，甚至有昏厥跌仆之虞。"

《重订严氏济生方·眩晕门》："所谓眩晕者，眼花屋转，起则眩倒是也，由此观之，六淫外感，七情内伤，皆能导致。"

《古今医统·眩晕宜审三虚》："肥人眩运，气虚有痰；瘦人眩运，血虚有火；伤寒吐下后，必是阳虚。"

【结语】

本病病因多由情志、饮食所伤，以及失血、外伤、劳倦过度所致。其病位在清窍，由脑髓空虚、清窍失养及痰火、瘀血上犯清窍所致，与肝、脾、肾三脏功能失调有关，其发病以虚证居多。临床上实证多见于眩晕发作期，以肝阳上亢、阴虚阳亢、瘀血阻窍多见。虚证多见于缓解期，以气血亏虚、阴阳两虚两型多见。由于眩晕在病理表现为虚证与实证的相互转化，或虚实夹杂，故一般急者多偏实，可选用熄风潜阳、活血化瘀等法以治其标为主；缓者多偏虚，当用补养气血、益阴助阳以治其本为主。

第五节　胸　痹

【概况】

胸痹是由于体质气虚，饮食不节、情志内伤、寒邪痹阻等所引起的以痰浊、瘀血、气滞、寒结等痹阻心脉，以左胸部发作性憋闷、疼痛为主要临表现的一种病证。轻者偶发短暂轻微的胸部沉闷或隐痛，或为左胸压迫性的不适感；重者疼痛剧烈，或呈压榨样绞痛。常伴有心悸，气短，气促，甚至惊悸怔忡，面色苍白，冷汗自出等。多由劳累、饱餐、寒冷及情绪激动而诱发，亦可无明显诱因或安静时发病。

胸痹是威胁中老年人生命健康的重要心系病证之一，随着现代社会生活方式及饮食结构的改变，发病有逐渐增加、年轻化的趋势，因而本病越来越引起人们的重视。由于本病表现为本虚标实，有着复杂的临床表现及病理变化，而中医药治疗从整体出发，具有综合作用的优势，因而受到广泛的关注。

【辨证分型要点】

1. 辨疼痛部位局限于胸膺部位，多为气滞或血瘀；放射至肩背、咽喉、脘腹，甚至手臂、手指者。

2. 辨疼痛性质是辨别胸痹心痛的寒热虚实，在气在血的主要参考，临证时再结合其他症状、脉象而作出准确判断。属寒者，疼痛如绞，遇寒则发，或得冷加剧；属热者，胸闷、灼痛，得热痛甚；属虚者，痛势较缓，其痛绵绵或隐隐作痛，喜揉喜按；属实者，痛势较剧，其痛如刺、如绞；属气滞者，闷重而痛轻；属血瘀者，痛如针刺，痛有定处。

【膳食食疗原则】

针对本病本虚标实，虚实夹杂，发作期以标实为主，缓解期以本虚为主的病机特点，其治疗应补其不足，泻其有余。

【辨证施食】

1. 气滞血瘀型

症状：心胸刺痛，气短，心烦不安，舌紫暗有瘀点，苔厚，脉弦涩或结代。

食疗法理：行气活血化瘀。

（1）三七玫瑰茶

食材：三七花、玫瑰花各 3g。

方义：三七花性凉，味甘，能清热、平肝、降压。玫瑰花性温，味甘，可理气解郁、和血散瘀。现代研究表明，三七花含有的三七总皂甙有抗动脉粥样硬化的作用。二物合用，可以活血化瘀、清热降压。

（2）薤白粥

食材：薤白 10g，红花 2g，粳米 50g。

方义：薤白性温，味辛、苦，能温中通阳、下气散结，《本草纲目》谓其"治胸痹刺痛"。红花性温，味辛，可活血通经、祛瘀止痛。现代研究表明，薤白可促进纤维蛋白溶解，降低血脂；红花有降血脂、扩张冠状动脉、改善心脏功能、抗凝血、抑制血栓形成的作用。

（3）炒茄子

食材：茄子 500g，食油、调料各适量。

方义：茄子性寒，味苦，能散瘀通络。现代研究表明，茄子在肠道内的分解产物可与过多的胆固醇结合，使之排出体外，故较适合冠心病、动脉硬化患者食用。

2. 寒凝心脉型

症状：卒然心痛如绞，或心痛彻背，背痛彻心，或感寒痛甚，心悸气短，形寒肢冷，冷汗自出，苔薄白，脉沉紧。

食疗法理：温经散寒，活血通脉。

（1）淫羊藿茶

食材：淫羊藿 20g，红茶 3g。

方义：淫羊藿性温，味辛、甘，能温肾壮阳、强筋骨、祛风湿。现代研究表明，淫羊藿能扩张外周血管，改善微循环，增加血流量，降低外周阻力，增加冠脉流量。茶叶可收敛、利尿、提神，能够增加毛细血管韧性，降低血清胆固醇浓度，防治动脉硬化，改善心肌功能。本茶可以温补心肾、温通心阳，适用于肾阳不足、畏寒肢冷的冠心病患者。

（2）黄酒当归羊肉汤

食材：当归性温，味甘、辛，能补血活血。羊肉性温，味甘，可益气补虚、温中暖下。现代研究表明，当归有抗心肌缺血和扩张血管的作用，其所含阿魏酸能改善血液循环。常饮本汤可温阳宣痹、滋补气血，尤宜心脾气血不足兼有虚寒之象的冠心病患者饮用。

3. 气阴两虚型

症状：心痛气短，心悸自汗，口干少津，舌红少苔，脉弦细无力或结代。

食疗法理：益气养阴。

（1）人参二冬茶

食材：人参 9g，天门冬、麦门冬各 6g。

方义：人参性微温，味微苦，能大补元气、补脾益肺、生津安神。天门冬性寒，味甘、苦，可养阴润燥、清火生津。麦门冬性微寒，味甘、微苦，能养阴润肺，益胃生律。现代研究表明，人参能增加心肌收缩力、减慢心率、增加心排出量冠脉血流量，可抗心肌缺血与心律失常。

（2）决明海带莲藕汤

食材：决明子 15g，海带 9g，莲藕 20g。

方义：决明子性微寒，味甘、苦，能清肝明目、润肠通便。海带性寒，味咸，可消痰软坚、止咳平喘。藕性凉，味甘，熟藕能清热润肺、补心生血。现代研究表明，海带可降压、降脂、抗动脉粥样硬化。藕具有祛脂和软化血管的作用。本汤适用于血清胆固醇较高兼有动脉粥样硬化的患者。

4. 痰浊内阻型

症状：心胸窒闷或如物压，气短喘促，多形体肥胖，肢体沉重，脘腹痞满，痰多口黏，阴雨天容易发作或加重，纳呆便溏，泛恶欲呕，舌淡苔腻，脉滑。

食疗法理：豁痰泄浊。

（1）陈皮薏苡仁粥

食材：陈皮5g，薏苡仁50g，粳米50g。

方义：陈皮味辛、苦，性温，具有理气燥湿化痰的功能。薏苡仁偏寒凉，利水渗湿最在行，可以祛湿除风、清热排脓、除痹止痛。粳米，是粳稻的种仁，又称大米，其味甘淡，其性平和，每日食用，是滋阴之物。冰糖能补中益气，和胃润肺。

（2）四味饮

食材：山楂60g，荷叶30g，薏苡仁50g，葱白30g。

方义：山楂性微温，味酸、甘，可消食化积、行气化瘀。荷叶具有清热解毒、凉血、止血的作用。薏苡仁偏寒凉，利水渗湿最在行，可以祛湿除风、清热排脓、除痹止痛。葱白味辛而甘，有通阳行气之功。

【文献摘要】

《素问·痹论》："心痹者，脉不通，烦则心下鼓，暴上气而喘。"

《素问·调经论》："寒气积于胸中而不泻，不泻则温气去，寒独留则血凝泣，凝则脉不通。"

《素问·至真要大论》："诸风掉眩，皆属于肝。"

《素问·藏气法时论》："心病者，胸中痛，胁支满，胁下痛，膺背肩胛间痛，两臂内痛。"

《灵枢·厥病》："真心痛，手足青至节，心痛甚，旦发夕死，夕发旦死。"

《难经·六十难》："其五脏气相干，名厥心痛；其痛甚，但在心，手足青者，即名真心痛。"

《医门法律·中寒门》："胸痹心痛，然总因阳虚，故阴得乘之。"

《类证治裁·胸痹》："胸痹胸中阳微不运，久则阴乘阳位而为痹结也，其症胸满喘息，短气不利，痛引心背，由胸中阳气不舒，浊阴得以上逆，而阻其升降，甚则气结咳唾，胸痛彻背。夫诸阳受气于胸中，必胸次空旷，而后清气转运，布息展舒，胸痹之脉，阳微阴弦，阳微知在上焦，阴弦则为心痛。"

【结语】

胸痹病位在心，与肝、脾、肾关系密切，病机表现为本虚（气虚、阳虚多见）标实（血瘀、痰浊多见），心脉痹阻是病机关键。其急性发作期以标实表现为主，或寒凝心脉，治以祛寒活血，宣阳通痹；或气滞心胸，治以疏调气机，和血舒脉；或痰浊闭阻，治以通阳泄浊，豁痰开窍；或瘀血痹阻，治以活血化瘀，通脉止痛，缓解期多表现为本虚；或心气不足，治以补养心气，鼓动心脉；或心阴亏损，治以滋阴清热。但胸痹心痛多表现为虚实夹杂，寒凝、气滞、痰浊、瘀血等可相互兼杂或互相转化，心之气、血、阴、阳的亏虚也可相互兼见，并可合并他脏亏虚之证，病程长，病情较重；又可变生瘀血闭阻心脉、水气凌心射肺、阳虚欲脱等危重证候。因此，临床治疗本病必须严密观察病情，灵活掌握，辨证论治。

第六节　心　悸

【概况】

心悸是因外感或内伤，致气血阴阳亏虚，心失所养；或痰饮瘀血阻滞，心脉不畅，引起以心中急剧跳动，惊慌不安，甚则不能自主为主要临床表现的一种病证。

心悸是心脏常见病证，为临床多见，除可由心本身的病变引起外，也可由他脏病变，波及于心而致。

【辨证分型要点】

心悸的病性主要有虚实两方面，虚者为气血阴阳亏损，心神失养而致，实者多由痰火扰心，水饮凌心及瘀血阻脉而引起，虚实之间可以相互夹杂或转化。如实证日久，耗伤正气，可分别兼见气、血、阴、阳之亏损，而虚证也可因虚致实，而兼有实证表现，如临床上阴虚生内热者常兼火亢或夹痰热，阳虚不能蒸腾水湿而易夹水饮、痰湿，气血不足、气血运行滞涩而易出现气血瘀滞，瘀血与痰浊又常常互结为患。总之，本病为本虚标实证，其本为气血不足，阴阳亏损，其标是气滞、血瘀、痰浊、水饮，临床表现多为虚实夹杂之证。

【膳食食疗原则】

辨虚实心悸证候特点多为虚实夹杂，虚者指脏腑气血阴阳亏虚，实者多指痰饮、瘀血、火邪之类。辨证时，要注意分清虚实的多寡，以决定治疗原则。

【辨证施食】

1. 阴虚火旺型

症状：心悸心烦，少寐，头晕目眩，耳鸣腰酸，舌红，脉细数或结代。

食疗法理：滋阴降火。

（1）西洋参茶

食材：西洋参 3g。

方义：西洋参性凉，味苦，益肺降火、养胃生津、清虚火、去低热。

（2）竹乌生地粥

食材：制何首乌、黄芪、生地黄各 30g，陈皮 3g，粳米 100g，大枣 2 枚，蜂蜜少许。

方义：生地黄性寒，味甘、苦，能滋阴凉血。制何首乌性微温，味甘、涩，可补肝肾、益气血、乌须发、通便秘。它所含的主要成分卵磷脂，有促进血细胞再生和发育的作用，有纤维蛋白溶解活性，可使动脉粥样硬化的患者减少血栓或微血栓的形成。黄芪性微温，味甘，具有补气升阳、益卫固表、托毒生肌、利水消肿等功效，有一定的抗心律失常作用。蜂蜜性平，味甘，能补中缓急、润燥解毒。诸物合用，可养阴清热、健脾胃、益气血。

（3）冬瓜茯苓鹌鹑汤

食材：冬瓜 100g，茯苓 30g，鹌鹑 2 只，调料少许。

方义：冬瓜性凉，味甘、淡，具有利尿消肿、清热解毒、消痰、排脓的作用。茯苓性平，味甘，能利水渗湿、健脾安神。鹌鹑可补血养心、补肾降火、宁心安神。诸物合用，共奏清热泻火、利水化痰、宁心安神之效。

2. 心肾两虚型

症状：心悸气短，面色不华，头晕目眩，失眠健忘，食欲不振，甚则畏寒肢冷，舌淡苔薄腻，脉沉细或结代。

食疗法理：滋补心肾。

（1）百合地黄莲子汤

食材：生地黄性寒，味甘、苦，能滋阴补血。莲子性平，味甘、涩，可益肾固精、补脾止泻、养心。百合性微寒，味甘，能安神益智、养五脏。龙齿性平，味甘、涩，善镇惊安神、平肝潜阳，诸物合而用之，可滋阴养心、镇静安神。

（2）生晒参茶

食材：生晒参 30g。

方义：生晒参性微凉，味甘，可补气、养阴、生津。现代研究表明，生晒参有加强心肌收缩力的作用，能有效改善期前收缩症状。

（3）参菠菜饺子

食材：人参 5g，猪肉馅、面粉各 250g，菠菜 500g，调料适量。

方义：人参可大补元气、复脉固脱，补脾益肺、生津安神。菠菜性凉，味甘，能养血、补血、敛阴、润燥，猪肉性平，味甘、咸，可滋阴、润燥、益气。诸物合用，有益气补血、养心安神之效。

3. 气滞血瘀型

症状：心悸不安，胸闷不舒，心痛时作，唇甲青紫，舌质紫暗，脉涩或结代。

食疗法理：活血化瘀，行气宁心。

（1）仙人掌炒牛肉

食材：仙人掌 60g，牛肉 90g，食油、调料各适量。

方义：仙人掌性寒，味苦，能活血、消肿、解毒。牛肉性平，味甘，可补脾胃、益气血、强筋骨。二物合用，有益气血、消肿之功。

（2）凉拌马兰头

食材：马兰头、调料各适量。

方义：马兰头性凉，味辛，能清热凉血、利尿消肿，有扩张冠状动脉、增加血流量的作用。

【文献摘要】

《素问·举痛论》："惊则心无所依，神无所归，虑无所定，故气乱矣。"

《素问·三部九候论》："参伍不调者病。"

《素问·平人气象论》："脉绝不至曰死，乍疏乍数曰死。"

《金匮要略·惊悸吐衄下血胸满瘀血病脉证治》："寸口脉动而弱，动则为惊，弱则为悸。"

《丹溪心法·惊悸怔忡》："惊悸者血虚，惊悸有时，以朱砂安神丸。痰迷心膈者，痰药皆可，定志丸加琥珀、郁金。怔忡者血虚，怔忡无时，血少者多。有思虑便动，属虚。时作时止者，痰因火动。瘦人多因是血少，肥人属痰。寻常者多是痰。自觉心跳者是血少，四物、朱砂安神之类。"

《景岳全书·怔仲惊恐》："怔仲之病，心胸筑筑振动，惶惶惕惕，无时得宁者也。……此证惟阴虚劳损之人乃有之，盖阴虚于下，则宗气无根，而气不归源，所以在上则浮撼于胸臆，在下则振动于脐旁，虚微者动亦微，虚甚者动亦甚。凡患此者，速宜节欲，节劳，切忌酒色。"

《证治汇补·惊悸怔仲》："惊悸者，忽然若有所惊，惕惕然心中不宁，其动也有时。怔仲者，心中惕惕然，动摇不静，其作也无时。"

【结语】

心悸由体虚久病，饮食劳倦，情志所伤，感受外邪，药物中毒等原因，导致脏腑功能失调，以心的气血阴阳不足，心神失养，或气滞、痰浊、血瘀、水饮扰动心神而发病。病位在心，与脾、肾、肝、肺有关。可由心之本脏自病引起，也可是他脏病及于心而成，多为虚实夹杂之证。虚证主要是气、血、阴、阳亏损，心神失养；实证主要有气滞、血瘀、痰浊、水饮扰动心神，心神不宁。虚者治以补气血，调阴阳，并以养心安神之品，使心神得养则安；实者，或行气化瘀，或化痰逐饮，或清热泻火，并配以重镇安神之品，使邪去正安，心神得宁。心悸患者需积极配合治疗，保持情绪稳定乐观，饮食有节，养成良好的有规律的生活习惯有助于康复。

第七节　胃脘痛

【概况】

胃脘痛是指上腹部胃脘处疼痛为主的症状，俗称"胃痛"。历代医家又有"心腹痛"、"心痛"、"心下痛"等。

胃脘痛的病位在胃，多由饮食不节，嗜食生冷，或忧思恼怒等内、外因所致气机不畅，胃失濡养，从而导致胃的病变。然胃之受纳，腐熟功能，又要依赖于脾气的运化，肝气的疏泄与肾阳的温煦，故胃脘痛亦与脾、肝、肾相关。

胃痛是临床上常见的一个症状，多见急慢性胃炎、胃十二指肠溃疡、胃神经官能症，也见于胃黏膜脱落、胃下垂、胰腺炎、胆囊炎及胆石症等病。

辨证分型要点：

1. 实证与虚证：疼痛剧烈，痛处拒按，饥时痛减，纳后痛增多为实证；疼痛隐隐，痛处喜按，空腹痛甚，纳后痛减多为虚证。

2. 寒证与热证：脘腹得温痛减，泛吐清水，喜暖多为寒证；嗳腐吞酸，嘈杂不舒，喜食生冷，多为热证。

膳食食疗原则：养胃和胃、祛邪止痛。

辨证施食：

1. 寒邪犯胃

症状：突受寒邪，胃痛暴作，苔白，脉紧。

食疗法理：温胃散寒止痛。

（1）姜汤饮

食材：生姜，红糖。

方义：生姜辛温，温中散寒，和胃止呕；红糖性温，味甘，健脾暖胃，缓中止痛。

（2）附子粥

食材：熟附子、粳米、葱白、红糖。

方义：熟附子温中散寒祛邪，葱白温通阳气，与熟附子相配共奏温中散寒之功；粳米益气、生津、和中，既能和中，又可解熟附子之毒；红糖性温，味甘，健脾暖胃，缓中止痛。

2. 肝气犯胃

症状：胃脘胀满，痛引两胁，嗳气频繁，噫气或矢气后疼痛稍减，舌苔薄白，脉沉。

食疗法理：疏肝理气，和胃止痛。

（1）五花芍药汤

食材：佛手花、扁豆花、厚朴花、绿梅花、玫瑰花、炙甘草、白芍。

方义：佛手花、绿梅花、玫瑰花疏肝理气止痛；扁豆花、厚朴花健脾和胃，除胀止痛；白芍配炙甘草，养肝缓急止痛。

（2）佛手粥

食材：佛手、粳米。

方义：佛手疏肝理气，和胃止痛；粳米生津、和中、养胃。

（3）佛手青皮蜜饮

食材：佛手、青皮、郁金、蜂蜜。

方义：佛手、青皮、郁金疏肝理气，和胃止痛；蜂蜜和中缓急止痛。

3. 饮食阻滞

症状：胃脘胀痛，嗳腐，厌食或呕吐，吐后痛减，舌苔厚腻，脉滑实。

食疗法理：消食导滞。

（1）萝卜鸡内金粥

食材：白萝卜、鸡内金、佛手、粳米。

方义：白萝卜、鸡内金消食导滞；佛手理气导滞；粳米和胃养胃。

（2）猪肚粥

食材：猪肚、白术、槟榔、生姜、粳米。

方义：猪肚、白术健脾益胃；槟榔消食导滞；生姜止呕；粳米和胃。

（3）神曲酒

食材：神曲、米酒。

方义：神曲健脾和胃，消食和中；米酒健脾消食。二物相配共奏健脾消食之功。

4. 脾胃虚寒

症状：胃痛隐隐，泛吐清水，喜暖喜按，神疲乏力，四肢欠温，舌淡苔白，脉细缓无力。

食疗法理：温脾健胃。

（1）薯蓣拨粥

食材：生薯蓣粉（干淮山药粉），粳米，葱，干姜，红糖。

方义：山药补脾养胃；干姜温中散寒，回阳通脉；葱性温，味辛，温中散寒；粳米、红糖养胃补虚。

（2）附子猪肚汤

食材：熟附子、猪肚。

方义：熟附子温中散寒止痛，补火助阳通脉；猪肚健脾益胃补虚。

（3）狗肉面

食材：狗肉、黄酒、面条。

方义：狗肉温中散寒补虚；黄酒祛寒温中通经；面条和胃补虚。

5. 胃阴不足

症状：胃痛隐隐，心烦嘈杂，口干欲饮，大便干燥，苔少或剥脱，舌光红少津，脉细微数。

食疗法理：养阴益胃。

（1）玉竹粥

食材：玉竹、冰糖、粳米。

方义：玉竹养阴润燥，清热除烦；粳米生津、和中养胃；冰糖养阴生津，补中和胃。

（2）玉竹扁豆煎

食材：玉竹、白扁豆、沙参、山楂、白糖。

方义：玉竹，沙参养阴益气；白扁豆，山楂健脾益胃；白糖温中和胃补虚。

（3）银耳茶

食材：银耳。

方义：银耳有清热养阴和胃之功效。

【文献摘要】

《灵枢·邪气脏腑病形》：“胃病者，腹胀，胃脘当心而痛，上支两胁，膈咽不通，食饮不下，取之三里也。”

《三因极一病证方论·九痛叙论》：“夫心痛者，……以其痛在中脘，故总而言之曰心痛，其实非心痛也，……若十二经络外感六淫，则其气闭塞，郁于中焦，气与邪争，发为疼痛，属外所因；若五脏内动，汩以七情，则其气痞结，聚于中脘，气与血搏，发为疼痛，属内所因；饮食劳逸，触忤非类，使脏气不平，痞隔于中，食饮遁注，变乱肠胃，发为疼痛，属不内外因。”

《景岳全书·心腹痛》：“胃脘痛证，多有因食，因寒，因气不顺者，然因食因寒，亦无不皆关于气。盖食停则气滞，寒留则气凝。所以治痛之要，但察其果属实邪，皆当以理气为主。”

《临证指南医案·胃脘痛》：“初病在经，久痛入络，以经主气，络主血，则可知其治血之当然也，凡气既久阻，血也因病，循行之脉络自痹，而辛香理气，辛柔和血之法，实为对待必然之理。”

《顾氏医镜·胃脘痛》：“须知拒按者为实，可按者为虚；痛而胀闭者多实，不胀不闭者多虚；喜寒者多实，爱热者多虚；饱则甚者多实，饥则甚者多虚；脉实气粗者多实，脉少气虚者多虚；新病年壮者多实，久病年老者多虚；补而不效者多实，攻而愈剧者多虚。必以望、闻、问、切四者详辨，则虚实自明。”

【结语】

胃痛以上腹胃脘部疼痛为主要临床特征，须与痞满、心痛、胁痛等相鉴别。本病常由外感寒邪，饮食伤胃，情志不遂，脾胃虚弱，以及气滞、瘀血、痰饮等病因所致，可一种病因单独致病，也可多种病因共同致病。病变部位主要在胃，与肝脾关系密切，与胆肾也有关。基本病机为胃气阻滞，胃络瘀阻，胃失所养，不通则痛。本病之初病机较单纯，多为寒邪客胃、饮食停滞、肝气犯胃、肝胃郁热、脾胃湿热等，属实证；久则常由实转虚，而见脾胃虚寒、胃阴不足等，属虚证。也有起病即见脾胃虚寒者，也属虚证。病久因实致虚，或因虚致实，以及多种因素相互影响，可以形成寒热虚实并见的复杂证候。辨证方面以辨寒、热、虚、实，以及在气、在血为要点，治法上常以理气和胃止痛为基本原则。应遵叶天士"远刚用柔"和"忌刚用柔"之说，理气不可损伤胃阴。本病预后一般较好，转归主要有胃脘积块和便血、吐血等。对胃痛患者，要特别强调饮食和精神方面的调摄，它是治疗及预防不可或缺的措施。

第八节　腹　痛

【概要】

腹痛是指胃脘以下，耻骨毛际以上的部位发生疼痛为主的病症。多因外感时邪，饮食不节，情志失调，素体虚弱而致脏腑气机不利，经脉失养。

辨证要点：

1. 辨腹痛性质：腹痛疼痛急剧拒按，痛而有型，得食痛甚，多属实证。痛势绵绵，反复发作，喜按，痛而无型，得食痛减者，多属虚证。腹痛暴作，遇冷痛剧，得温而减，疼痛拘急无间断者，多属寒症。腹痛急迫，痛处灼热，得凉痛减，腹胀便秘，多属热症。腹痛部位不定，以胀痛为主，受情志影响而加重，嗳气或矢气后痛减，多为气滞痛。腹部刺痛拒按，疼痛部位固定，痛无休止，入夜加重，多为血瘀痛。脘腹胀闷疼痛，嗳气吞酸，甚则呕吐酸腐食物，大便奇臭，便后痛减，为伤食腹痛。

2. 辨病情缓急：急性腹痛者，起病突然，疼痛剧烈，多因外感时邪，饮食不节，蛔虫内扰等原因引起。慢性腹痛主要由于情志内伤，脏腑虚弱，气血不足，发病较慢，病程迁延反复，痛势不甚。

3. 辨腹痛部位：以腹痛部位而言，少腹疼痛多属于肝经病症，脐以上痛多属于脾胃，绕脐痛多属于虫症，脐以下痛多属于膀胱以及大小肠病症。

膳食食疗原则：实则泻之，虚则补之，热者寒之，寒者热之，滞者通之，郁者散之。

辨证施食：

一、寒邪内阻证

症状：腹痛拘急，遇寒痛甚，得温痛减，口淡不渴，形寒肢冷，小便清长，大便清稀或秘结，舌质淡，苔白腻，脉沉紧。

食疗法理：散寒温里，理气止痛。

食疗方：

（1）附子粥

食材：熟附子、葱白、粳米、红糖。

方义：熟附子温中散寒祛邪；葱白温通阳气，与熟附子相配共奏温中散寒之功；粳米益气、生津、和中，既能和中又可解熟附子之毒；红糖性温，味甘，缓中止痛。

（2）姜汤饮

食材：生姜，红糖。

方义：生姜辛温，温中散寒，和胃止呕；红糖性温，味甘，健脾暖胃，缓中止痛。

（3）艾姜煮鸡蛋

食材：艾叶、生姜、鸡蛋。

方义：艾叶温经散寒止痛；生姜辛温，温中散寒止呕；鸡蛋缓急止痛补虚。

二、湿热壅滞证

症状：腹痛拒按，烦渴引饮，大便秘结，或溏滞不爽，潮热汗出，小便短黄，舌质红，苔黄燥或黄腻，脉滑数。

食疗法理：泄热通腑，行气导滞。

（1）白虎粥

食材：生石膏、知母、粳米。

方义：生石膏清热除烦止渴；知母清热泻火，生津润燥，与生石膏共奏泄脏腑实热之效；粳米益气、生津、和中，既生津润燥，又佐生石膏之寒凉。

（2）凉拌荠菜

食材：荠菜。

方义：荠菜清热解毒，泻火利尿。

（3）马齿苋粥

食材：马齿苋、粳米。

方义：马齿苋清热解毒，利水祛湿；粳米生津、和中。

三、饮食积滞证

症状：脘腹胀满，疼痛拒按，嗳腐吞酸，恶食呕恶，痛而欲泻，泻后痛减，或大便秘结，舌苔厚腻，脉滑。

食疗法理：消食导滞，理气止痛。

（1）鸡内金粉

食材：鸡内金、米酒。

方义：鸡内金消食导滞、健脾和胃；米酒健脾开胃，助鸡内金消食导滞。

（2）神曲酒。

食材：神曲、米酒。

方义：神曲健脾消食化积；米酒健脾开胃，助神曲消食导滞。

四、肝郁气滞证

症状：腹痛胀闷，痛无定处，痛引少腹，或兼痛窜两胁，时作时止，得嗳气或矢气则舒，遇忧思恼怒则剧，舌质红，苔薄白，脉弦。

食疗法理：疏肝解郁，理气止痛。

食疗方：

（1）佛手青皮蜜饮

食材：佛手、青皮、郁金、蜂蜜。

方义：佛手、青皮疏肝理气止痛；郁金疏肝利胆，行气解郁；蜂蜜和中，既能调和诸药之性，又可和胃，以免疏散之力太过伤胃气。

（2）莱菔子粥

食材：莱菔子、粳米。

方义：莱菔子理气降气，消食除胀；粳米和中。

五、瘀血内停证

症状：腹痛较剧，痛如针刺，痛处固定，经久不愈，舌质紫暗，脉细涩。

食疗法理：活血化瘀，和络止痛。

食疗方：

（1）川芎茶

食材：川芎、红茶。

方义：川芎活血行气止痛，红茶解郁止痛。

（2）红花炖羊心

食材：红花、羊心。

方义：红花活血散瘀止痛，羊心解郁，养心。

（3）莲藕桃仁汤

食材：藕、桃仁、红糖。

方义：莲藕，凉血止血散瘀，其止血而不留瘀；桃仁，活血化瘀；红糖，其性温和，具有活血散瘀之效，历代医家认为其好处在"温而通之，温而散之"。

六、中虚脏寒证

症状：腹痛绵绵，时作时止，喜温喜按，形寒肢冷，神疲乏力，气短懒言，胃纳不佳，面色无华，大便溏薄，舌质淡，苔薄白，脉沉细。

食疗法理：温中补虚，缓急止痛。

食疗方：

（1）附子猪肚汤

食材：熟附子、猪肚。

方义：熟附子温中散寒止痛，补火助阳通脉；猪肚健脾益胃补虚。

（2）当归椒姜炖羊肉

食材：当归、花椒、生姜、羊肉。

方义：花椒、生姜温中止痛；当归温经散寒，补血活血；羊肉味甘性热，助阳补虚。

（3）补虚正气粥

食材：黄芪、人参、粳米、白糖。

方义：黄芪性温，补中益气；人参大补元气，益气固脱；粳米益气、生津、和中；白糖和中补虚。

【文献摘要】

《灵枢·邪气脏腑病形》："大肠病者，肠中切痛而鸣濯溜，冬日重感于寒即泄，当脐而痛，……小肠病者，小腹痛，腰脊控睾而痛，时窘其后。"

《金匮要略·血痹虚劳病脉证并治》："虚劳里急，悸，衄，腹中痛，梦失精，四肢酸疼，手足烦热，咽干口燥，小建中汤主之。"

《金匮要略·腹满寒疝宿食病脉证治》："寒疝绕脐痛，若发则白汗出，手足厥冷，其脉沉紧者，大乌头煎主之。""寒疝腹中痛，及胁痛里急者，当归生姜羊肉汤主之。"

《伤寒论·辨太阴病脉证并治》："太阴之为病，腹满而吐，食不下，自利益甚，时腹自痛。若下之，必胸下结硬。""本太阳病，医反下之，因而腹满时痛者，属太阴也，桂枝加芍药汤主之；大实痛者，桂枝加大黄汤主之。"

《寿世保元·腹痛》："治之皆当辨其寒热虚实，随其所得之证施治。若外邪者散之，内积者逐之，寒者温之，热者清之，虚者补之，实者泻之，泄则调之，闭则通之，血则消之，气则顺之，虫则迫之，积则消之，加以健理脾胃，调养气血，斯治之要也。"

《景岳全书·心腹痛》："痛有虚实，凡三焦痛证，惟食滞、寒滞、气滞者最多，其有因虫，因火，因痰，因血者，皆能作痛。大都暴痛者，多有前三证；渐痛者，多由后四证。……可按者为虚，拒按者为实；久痛者多虚，暴痛者多实；得食稍可者为虚，胀满畏食者为实；痛徐而缓，莫得共处者多虚，痛剧而坚，一定不移者为实。"

【结语】

腹痛可由多种病因引起，且相互兼杂，互为因果，共同致病，以寒热虚实、在气在血为辨证纲领，以脏腑气机不利、经脉气血阻滞、脏腑经络失养、不通则痛为基本病机。腹痛病位在腹，诊断时应注意与胃痛，尤其是外科腹痛、妇科腹痛等相鉴别。腹痛有大腹、胁腹、少腹、小腹之分，病变涉及脾、大小肠、肝胆、肾、膀胱等多脏腑，并涉及多经脉，在辨证时应综合考虑。腹痛的治疗以"通"为大法，进行辨证论治。实则泻之，虚则补之，热者寒之，寒者热之，滞者通之，瘀者散之，不得认为"通"即是单纯攻下。

第九节　泄　泻

【概要】

泄泻是以排便次数增多，粪质稀溏或完谷不化，甚如水样为主的病证。古有将大便溏薄势缓者称为泄，大便清稀如水而势急者称为泻，现临床一般统称泄泻，多由感受外邪、饮食所伤、情志失调、脾胃虚弱、肾阳虚衰引起。

辨证要点

1. 辨急缓

起病急骤，病程较短，泻下次数多者属急性，多因外邪所致。起病缓慢，病程较长，反复发作，迁延日久者属慢性，大多因脾肾亏虚。

2. 辨虚实

急性暴泻，泻下腹痛，痛势急迫而拒按，泻后痛减为实证。慢性久泻，病程较长，反复发作，腹痛不甚，喜温喜按，神疲肢冷，属虚证。

3. 辨寒热

粪质清稀如水样，或者泻下完谷不化，腹痛喜温，畏寒肢冷者属寒证。粪质呈黄褐色，臭味较重，并且泻下急迫，肛门灼热，小便短赤者属热证。

膳食食疗原则：以运脾化湿为原则。

辨证食疗：

1. 寒湿泄泻

大便次数增多，粪质稀薄，甚至如水样，腹痛肠鸣，纳少，或伴有发热恶寒，头痛鼻塞，苔薄白或白腻，脉濡缓。

食疗法理：散寒化湿，健脾止泻。

食疗方：

（1）生姜粥

食材：生姜、粳米。

方义：生姜辛温，温中散寒，和胃止泻；粳米益气生津和中。二物相合共奏散寒化湿，健脾止泻之功。

（2）葱白粥

食材：葱白、粳米。

方义：葱白辛温散寒解毒；粳米益气生津和中。二物共奏散寒化湿，和胃止泻之功。

（3）藿香汤加减

食材：藿香叶、扁豆叶、荷叶。

方义：藿香叶芳香化湿，和中止泻；扁豆叶健脾和胃，除湿止泻；荷叶清热解暑，升清止泻。诸物合用以奏芳香化湿，健脾止泻之效。

2. 湿热泄泻

腹痛难忍，痛时即泻，泻下急迫，或泻而不爽，粪色黄褐而臭，肛门灼痛，烦热口渴，尿黄，舌质红，苔黄腻，脉濡数或滑数。

食疗法理：清热化湿止泻。

食疗方：

（1）马齿苋粥

食材：马齿苋、粳米。

方义：马齿苋清热解毒，祛湿止泻；粳米益气生津和中。

（2）凉拌荠菜

食材：荠菜。

方义：荠菜清热解毒止泻，利水祛湿健脾。

（3）香椿粥

食材：香椿、粳米。

方义：香椿清热解毒、化湿止泻；粳米益气、生津、和中。

3. 食滞肠胃

腹痛肠鸣，泻下粪便臭如败卵，夹有未消化食物，泻后痛减，脘腹胀满，嗳败酸臭，不思饮食，舌苔垢浊或厚腻，脉滑。

食疗法理：消食导滞。

食疗方：

（1）鸡内金粉

食材：鸡内金、米酒。

方义：鸡内金健脾消食；米酒厚肠消食，利血脉。二物相合共奏消食健脾止泻之功。

（2）神曲酒

食材：神曲、米酒。

方义：神曲健脾消食，导滞止泻；米酒厚肠消食，利血脉。二物相合共奏消食健脾，导滞止泻之功。

（3）莱菔子粥

食材：莱菔子、粳米。

方义：莱菔子消食除胀；粳米益气、生津、和中。二药相伍共奏消食除胀、和中止泻之功。

4. 肝气乘脾

每因抑郁恼怒或情绪紧张诱发，肠鸣攻痛，腹痛即泻，泻后痛减，平时多有胸胁胀闷，嗳气食少，矢气频作，苔薄白或白腻，脉弦细。

治法：抑肝扶脾。

食疗方：

（1）佛手粥

食材：佛手、粳米。

方义：佛手疏肝理气和胃；粳米生津和胃。二药相伍疏肝和脾止泻。

（2）萝卜鸡内金粥

食材：萝卜、鸡内金、粳米。

方义：萝卜宽中下气，消食化滞；鸡内金健脾消食导滞；粳米生津和胃。诸药相伍"通因通用"共奏宽中下气，消食导滞之功。

5. 脾胃虚弱

泄泻日久，大便时时溏泻，稍进油腻之物，则大便次数增多，水谷不化，脘腹胀闷不适，饮食减少，面色萎黄，肢倦乏力，舌质淡，苔白，脉细弱。

治法：健脾益胃。

食疗方：

（1）健胃粥

食材：山药、薏苡仁、莲子、赤小豆、大枣、粳米、红糖。

方义：山药、莲子健脾益胃，固肾涩精；薏苡仁、赤小豆利水渗湿，健脾和胃；大枣、粳米、红糖益气生津和胃。诸药相伍共奏健脾益胃，渗湿止泻之功。

（2）茯苓山药香藕羹

食材：茯苓、山药、藕、红糖。

方义：山药、茯苓健脾益胃，利水渗湿；藕健脾止泻；红糖和胃。诸药相伍共奏健脾止泻之功。

（3）阳春白雪膏

食材：白茯苓、莲肉、白术、山药、芡实、陈仓米、糯米、白砂糖。

方义：白茯苓、莲肉、白术、山药、陈仓米健脾益气，利水渗湿；芡实健脾除湿止泻；糯米、白砂糖益气和中。诸药相伍共奏健脾益气止泻之功。

6. 肾阳虚衰

泄泻日久，多在黎明之前脐腹作痛，肠鸣即泻，完谷不化，泻后则安，形寒肢冷，腰膝酸软，喜温恶寒，舌质淡嫩，苔白润，沉细弱。

食疗法理：温补脾肾，固涩止泻。

食疗方：

（1）附子粥加减

食材：附子、补骨脂、山药、粳米、红糖。

方义：附子温中补肾，回阳救逆；补骨脂、山药补肾温脾，固精止泻；粳米、红糖益气和中。诸药共奏温补脾肾，固涩止泻之功。

（2）桂心茯苓粥加减

食材：桂心、茯苓、粳米。

方义：桂心补火助阳止泻，茯苓利水渗湿健脾，粳米益气和中。诸药共奏补火健脾止泻之功。

【文献摘要】

《伤寒论·辨太阳病脉证并治下》："伤寒服汤药，下利不止，心下痞硬。服泻心汤已，复以他药下之，利不止，医以理中与之，利益甚。理中者，理中焦，此利在下焦，赤石脂禹余粮汤主之，复不止者，当利其小便。"

《古今医鉴·泄泻》："夫泄泻者，注下之症也。盖大肠为传导之官，脾胃为水谷之海，或为饮食生冷之所伤，或为暑湿风寒之所感，脾胃停滞，以致阑门清浊不分，发注于下，而为泄泻也。"

《景岳全书·泄泻》："泄泻之病，多见小水不利，水谷分则泻自止，故曰：治泻不利小水，非其治也。"

《医学入门·泄泻》："凡泻皆兼湿，初宜分理中焦，渗利下焦，久则升提，必滑脱不禁，然后用药涩之。其间有风胜兼以解表，寒胜兼以温中，滑脱涩住，虚弱补益，食积消导，湿则淡渗，陷则升举，随证变用，又不拘于次序，与痢大同。且补虚不可纯用甘温，太甘则生湿，清热亦不可太苦，苦则伤脾，每兼淡剂利窍为妙。"

【结语】

泄泻是以大便次数增多，粪质稀薄，甚至泻出如水样为临床特征的一种脾胃肠病证。临床上应注意与痢疾、霍乱相鉴别。病因有感受外邪，饮食所伤，情志失调，脾胃虚弱，命门火衰，等等。这些病因导致脾虚湿盛，脾失健运，大小肠传化失常，升降失调，清浊不分，而成泄泻，病位在脾胃肠。辨证要点以辨寒热虚实，泻下物和缓急为主。治疗应以运脾祛湿为原则。急性泄泻重用祛湿，辅以健脾，再依寒湿、湿热的不同，分别采用温化寒湿与清化湿热之法。慢性泄泻以脾虚为主，当予运脾补虚，辅以祛湿，并根据不同证候，分别施以益气健脾升提，温肾健脾，抑肝扶脾之法，久泻不止者，尚宜固涩。同时还应注意急性泄泻不可骤用补涩，以免闭留邪气；慢性泄泻不可分利太过，以防耗其津气；清热不可过用苦寒，以免损伤脾阳；补虚不可纯用甘温，以免助湿。

第十节　便　秘

【概要】

便秘是指由于大肠传导功能失常导致的以大便排出困难，排便时间或排便间隔时间延长为临床特征的一种大肠病证，多由热邪、寒邪、气滞、气虚、阴血亏虚引起。

辨证要点：

粪质干结，排出艰难，舌淡苔白滑，多属寒；粪质干燥坚硬，便下困难，肛门灼热，舌苔黄燥或垢腻，则属热；年高体弱，久病新产，粪质不干，欲便不出，便下无力，心悸气短，腰膝酸软，四肢不温，舌淡苔白，或大便干结，潮热盗汗，舌红无苔，脉细数，多属虚；年轻气盛，腹胀腹痛，嗳气频作，面赤口臭，舌苔厚，多属实。

膳食食疗原则：

实证以祛邪为主，据热、冷、气秘之不同，分别施以泻热、温散、理气之法，辅以导滞之品，标本兼治，邪去便通；虚证以养正为先，依阴阳气血亏虚的不同，主用滋阴养血、益气温阳之法，酌用甘温润肠之药，标本兼治，正盛便通。

辨证施食：

一、实秘

（一）肠胃积热

大便硬结，腹胀腹痛，面红身热，口干口臭，心烦不安，小便短赤，舌红苔黄燥，脉滑数。

食疗法理：泻热导滞，润肠通便。

食疗方：

（1）番泻叶茶

食材：番泻叶。

方义：番泻叶性甘，味苦寒，具有倾泻胃肠实热，导滞通便之功效。

（2）芦荟汁

食材：芦荟。

方义：芦荟味苦寒，能清肝火，泻胃肠实热，导滞通便。

（二）气机郁滞

大便干结，或不甚干结，欲便不得出，或便而不畅，肠鸣矢气，腹中胀痛，胸胁满闷，嗳气频作，饮食减少，舌苔薄腻，脉弦。

食疗法理：顺气导滞通便。

食疗方：

（1）紫苏麻仁粥

食材：紫苏子、火麻仁、粳米。

方义：紫苏子行气宽中，润肠通便；火麻仁性味甘平，质润多脂，润肠通便；粳米生津和中。诸药相配共显顺气导滞，润肠通便之功。

（2）佛手核桃饮

食材：佛手、核桃仁、白糖。

方义：佛手疏肝解郁，理气和中；核桃仁润肠通便，活血祛瘀；白糖生津和中润肠。诸药共奏理气润肠通便之功。

（三）阴寒积滞

大便艰涩，腹痛拘急，胀满拒按，胁下偏痛，手足不温，呃逆呕吐，舌苔白腻，脉弦紧。

食疗法理：温中散寒，通便导滞。

食疗方：

（1）韭菜红糖饮

食材：韭菜、红糖。

方义：韭菜具有温肾助阳散寒，益脾健胃通便之功，佐红糖生津和中共奏温中散寒，通便导滞之效。

（2）附子粥加减

食材：熟附子、火麻仁、粳米、红糖。

方义：熟附子温中补肾，回阳救逆；火麻仁润肠通便，滋养补虚；粳米生津和中。诸药相伍彰显温中散寒，润肠通便之效。

二、虚秘

（一）气虚

粪质并不干硬，也有便意，但临厕排便困难，需努挣方出，挣得汗出短气，便后乏力，体质虚弱，面白神疲，肢倦懒言，舌淡苔白，脉弱。

食疗法理：补气健脾，润肠通便。

食疗方：

（1）参苓造化膏加减

食材：人参、白茯苓、莲肉（去皮心）、白术、山药、粳米、蜂蜜。

方义：人参、白茯苓、莲肉、白术、山药益气补虚，健脾益胃；粳米、蜂蜜益气生津，润肠通便。诸药相伍具有补气健脾，润肠通便的功效。

（2）补虚正气粥

食材：黄芪、人参、粳米、白糖。

方义：黄芪、人参补益中气，健脾生津；粳米、白糖益气生津，润肠通便。

（二）血虚

大便干结，排出困难，面色无华，心悸气短，健忘，口唇色淡，脉细。

食疗法理：养血润肠通便。

食疗方：

（1）仙人粥

食材：何首乌、粳米、红枣、红糖。

方义：何首乌补益精血，润肠通便；粳米、红枣、红糖益气补血，生津润肠。诸药相伍共奏补益精血，润肠通便之功。

（2）凉拌菠菜

食材：菠菜、芝麻油。

方义：菠菜，具有敛阴润肠，补血，利五脏，通肠胃之功效；芝麻油润肠通便。

（三）阴虚

大便干结，如羊屎状，形体消瘦，头晕耳鸣，心烦失眠，潮热盗汗，腰膝酸软，舌质红，少苔或无苔，脉细数。

食疗法理：滋阴润肠通便。

食疗方：

（1）玉液汁

食材：何首乌、胡萝卜汁、大枣、冰糖。

方义：何首乌补益精血，滋养肝肾；胡萝卜、大枣、冰糖滋阴润肠通便。

（2）黄精粥

食材：黄精、白糖、粳米。

方义：黄精补气养阴，健脾益肾；白糖、粳米生津润肠通便。

（3）松子仁汤

食材：松子仁。

方义：松子仁，味甘，性温，具有滋阴润肠通便之功。

（四）阳虚

大便或干或不干，皆排出困难，面色㿠白，腹中冷痛，得热痛减，腰膝冷痛，四肢欠温，小便清长，舌淡苔白，脉沉迟。

食疗法理：温阳通便。

食疗方：

（1）苁蓉羊肉粥

食材：肉苁蓉、精羊肉、粳米。

方义：肉苁蓉补肾助阳，润肠通便，多用于肠燥津枯之便秘；羊肉温阳补虚；粳米益气生津，共达温阳通便之效。

（2）韭菜粥

食材：韭菜、粳米。

方义：韭菜具有温补肝肾，壮阳固精，润肠通便等多种功效；佐以粳米益气生津，共达温阳通便之效。

【文献摘要】

《伤寒论·辨脉法》："问曰：脉有阳结阴结者，何以别之？答曰：其脉浮而数，能食不大便者，此为实，名曰阳结也，期十七日当剧；其脉沉而迟，不能食，身体重，大便反硬，名曰阴结也，期十四日当剧。"

《金匮要略·五脏风冷积聚病脉证并治》："趺阳脉浮而涩，浮则胃气强，涩则小便数，浮涩相搏，大便则坚，其脾为约，麻子仁丸主之。"

《兰室秘藏·大便结燥门》："治病必究其源，不可一概以牵牛、巴豆之类下之。损其津液，燥结愈甚，复下复结，极则以至导引于下而不通，遂成不救。"

《重订严氏济生方·秘结论治》："夫五秘者，风秘、气秘、湿秘、寒秘、热秘是也。

更发汗利小便，及妇人新产亡血，陡耗津液，往往皆令人秘结。"

《景岳全书·秘结》："秘结证，凡属老人、虚人、阴脏人及产后、病后、多汗后，或小水过多，或亡血失血大吐大下之后，多有病为燥结者，盖此非气血之亏，即津液之耗。凡此之类，皆须详察虚实，不可轻用芒硝、大黄、巴豆、牵牛、芫花、大戟等药，及承气、神芎等剂。虽今日暂得痛快，而重虚其虚，以致根本日竭，则明日之结，必将更甚，愈无可用之药矣。"

《万病回春·大便闭》："身热烦渴，大便不通者，是热闭也；久病人虚，大便不通者，是虚闭也；因汗出多大便不通者，精液枯竭而闭也；风证大便不通者，是风闭也；老人大便不通者，是血气枯燥而闭也；虚弱并产妇及失血、大便不通者，血虚而闭也；多食辛热之物，大便不通者，实热也。"

《谢映庐医案·便闭门》："治大便不通，仅用大黄、巴霜之药，奚难之有，但攻法颇多，古人有通气之法，有逐血之法，有疏风润燥之法，有流行肺气之法，气虚多汗，则有补中益气之法；阴气凝结，则有开冰解冻之法，且有导法、熨法。无往而非通也，岂仅大黄、巴霜哉。"

【结语】

便秘是临床上的常见病证，以大便排出困难，排便时间或排便间隔时间延长，大多粪质干硬为临床特征，诊断时应与积聚相鉴别。便秘的病因主要有外感寒热之邪，内伤饮食情志，病后体虚，阴阳气血不足等。本病病位在大肠，并与脾、胃、肺、肝、肾密切相关。形成便秘的基本病机是邪滞大肠，腑气闭塞不通或肠失温润，推动无力，导致大肠传导功能失常，辨证以寒热虚实为要点。其治疗当分虚实而治，原则是实证以祛邪为主，据热、冷、气秘之不同，分别施以泻热、温散、理气之法，辅以导滞之品；虚证以养正为先，依阴阳气血亏虚的不同，主用滋阴养血，益气温阳之法，酌用甘温润肠之药。大便干结，解便困难，可用下法，但注意应在辨证论治基础上辅以下法，并以润下为基础。个别证型虽可暂用攻下之药，但也以缓下为宜，以大便软为度，不得一见便秘，便用大黄、芒硝、巴豆、牵牛之属，以防愈下愈结。

第十一节　吐　血

【概况】

吐血又称呕血，是血从胃中经口吐出或呕出，血色多黯红，多夹有食物残渣，并常伴脘胁胀闷疼痛的病证，由胃中积热、肝火犯胃和气不摄血三种原因引起。

辨证施食：

1. 胃中积热

血从口中而出，血色鲜红多夹有食物残渣，脘腹胀满，甚则作痛，口臭，便秘或大便色黑，舌质红，苔黄腻，脉滑数。

食疗法理：清胃泻火，凉血止血。

食疗方：

（1）白虎粥

食材：生石膏、知母、粳米。

方义：生石膏清热泻火，除烦止渴；知母清热泻火，滋阴润燥，与石膏共奏清泻胃火之功，但清热而不伤津液。粳米益气生津和胃。

（2）西瓜藕汁饮

食材：西瓜汁、藕汁。

方义：西瓜味寒，归胃、膀胱经，能清热利尿，生津止渴；藕清热凉血，止血散瘀。二药相伍共显清热、凉血、止血之功。

2. 肝火犯胃

多发生于暴怒之后，吐血鲜红或紫黯，暴吐如涌，胁痛口苦，心烦胸闷，舌质红绛，苔黄，脉弦数。

食疗法理：平肝清热，凉血止血。

食疗方：

（1）银菊茶

食材：金银花、菊花、桑叶、乌龙茶。

方义：金银花、菊花、桑叶清热解毒，平抑肝阳；乌龙茶清热平肝，诸药相伍清泻肝热，使妄行之血归经而达止血之效。

（2）夏枯草猪肉汤

食材：夏枯草、猪肉。

方义：夏枯草清泻肝热，散结消肿；猪肉滋肝阴，润肠胃。此方既清肝热又养肝阴，通过清热养阴而达凉血止血之效。

3. 气不摄血

吐血色黯淡，常反复发作，头晕，气短乏力，心悸，腹痛，腹胀，肢冷，大便溏，小便清，舌淡少苔，脉细无力。

食疗法理：补益气血，收涩止血。

食疗方：

（1）糯米阿胶粥

食材：阿胶、糯米、红糖。

方义：阿胶补血止血；糯米补中益气，健脾止泻；红糖温补气血。

（2）补虚正气粥

食材：黄芪，人参，粳米，红糖。

方义：黄芪、人参大补元气，补脾益肺；粳米、红糖益气和中，温补气血。

第十二节　便　血

【概况】

凡血从肛门排出体外，无论在大便前、大便后下血，还是单纯下血，或与粪便混杂而下，均称为便血。本证多因湿热蕴结肠道，肠道脉络受损，或因脾胃虚寒，中气不足，统血无力，以致便血。

辨证施食：

1. 肠道湿热型

便血鲜红，大便不畅或稀溏，或有腹痛，口苦，苔黄腻，脉濡数。

食疗法理：清化湿热，凉血止血。

食疗方：

（1）马齿苋粥

食材：马齿苋、粳米。

方义：马齿苋清热解毒，凉血止血；粳米生津润肠。

（2）白茅根蜜糖饮

食材：白茅根、蜂蜜。

方义：白茅根清热利尿，凉血止血；蜂蜜润肠通便。

2. 中焦虚寒型

便血紫暗或黑色，腹胀，腹部隐痛，神疲乏力，面色无华。舌淡，脉细。

食疗法理：健脾温中，养血止血。

食疗方：

（1）姜汤饮

食材：生姜、红糖。

方义：生姜温中散寒；红糖温补气血，利肠通便。

（2）附子粥加减

食材：熟附子、葱白、粳米、红糖。

方义：熟附子温中散寒，回阳救逆；葱白发表通阳，治阴寒腹痛；粳米、红糖温中益气，养血止血。

【结语】血证以血液不循常道，溢于体外为共同特点。随出血部位的不同，常见的血证有鼻衄、齿衄、咳血、吐血、便血、尿血、紫斑等多种。外感、内伤的多种病因均会导致血证，其基本病机可以归纳为火热熏灼及气虚不摄两大类。在火热之中有实火、虚火之分，在气虚之中有气虚和气损及阳之别。治疗血证主要应掌握治火、治气、治血三个基本原则。实火当清热泻火，虚火当滋阴降火；实证当清气降气，虚证当补气益气，各种血证均应酌情选用凉血止血，收敛止血或活血止血的药物。严密观察病情，做好调摄护理，对促进血证的治愈有重要意义。

第十三节　黄　疸

【概况】

黄疸是以目黄、身黄、小便黄为主症的一种病证，其中以目睛黄染为本病的重要特征。临床常见的急慢性肝炎、肝硬化、胆囊炎、胆结石、钩端螺旋体病及某些消化系统肿瘤等疾病，凡出现黄疸者，均可参照本节辨证施治。

黄疸的病因有外感和内伤两个方面，外感多属湿热疫毒所致，内伤常与饮食、劳倦、病后有关。黄疸的病机关键是湿，由于湿邪困遏脾胃，壅塞肝胆，疏泄失常，导致胆汁不循常道外溢而发生黄疸。

黄疸以目黄、肤黄、小便黄为特征，其中目睛黄染为本病的重要特征，常伴食欲减退、恶心呕吐、胁痛、腹胀等症状，常有外感湿热疫毒，内伤酒食不节，或有胁痛、癥积等病史。

辨证要点：

黄疸的辨证，应以阴阳为纲，阳黄以湿热疫毒为主，其中有热重于湿、湿重于热、胆腑郁热与疫毒炽盛的不同；阴黄以脾虚寒湿为主，注意有无血瘀。临证应根据黄疸的色泽，结合病史、症状，区别阳黄与阴黄。

膳食食疗原则：

化湿邪，利小便。

辨证施食：

（一）阳黄

1. 热重于湿

症状：身目俱黄，黄色鲜明如橘子色，发热口渴，或见心中懊恼，腹部胀闷，口干而苦，恶心呕吐，小便短少黄赤，大便秘结，舌红苔黄腻，脉象弦数。

食疗法理：清热通腑，利湿退黄。

食疗方：茵陈粥。

食材：茵陈、粳米、白糖。

方义：茵陈具有清热利湿、退黄的功效；粳米可健脾胃。二者同煮粥，具有健脾祛湿、利胆退黄的功效。

2. 湿重于热

症状：身目俱黄，黄色不及前者鲜明，头重身困，胸脘痞满，食欲减退，恶心呕吐，腹胀或大便溏垢，舌苔厚腻微黄，脉象濡数或濡缓。

食疗法理：健脾祛湿，清热解毒。

食疗方：田基黄鸡蛋汤。

食材：新鲜田基黄、溪黄草、鸡蛋。

方义：田基黄能清热利湿、凉血活血；溪黄草具有清热利湿、退黄祛湿、凉血散瘀的功效；鸡蛋可滋阴益气，防伤阴太过。

3. 胆腑郁热

身目发黄，黄色鲜明，身热不退，或寒热往来，口苦，右胁胀闷疼痛，牵引肩背咽干，呕吐呃逆，尿黄赤，大便秘，苔黄舌红，脉弦滑数。

食疗法理：疏肝泄热，利胆退黄。

食疗方：金钱败酱草茶。

食材：金钱草、败酱草、白糖。

方义：金钱草能除湿退黄；败酱草有清热解毒的功效。

（二）阴黄

1. 寒湿阻遏

症状：身目俱黄，黄色晦暗，或如烟熏，脘腹痞胀，纳谷减少，大便不实，神疲畏寒，口淡不渴，舌淡苔腻，脉濡缓或沉迟。

食疗法理：温中化湿，健脾和胃。

食疗方：茵陈干姜粥。

食材：茵陈、茯苓、干姜、大米。

方义：茵陈利湿退黄，茯苓健脾祛湿，干姜温中健脾，大米健脾胃。

2. 脾虚湿滞

症状：面目及肌肤淡黄，甚则晦暗不泽，肢软乏力，心悸气短，大便溏薄，舌质淡苔薄，脉濡细。

食疗法理：健脾祛湿，利湿退黄。

食疗方：茯苓薏米粥。

食材：茯苓、薏米、白糖、粳米。

方义：茯苓、薏米健脾祛湿。

3. 气滞血瘀

症状：胁下结块，隐痛、刺痛不适，胸胁胀闷，面颈部见有赤丝红纹，舌有紫斑或紫点，脉涩。

食疗法理：疏肝理气，活血化瘀。

食疗方：桃仁麦枣粥。

食材：桃仁、生麦芽、山楂、大枣、陈皮、粳米、白糖。

方义：桃仁活血化瘀，麦芽疏肝健脾，山楂消积行瘀化滞，陈皮健脾行气，大枣和中。

【文献摘要】

《素问·平人气象论篇》："溺黄赤，安卧者，黄疸；……目黄者曰黄疸。"

《灵枢·论疾诊尺》："身痛面色微黄，齿垢黄，爪甲上黄，黄疸也，安卧，小便黄赤，脉小而涩者，不嗜食。"

《伤寒论·辨阳明病脉证并治》："阳明病，发热，汗出者，此为热越，不能发黄也。但头汗出，身无汗，齐颈而还，小便不利，渴引水浆者，此为瘀热在里，身必发黄，茵陈蒿汤主之。""伤寒发汗已，身目为黄，所以然者，以寒湿在里不解故也。以为不可下也，于寒湿中求之。""伤寒七八日，身黄如橘子色，小便不利，腹微满者，茵陈蒿汤主之。"

《金匮要略·黄疸病脉证并治》："黄家所得，从湿得之。"

《诸病源候论·黄病诸候》："脾胃有热，谷气郁蒸，因为热毒所加，故卒然发黄，心满气喘，命在顷刻，故云急黄也。有得病即身体面目发黄者，有初不知是黄，死后乃身面黄者，其候得病，但发热心战者，是急黄也。"

《景岳全书·黄疸》："阳黄证多以脾湿不流，郁热所致，必须清火邪，利小水，火清则溺自清，溺清则黄自退。"

【结语】

黄疸是以目黄、身黄、尿黄为主要特征的一种病证，其病因主要有外感时邪、湿热疫毒、饮食所伤、脾胃虚弱及肝胆结石、积块瘀阻等，其发病大多是内外因相互作用导致，其中主要责之于湿邪，病位在脾胃肝胆，而且多是由脾胃累及肝胆。黄疸的基本病机是湿浊阻滞，脾胃肝胆功能失常，或结石、积块瘀阻胆道，致胆汁不循常道，外溢而成。病理属性与脾胃阳气盛衰密切相关。中阳偏盛，湿从热化，则致湿热为患，发为阳黄；中阳不足，湿从寒化，则致寒湿为患，发为阴黄，至于急黄则为湿热夹时邪疫毒所致。阳黄和阴黄之间在一定条件下可以相互转化。辨证要点主要是辨阳黄与阴黄、阳黄湿热的偏重及急黄。食疗原则为祛湿利小便，健脾疏肝利胆，并应依湿从热化、寒化的不同，分别施以清热利湿和温中化湿之法。黄疸久病应注意扶助正气，如滋补脾肾、健脾益气等。黄疸消退之后，有时并不意味着病已痊愈，仍需善后治疗，做到除邪务尽。

第十四节　胁　痛

【概况】

胁痛是指因肝胆络脉失和引起的以一侧或两侧胁肋部疼痛为主要表现的一种病症，是临床上较多见的一种自觉症状。现代医学的急慢性肝炎、肝硬化、胆囊炎、胆系结石、胆道蛔虫、肋间神经痛等可与参照本节辨证论治。

胁痛的病因主要有情志不遂、饮食不洁、跌扑损伤、久病体虚等多种因素，导致肝气郁结、肝失调达、瘀血停着、闭阻胁络、湿热蕴结、肝失疏泄、肝阴不足、络脉失养等诸多病机变化，引发致胁痛发生。

胁痛基本病机为肝胆络脉失和，病机变化可归结为"不通则痛"与"不荣则痛"两类。因肝郁气滞，瘀血停着，湿热蕴结所致的胁痛属实证，是为"不通则痛"；阴血不足，肝络失养所导致的胁痛则为虚证，属"不荣则痛"。

辨证要点：

1. 辨虚实：实证之中以气滞、郁热、血瘀、湿热为主，多病程短，来势急，症见疼痛较重而拒按，脉实有力。虚证多为阴血不足，脉络失养，症见其痛隐隐，绵绵不休，且病程长，来势缓，并伴见全身阴血亏耗表现。

2. 辨气血：大抵胀痛多属气滞，且疼痛呈游走不定，时轻时重，症状轻重与情绪变化有关；刺痛多属血瘀，且痛处固定不移，疼痛持续不已，局部拒按，入夜尤甚。

膳食食疗原则：疏肝和络止痛。

辨证施食：

1. 肝气郁结

症状：右胁胀满疼痛，连及肩背，遇怒加剧，嗳气呃逆，胸闷太息，苔薄腻，脉弦。

食疗法理：疏肝利胆，理气通降。

食疗方：佛手青皮饮。

食材：佛手、青皮、郁金、蜂蜜。

方义：佛手性温，味辛微苦，能疏肝理气、和中健胃。青皮能破气疏肝、消积化滞。郁金可行气解郁、凉血破瘀。蜂蜜能补中缓急、解毒润肠。诸物合用，共奏疏肝利胆、理气止痛之效。

2. 湿热蕴结

症状：右胁胀满疼痛，胸闷纳呆，恶心呕吐，口苦心烦，大便不爽，厌食油腻，小便黄赤，大便秘结，舌红苔黄腻，脉弦滑。

食疗法理：清利湿热，疏肝利胆。

食疗方：鸡骨草煲瘦肉。

食材：鸡骨草、猪瘦肉。

方义：鸡骨草具有清热利湿，散瘀止痛之效。二物合用，可清利湿热，疏肝利胆。

3. 瘀血阻络

症状：右胁部刺痛较剧，痛有定处而拒按，多因情绪变化而加剧，舌紫暗或有瘀斑，脉弦细涩。

食疗法理：活血化瘀，利胆止痛。

食疗方：郁金三七花煲瘦肉。

食材：三七花、郁金、猪瘦肉。

方义：三七散瘀止血，消肿定痛；郁金活血止能，行气解郁，清心凉血，疏肝利胆。三物合用，可活血化瘀止痛。

4. 肝阴不足

症状：胁痛隐隐，遇劳加重，口干咽燥，心中烦热，头晕目眩，舌红少苔，脉弦细数。

食疗法理：养阴柔肝。

食疗方：沙参玉竹煲老鸭。

食材：北沙参、玉竹、老鸭。

方义：北沙参功能养阴生津，玉竹具有生津润燥的功效，老鸭能养阴清虚热。三物合用，可养阴柔肝止痛。

【文献摘要】

《素问·脏气法时沦篇》："肝病者，两胁下痛引少腹，令人善怒。"

《灵枢·经脉》："胆足少阳之脉，……是动则病口苦，善太息，心胁痛，不能转侧。"

《金匮要略·痰饮咳嗽病脉证并治》："水在肝，胁下支满，嚏而痛。"

《丹溪心法·胁痛》："胁痛，肝火盛，木气实，有死血，有痰流注。"

《景岳全书·胁痛》："胁痛之病，本属肝胆二经，以二经之脉皆循胁肋故也。""胁痛有内伤、外感之辨，凡寒邪在少阳经，乃病为胁痛，耳聋而呕，然必有寒热表证者，方是外感；如无表证，悉属内伤。但内伤胁痛者十居八九，外感胁痛则间有之耳。"

《症因脉治·胁痛》："内伤胁痛之因，或痰饮、悬饮，凝结两胁，或死血停滞胁肋，或恼怒郁结，肝火攻冲，或肾水不足，……皆成胁肋之痛矣。"

【结语】

胁痛为临床常见病，主要证型有肝气郁结、瘀血阻络、湿热蕴结、肝阴不足等，病位在肝胆，基本病机为气滞、血瘀、湿热蕴结，肝胆疏泄不利，不通则痛，或肝阴不足，络脉失养，不荣则痛。以辨外感、内伤，在气、在血和辨虚、实为辨证要点。胁痛的食疗着眼于肝胆，分虚实而治。实证宜理气、活血通络、清热祛湿，虚证宜滋阴养血柔肝。临床上还应据"痛则不通""通则不痛"的理论，以及肝胆疏泄不利的基本病机，在各证中适当配伍疏肝利胆，理气通络之品。

第十五节　眩　晕

【概况】

眩晕即指头晕眼花，轻者闭目即止，重者如坐车船，不能站立，伴恶心、呕吐，甚则昏倒等症状。本症可出现于多种内科疾病中，若高血压、贫血、美尼尔综合征（梅尼埃病）等病出现上述症状可参照本节辨证论治。

眩晕的病因分为本虚和本虚标实两类。本虚常由阴亏、气血亏虚、髓海不足等而致眩晕；本虚标实多为肝阴亏虚，肝火上扰，或脾胃虚弱，痰浊中阻而致眩晕。病理变化为阴虚则肝阳上亢，肝风内动，上扰清空，发为眩晕；气虚则清阳不展，血虚则脑失所养，皆能发生眩晕；肾精亏耗，不能生髓，髓海不足，上下俱虚，发生眩晕；或嗜食肥甘，饥饱劳倦，伤于脾胃，健运失司，以致水谷不化精微，聚湿成疾，痰湿中阻，则清阳不升，浊阴不降，引发眩晕。

辨证要点：

1. 辨脏腑　眩晕病位虽在清窍，但与肝、脾、肾三脏功能失常密切相关。肝阴不足，肝郁化火，均可导致肝阳上亢，其眩晕兼见头胀痛、面潮红等症状。脾虚气血生化乏源，眩晕兼有纳呆、乏力、面色㿠白等；脾失健运，痰湿中阻，眩晕兼见纳呆、呕恶、头重、耳鸣等；肾精不足之眩晕，多兼腰酸腿软、耳鸣如蝉等。

2. 辨虚实　眩晕以虚证居多，挟痰挟火亦兼有之；一般新病多实，久病多虚，体壮者多实，体弱者多虚，呕恶、面赤、头胀痛者多实，体倦乏力、耳鸣如蝉者多虚；发作期多实，缓解期多虚。病久常虚中夹实，虚实夹杂。

3. 辨标本　眩晕以肝肾阴虚、气血不足为本，风、火、痰、瘀为标。其中阴虚多见咽干口燥，五心烦热，潮热盗汗，舌红少苔，脉弦细数；气血不足则见神疲倦怠，面色不华，爪甲不荣，纳差食少，舌淡嫩，脉细弱。标实又有风性主动、火性上炎、痰性黏滞、瘀性留著之不同，要注意辨别。

膳食食疗原则：补虚泻实，调整阴阳。

辨证施食：

1. 肝阳上亢

症状：眩晕耳鸣，头痛且胀，每因烦劳或恼怒加剧，面时潮红，口苦咽干，急躁易怒，少寐多梦。舌红苔黄，脉弦细数。

食疗法理：平肝潜阳，清火熄风。

食疗方：枯草瘦肉汤。

食材：夏枯草、猪瘦肉。

方义：夏枯草性寒，味苦，可清肝、散结、降压，猪瘦肉性平，味甘、咸，能滋阴润燥。二物合用，可清热降压、滋养肝肾、消眩晕。

2. 气血亏虚

症状：头晕眼花，动则加剧，面色苍白，唇甲不华，神疲懒言，心悸失眠，胃纳减少。舌淡脉细弱。

食疗法理：补气养血，健运脾胃。

食疗方：大枣莲子粥。

食材：大枣、莲子、粳米、冰糖。

方义：大枣性温，味甘，可补养心脾，养血安神；莲子性平，味甘涩，能补脾、养心、安神；粳米性平，味甘，可补中益气；冰糖性平，味甘，可补中缓急。诸物合用，可补益气血、健脾养心。

3. 肾精不足

症状：眩晕，神疲健忘，腰膝酸软，遗精耳鸣，失眠多梦。偏于阳虚者，见四肢不温，形寒肢冷，舌质淡，脉沉细；偏于阴虚者，五心烦热，舌红少苔，脉细或细数。

食疗法理：偏阴虚者，补肾填精，益气养阴；偏阳虚者，补肾填精，益气温阳。

食疗方：阴虚：地黄粥；阳虚：地黄、干姜、羊肉粥。

食材：阴虚：熟地黄、粳米；阳虚：熟地黄、粳米、干姜、羊肉。

方义：熟地黄性微温，味甘，能补血滋阴，益精填髓；粳米性平，味甘，可补中益气。二物合用，可补益脾肾，养血滋阴。

4. 痰浊中阻

症状：眩晕，头重如蒙，视物旋转，胸闷恶心，少食多寐。苔白腻，脉弦滑。

食疗法理：燥湿化痰，健脾和胃。

食疗方：薏苡仁茯苓饮。

食材：薏苡仁、茯苓、天麻、红糖。

方义：薏苡仁性微寒，味甘、淡，能健脾化湿、利尿降压；茯苓性平，味甘、淡，可健脾、利水、渗湿；天麻性平，味甘，有平肝息风作用。诸药合用，有健脾利尿，化痰定眩功效。

【文献摘要】

《灵枢·海论》："脑为髓之海，其输上在于其盖，下在风府。……髓海有余，则轻劲多力，自过其度；髓海不足，则脑转耳鸣，胫酸眩冒，目无所见，懈怠安卧。"

《素问玄机原病式·诸风掉眩皆属肝木》："风气甚而头目眩运者，由风木旺，必是金衰不能制木，而木复生火，风火皆属阳，多为兼化，阳主乎动，两动相搏，则为之旋转。"

《丹溪心法·头眩》："头眩，痰挟气虚并火，治痰为主，挟补气药及降火药。无痰则不作眩，痰因火动。"

《景岳全书·眩晕》："丹溪则曰无痰不能作眩，当以治痰为主，而兼用它药。余则曰无虚不能作眩，当以治虚为主，而酌兼其标。孰是孰非，余不能必，姑引经义，以表其大意如此。"

《证治汇补·眩晕》："以肝上连目系而应于风，故眩为肝风，然亦有因火，因痰，因虚，因暑，因湿者。"

【结语】

本病病因多由情志、饮食所伤，以及失血、外伤、劳倦过度所致。其病位在清窍，由脑髓空虚、清窍失养及痰火、瘀血上犯清窍所致，与肝、脾、肾三脏功能失调有关，其发病以虚证居多。食疗以补虚泻实、调整阴阳为原则，肝阳上亢者予以枯草瘦肉汤，气血亏虚予以大枣莲子粥，肾精不足偏阴虚予以地黄粥，偏阳虚则用地黄干姜羊肉粥，痰浊中阻者予以黄芪仁茯苓饮。

第十六节　中　风

【概况】

中风是指突然昏仆，不省人事，伴有口眼歪斜、半身不遂、语言不利，或不经昏仆而仅以喝僻不遂为主证的一种病证。西医的脑血管意外、面神经麻痹，可参照本证辨证论治。

中风之发生，主要因素在于患者平素气血亏虚，与心、肝、肾三脏阴阳失调，加之忧思恼怒，或饮酒饱食，或房劳过度，或外邪侵袭等诱因，以致气血运行受阻，肌肤筋脉失于濡养；或阴亏于下，肝阳暴张，阳化风动，血随气逆，挟痰挟火，横窜经络，而形成上实下虚、阴阳互不维系的危急证候。其病机不外虚（阴虚、气虚）、火（肝火、心火）、风（肝风、外风）、痰（风痰、湿痰）、气（气逆）、血（血瘀）六端，其中以肝肾阴虚为其根本。

临床上根据有无突然昏仆，而分为中经络与中脏腑。中经络者病位较浅，病情较轻，无神志变化；中脏腑者，病位较深，病情重，多有神志变化。

辨证要点：

辨中经络与中脏腑。

辨别的要点是意识清醒与否，两者可均有半身不遂、口眼歪斜、言语不利，但中经络者意识清醒，中脏腑者则昏不知人，或神智昏迷，伴见肢体不用。

中脏腑者辨闭证与脱证。

闭证属实，是因邪气内闭清窍引起，症见神志昏迷、牙关紧闭、口噤不开、两手握固、身体强痉等；脱证属虚，乃由五脏真阳散脱，阴阳即将离决所致，临床表现有神志昏愦无知、目合口张、四肢松懈瘫软、手撒肢冷汗多、二便自遗、鼻息低微等。

膳食食疗原则：

中经络应豁痰熄风，活血通络；中脏腑者，当分闭、脱证治之；恢复期宜标本兼顾。

辨证施食：

（一）中经络

1. 风痰阻络型

症状：突然口眼歪斜，语言不利，口角流涎、肌肤麻木，甚则半身不遂。舌苔薄白，脉弦滑。

食疗法理：祛风化痰通络。

食疗方：忍冬藤薏苡仁粥。

食材：忍冬藤、薏苡仁、防风、陈皮、粳米。

方义：忍冬藤具有清热解毒，疏风通络的疗效；薏苡仁有健脾去湿、舒筋除痹的功效，防风祛风解表、解痉；陈皮理气开胃、燥湿化痰。上述药物与粳米同煮，具有祛风化痰通络功效。

2. 阴虚阳亢型

症状：平素头晕痛，耳鸣目眩，少寐多梦，突然发生口眼歪斜，语言不利，或手足重滞，甚则半身不遂。舌红苔腻，脉弦细数或弦滑。

食疗法理：平肝熄风潜阳。

食疗方：决明天麻粥。

食材：煅石决明、天麻、粳米、红糖。

方义：煅石决明能平肝清热，天麻可平肝息风。

（二）中脏腑

1. 闭证

症状：牙关紧闭，口噤不开，肢体强痉，两手握固，大小便闭，舌质红苔黄，脉弦滑。

食疗法理：熄风清火，豁痰开窍。

食疗方：二角三汁饮。

食材：水牛角、羚羊角、竹沥汁、石菖蒲汁、生藕汁。

方义：水牛角、羚羊角平肝熄风，竹沥清热化痰，石菖蒲豁痰开窍，藕汁清热生津。

2. 脱证

症状：神识昏糊，面色苍白，口开，目合，气息低微，肝出肢冷，舌痿，脉微欲绝。

食疗法理：回阳固脱。

食疗方：补虚正气粥。

食材：黄芪、红参、粳米、白糖。

方义：黄芪补益元气，健脾养胃；红参振奋阳气，适用于急救回阳；粳米补中益气。三者同用，可回阳固脱。

3. 后遗证

症状：半身不遂，口眼歪斜，语言不利。

食疗法理：益气活血，化痰通络。

食疗方：黄芪当归粥。

黄芪、当归、粳米、红糖。

方义：黄芪具有补益元气，健脾养胃，升阳补中，固表止汗等功效。

【文献摘要】

《素问·风论》："风之伤人……发为偏枯。"

《金匮要略·中风历节病脉证并治》："寸口脉浮而紧，紧则为寒，浮则为虚，寒虚相搏，邪在皮肤；浮者血虚，络脉空虚；贼邪不泻，或左或右；邪气反缓，正气即急，正气引邪，喝僻不遂。邪在于络，肌肤不仁；邪在于经，即重不胜；邪入于腑，即不识人；邪入于脏，舌即难言，口吐涎。"

《河间六书·素问玄机原病式·火类》："暴病暴死，火性疾速故也。斯由平日衣服饮食，安处动止，精魂神志，性情好恶，不循其宜而失其常，久则气变兴衰而为病也。或心火暴盛而肾水衰弱不能制之，热气佛郁，心神昏冒，则筋骨不用，卒倒而无所知，是为僵仆也。甚则……热盛而生涎，至极则死；微则发过如故；至微者，但眩瞑而已，俗云暗风。由火甚制金，不能平木，故风木自甚也。"

《景岳全书·非风》："非风一证，即时人所谓中风证也。此证多见卒倒，卒倒多由昏愦，本皆内伤积损颓败而然，原非外感风寒所致。"

《证治汇补·中风》："平人手指麻木，不时眩晕，乃中风先兆，须预防之，宜慎起居，节饮食，远房帏，调情志。"

《医学衷中参西录·治内外中风方》："内中风之证，曾见于《内经》。而《内经》初不名为内中风，亦不名为脑充血，而实名之为煎厥、大厥、薄厥。……盖肝为将军之官，不治则易怒，因怒生热，煎耗肝血，遂致肝中所寄之相火，掀然暴发，挟气血而上冲脑部，以致昏厥。"

《医经溯洄集·中风辨》："中风者，非外来风邪，乃本气自病也。凡人年逾四十，气衰之际，或因忧喜忿怒，伤其气者，多有此疾。壮岁之时无有也，若肥盛则间有之，亦是行盛气衰而如此。""……殊不知因于风者，真中风也。因于火、因于气、因于湿者，类中风也，而非中风也。辨之为风，则从昔人以治。辨之为火、气、湿，则从三子以治，如此庶乎析理明而用法当矣。"

【结语】

中风病多见于中年以上患者，以发病突然，口眼歪斜，半身不遂，昏倒不醒人事，或仅有口眼歪斜，半身不遂，或言语不利为临床特征。

中风的形成，有原始病因和诱发因素。原始病因以情志不调，久病体虚，饮食不节，素体阳亢为主。诱发因素主要为烦劳、恼怒、醉饱无常、气候变化等。病位在脑，涉及到心、肝、肾。病理基础为肝肾阴虚，病理因素为肝风、痰火、血瘀。病机主要为阴阳失调，气血逆乱，上冲于脑。轻者中经络，重者中脏腑。中脏又有闭脱之分，闭证邪势盛，多见痰火内闭；脱证正气虚，可致阴阳亡竭。

中经络的食疗，一般以豁痰熄风，活血通络；中脏腑分闭证和脱证，中脏之闭证宜熄风清火、豁痰开窍；脱证宜救阴回阳固脱。恢复阶段以经络病变为主，应配合针灸治疗，使直接作用于经络，同时加强锻炼，促进恢复。

第十七节　头　痛

【概况】

头痛病是指由于外感与内伤，致使脉络拘急或失养，清窍不利所引起的以头部疼痛为主要临床特征的疾病。头痛既是一种常见病证，也是一个常见症状，可以发生于多种急慢性疾病过程中，有时亦是某些相关疾病加重或恶化的先兆。西医学的感染发热性疾病引起的头痛、高血压性头痛、偏头痛、血管性头痛、紧张性头痛、丛集性头痛等均可参考本病辨证论治。

1. 感受外邪多因起居不慎，坐卧当风，感受风寒湿热等外邪上犯于头，清阳之气受阻，气血不畅，阻遏络道而发为头痛。若风挟寒，寒为阴邪伤阳，清阳受阻，寒凝血滞，络脉绌急而痛；若挟热邪，风热上炎，侵扰清空，气血逆乱而痛；若挟湿邪，湿性黏滞，湿蒙清阳，头为"清阳之府"，清阳不布，气血不畅而疼痛。

2. 情志郁怒，精神长期紧张忧郁，肝气郁结，肝失疏泄，络脉失于条达拘急而头痛；

或平素性情暴逆，恼怒太过，气郁化火，日久肝阴被耗，肝阳失敛而上亢，气壅脉满，清阳受扰而头痛。

3. 饮食不节　素嗜肥甘厚味，暴饮暴食，或劳伤脾胃，以致脾阳不振，脾不能运化转输水津，聚而痰湿内生，以致清阳不升，浊阴下降，清窍为痰湿所蒙；或痰阻脑脉，痰瘀痹阻，气血不畅，均可致脑失清阳、精血之充，脉络失养而痛。饮食伤脾，气血化生不足，气血不足以充营脑海，亦为头痛之病因病机。

4. 内伤不足　先天禀赋不足，或劳欲伤肾，阴精耗损，或年老气血衰败，或久病不愈。产后、失血之后，营血亏损，气血不能上营于脑，髓海不充则可致头痛。此外，外伤跌扑，或久病入络则络行不畅，血瘀气滞，脉络失养而易致头痛。

病位虽在头，但与肝脾肾密切相关。风、火、痰、瘀、虚为致病之主要因素。邪阻脉络，清窍不利；精血不足，脑失所养，为头痛之基本病机。

辨证要点：

1. 辨外感内伤　外感头痛，一般发病较急，病势较剧，多表现掣痛、跳痛、胀痛、重痛、痛无休止，每因外邪所致。内伤头痛，一般起病缓慢，痛势较缓，多表现隐痛、空痛、昏痛、痛势悠悠，遇劳则剧，时作时止。

2. 辨疼痛性质　掣痛、跳痛多为阳亢、火热所致；重痛多为痰湿；冷感而刺痛，为寒厥；刺痛固定，常为瘀血；痛而胀者，多为阳亢；隐痛绵绵或空痛者，多精血亏虚；痛而昏晕者，多气血不足。

3. 辨疼痛部位　一般气血、肝肾阴虚者，多以全头作痛；阳亢者痛在枕部，多连颈肌；寒厥者痛在巅顶；肝火者痛在两颞。就经络而言，前部为阳明经，后部为太阳经，两侧为少阳经，巅顶为厥阴经。

4. 辨诱发因素　因劳倦而发，多为内伤，气血阴精不足；因气候变化而发，常为寒湿所致；因情志波动而加重，与肝火有关；因饮酒或暴食而加重，多为阳亢；外伤之后而痛，应属瘀血。

膳食食疗原则：

外感所致属实，治疗当以祛邪活络为主，视其邪气性质之不同，分别采用祛风、散寒、化湿、清热等法，外感以风为主，故强调风药的使用。内伤所致多虚，治疗以补虚为要，视其所虚，分别采用益气升清、滋阴养血、益肾填精；若因风阳上亢则治以熄风潜阳，因痰瘀阻络又当化痰活血为法。虚实夹杂，扶正祛邪并举。

辨证施食：

1. 风寒头痛

症状：头痛起病较急，其痛如破，痛连项背，恶风畏寒，口不渴，苔薄白，脉多浮紧。

食疗法理：疏风散寒。

食疗方：葱豉饮。

食材：连须葱白、淡豆豉、生姜煎成后，黄酒。

方义：葱白，味辛性温，能宣通上下阳气，发汗解表，故重用之，为风寒感冒鼻塞严重的首选食材；淡豆豉，味苦辛性平，归肺胃经，功效为解肌发表，宣郁除烦。

2. 风热头痛

症状：起病急，头呈胀痛，甚则头痛如裂，发热或恶风，口渴欲饮，面红目赤，便秘溲黄，舌红苔黄，脉浮数。

　　食疗法理：疏风清热。

　　食疗方：桑菊饮。

　　食材：桑叶、菊花、薄荷、甘草。

　　方义：桑叶疏风清热，菊花清散上焦风热；薄荷疏散风热，清利头目，甘草调和诸药。

　　3. 风湿头痛

　　症状：头痛如裹，肢体困重，胸闷纳呆，小便不利，大便或溏，苔白腻，脉濡。

　　食疗法理：祛风胜湿。

　　食疗方：玉米须西瓜皮汤。

　　食材：玉米须、西瓜皮、香蕉、冰糖。

　　方义：玉米须泄热通淋，平肝利胆；西瓜皮清热利湿。

　　4. 肝阳头痛

　　症状：头胀痛而眩，心烦易怒，面赤口苦，或兼耳鸣胁痛，夜眠不宁，舌红苔薄黄，脉弦有力。

　　食疗法理：平肝潜阳。

　　食疗方：菊花粳米粥。

　　食材：菊花、粳米。

　　方义：菊花性凉，善于清肝泻火明目。

　　5. 肾虚头痛

　　症状：头痛而空，每兼眩晕耳鸣，腰膝酸软，遗精，带下，少寐健忘，舌红少苔，脉沉细无力。

　　食疗法理：滋阴补肾。

　　食疗方：山萸肉粥。

　　食材：山萸肉、粳米、白糖。

　　方义：山萸肉具有补益肝肾，固涩精气功效。

　　6. 气血亏虚头痛

　　症状：头痛而晕，遇劳加重，面色少华，心悸不宁，自汗，气短，畏风，神疲乏力，舌淡苔薄白，脉沉细而弱。

　　食疗法理：气血双补。

　　食疗方：当归炖母鸡。

　　食材：当归、党参、母鸡。

　　方义：当归补血，活血；党参补中益气，生津养血。

　　7. 痰浊头痛

　　症状：头痛昏蒙，胸脘满闷，呕恶痰涎，苔白腻，或舌胖大有齿痕，脉滑或弦滑。

　　食疗法理：健脾化痰，降逆止痛。

　　食疗方：赤小豆薏仁橘皮粥。

　　食材：赤小豆、茯苓、薏苡仁、粳米。

　　方义：赤小豆具有健脾去湿、利水消肿之效；薏苡仁能健脾化湿；茯苓可健脾、利水、渗湿；橘皮可理气调中，燥湿化痰。

8. 瘀血头痛

症状：头痛经久不愈，其痛如刺，入夜尤甚，固定不移，或头部有外伤史，舌紫或有瘀斑、瘀点，苔薄白，脉沉细或细涩。

食疗法理：活血通窍止痛。

食疗方：川芎茶。

食材：川芎、茶叶。

方义：川芎性温，味辛，活血，行气，疏风止痛。

【文献摘要】

《素问·五脏生成》："头痛巅疾，下虚上实，过在足少阴、巨阳，甚则入肾。"

《素问·风论》："风气循风府而上，则为脑风。""新沐中风，则为首风。"

《素问·方盛衰论》："气上不下，头痛巅疾。"

《伤寒论·厥阴病》："干呕，吐涎沫，头痛者，吴茱萸汤主之。"

《济生方·头痛论治》："夫头者上配于天，诸阳脉之所聚。凡头痛者，气血俱虚，风寒暑湿之邪，伤于阳经，伏留不去者，名曰厥头痛。盖厥者逆也，逆壅而冲于头也。痛引脑巅，甚而手足冷者，名曰真头痛，非药之能愈。又有风热痰厥，气虚肾厥，新沐之后，露卧当风，皆令人头痛，食疗法理当推其所由而调之，无不切中者矣。"

《丹溪心法·头痛》："头痛多主于痰，痛甚者火多，有可吐者，可下者。""头痛须用川芎，如不愈各加引经药。太阳川芎，阳明白芷，少阳柴胡，太阴苍术，少阴细辛，厥阴吴茱萸。如肥人头痛，是湿痰，宜半夏、苍术；如瘦人，是热，宜酒制黄芩、防风。"

《景岳全书·头痛》："凡诊头痛者，当先审久暂，次辨表里。盖暂痛者，必因邪气，久病者，必兼元气。以暂病言之，则有表邪者，此风寒外袭于经也，治宜疏散，最忌清降；有里邪者，此三阳之火炽于内也，治宜清降，最忌升散，此治邪之法也。其有久病者，则或发或愈，或以表虚者，微感则发。……所以暂病者，当重邪气，久病者，当重元气，此固其大纲也。然亦有暂病而虚者，久病而实者，又当因脉因证而详辨之，不可执也。"

《冷庐医话·头痛》："头痛属太阳者，自脑后上至巅顶，其痛连项；属阳明者，上连目珠，痛在额前；属少阳者，上至两角，痛在头角。以太阳经行身之后，阳明经行身之前，少阳经行身之侧。厥阴之脉，会于巅顶，故头痛在巅顶；太阴少阴二经，虽不上头，然痰与气逆壅于膈，头上气不得畅而亦痛。"

《临证指南医案·头痛》："如阳虚浊邪阻塞，气血瘀痹而为头痛者，用虫蚁搜逐血络，宣通阳气为主。如火风变动，与暑风邪气上郁而为头痛者，用鲜荷叶、苦丁茶、蔓荆子、山栀等辛散轻清为主；如阴虚阳越而为头痛者，有仲景复脉汤、甘麦大枣法，加胶芍牡蛎镇摄益虚，和阴熄风为主。如厥阴风木上触，兼内风而为头痛者，有首乌、柏仁、樗豆、甘菊、生芍、杞子辈熄肝风滋肾液为主。"

【结语】

头痛的病因虽多，总不外外感与内伤两类。外感以风邪为主，挟寒、挟热、挟湿，其证属实。内伤头痛有虚有实，肾虚、气虚、血虚头痛属虚，肝阳、痰浊、瘀血头痛属实，或虚实兼挟。故头痛应辨内外虚实，食疗亦相应采用补虚泻实。外感头痛以祛邪活络为主，分辨兼挟之邪而分别祛风、散寒、化湿、清热治之。内伤头痛补虚为要，视其虚实性质，分别治以补肾、益气、养血、化痰、祛瘀为治。

第七章　妇产科病证的食疗与食忌

第一节　痛　经

【概况】

痛经又称"经行腹痛"，是指经期或行经前后出现的周期性小腹疼痛，西医学将其分为原发性和继发性两种。原发性系指生殖器官无明显异常者，后者多继发于生殖器官的某些器质性病变，如慢性盆腔炎、子宫肌瘤等。

痛经的发生与冲、任二脉以及胞宫的周期生理变化密切相关，与肝肾二脏也有关联。如若经期前后冲任二脉气血不和，脉络受阻，导致胞宫的气血运行不畅，"不通则痛"；或胞宫失于濡养，"不荣则痛"。此外，情志不畅、肝气郁结、血行受阻，寒湿之邪客于胞宫，气血运行不畅，气血虚弱，肝肾不足均可使胞脉不通、胞宫失养而引起痛经。

辨证要点：

中医辨证主要是要分清寒热虚实，并考虑月经的周期、经量、颜色、性质，以及伴随的症状出现的时间、部位、性质等方面来进行分析。如果痛经性质属寒，可见到月经期延期，经量不多，经色黯淡，质稀或有块，面色苍白，四肢服冷，下腹冷痛，热敷后疼痛可缓解，遇冷则疼痛加重，舌苔白润，脉弦紧。如痛经性质属热，可见月经先期经量较多，经色鲜红或有紫红或有血块而质稠，面红，口渴，便秘，舌红，苔薄白微黄，脉滑或数。如痛经发生在行经之际，或值月经来潮的时候，下腹按之不舒，或按之反而疼痛加重，这种属于实证痛经。如痛经发生在经净之后，下腹喜按，按压时疼痛减轻，并可见到少气懒言，倦怠无力，心跳，气短，面色无华，腰酸头晕，脉弱无力，这种痛经属于虚证痛经。另外，还要根据痛经发生的时间、部位、疼痛的性质，来区别是以气滞为主，还是以血瘀为主。临床可分气滞血瘀、寒湿凝脂、气血虚弱、湿热下注四个证型。

膳食食疗原则：调理气血冲任为主，标本兼顾。

辨证施食：

（1）气滞血瘀型

症状：每于经前一二天或月经期小腹胀痛，拒按，或伴胸胁乳房胀，或经量少，或经行不畅，经色紫黯有块，血块排出后痛减，经净疼痛消失，舌紫黯或有瘀点，脉弦或弦滑。

食疗法理：理气化瘀止痛。

食疗方：延胡益母草煮鸡蛋。

食材：延胡索、益母草、鸡蛋。

方义：延胡索可活血、行气、止痛；益母草能活血祛瘀；鸡蛋能补益气血、滋阴润燥。三者合用，可活血化瘀、理气通经。

（2）寒湿凝滞型

症状：经前数日或经期小腹冷痛，得热痛减，按之痛甚，经量少，经色黯黑有块，或畏冷身疼，舌苔白腻，脉沉紧。

食疗法理：温经散寒除湿，化瘀止痛。

食疗方：姜艾薏苡仁粥。

食材：干姜、艾叶、薏苡仁30g。

方义：干姜，性热、味辛，具有温中散寒，回阳通脉的功效，加上艾叶、薏苡仁，适用于寒湿凝滞型痛经。

（3）气血虚弱型

症状：经后一二天或经期小腹隐隐作痛，或小腹及阴部空坠，喜揉按，月经量少，色淡质薄，或神疲乏力，或面色不华，或纳少便溏，舌淡，脉细弱。

食疗法理：益气补血止痛。

食疗方：山楂葵子红糖汤。

食材：山楂、葵花子仁、红糖。

方义：山楂、葵花籽组合红糖，具有补中益气，健脾益胃，和血悦色功效，适用于气血两虚型痛经症。此汤宜在月经来潮前3～5日饮用，止痛、美容效果更佳。

（4）湿热下注型

症状：经前小腹疼痛拒按，有灼热感，或伴腰骶疼痛；平时小腹时痛，经来疼痛加剧。低热起伏，经色黯红，质稠有块，带下黄稠，小便短黄，舌红、苔黄而腻，脉弦数或濡数。

食疗法理：清热除湿，化瘀止痛。

食疗方：赤小豆桃仁羹。

食材：赤小豆、桃仁、红糖。

方义：赤小豆性平，味甘、酸，可利水消肿，解毒排脓。桃仁性平、味苦，能活血祛瘀。红糖性温，味甘，能活血化瘀。诸物合用，可清热利湿、化瘀止痛。

【文献摘要】

《格致余论》："将行而痛者，气之滞也；来后作痛者，气血俱虚也。"

《景岳全书·妇人规》："经行腹痛证有虚实，夹虚者多，全实者少。实者可因寒滞、血滞、气滞或热滞，虚者可因血虚、气虚。实者多痛于经行之前，经通而痛减，虚者多痛于经行之后，血去而痛未止，或痛益甚；大抵可按可揉者为虚，拒按拒揉者为实。有滞无滞，于此可察，但实中有虚，虚中有实此当于形气禀质兼而辨之，当以察意，言不能悉也。"

【结语】

痛经是指经期或行经前后出现的周期性小腹疼痛，西医学将其分为原发性和继发性两种。痛经的发生与冲、任二脉以及胞宫的周期生理变化密切相关，与肝肾二脏也有关联。中医辨证主要是要分清寒热虚实，并考虑月经的周期、经量、颜色、性质，以及伴随的症状出现的时间、部位、性质等方面来进行分析。临床可分气滞血瘀、寒湿凝脂、气血虚弱、湿热下注四个证型。痛经患者在日常生活中要注意保暖，经期勿淋雨、涉水，经前、经期忌食生冷酸辣等刺激性食物，保持情绪稳定、心情舒畅，因为放松的精神状态有利于缓解痛经。

第二节　闭　经

【概况】

女子年逾 16 周岁，月经尚未来潮，或月经周期已建立又中断 6 个月以上者，称为闭经。前者称原发性闭经，后者称继发性闭经。月经的产生是脏腑、天癸、气血、冲任协调作用于胞宫的结果，病因不外乎虚实两种。虚者，可因冲任虚弱、或肝肾亏虚、或脾胃虚弱、或阴虚血燥等导致血海空虚，源断其流，无血可下而致闭经；实者，多因气滞血瘀、或痰湿流注下焦，使血流不畅，冲任阻滞，血海阻隔，经血不得下行而成闭经。

辨证要点：

辨证关键在于辨别虚实：虚证多见肝肾不足、气血虚弱、阴虚血燥等。肝肾不足闭经，或由经少渐至闭经，体质虚弱，腰酸腿软，头晕耳鸣，舌红，脉细弱；气血虚弱闭经，头晕目花，神疲气短，面色萎黄，形体瘦弱，舌淡，脉细数；阴虚血燥闭经，五心烦热，两颧潮红，低热盗汗，或咳嗽吐血，舌红少苔，脉细数。实者邪气阻，脉道不通，经血不得下行，可见气滞血瘀及痰湿阻滞。气滞血瘀闭经多有抑郁烦怒，胸胁胀满，少腹胀痛或拒按，舌紫，脉弦；痰湿阻滞闭经则见，肥胖多痰，胸胁满闷，倦怠浮肿，带多黏腻，苔白腻，脉滑。

膳食食疗原则：根据病证，虚者补而通之，实者泻而通之，虚实夹杂者当补中有通，攻中有养。

辨证施食：

1. 气血虚弱

症状：月经周期推迟、量少、色淡红、质薄，渐至经闭不行；神疲肢倦，头晕、气短，面色萎黄；舌淡、苔薄、脉沉缓或细弱。

食疗法理：益气养血。

食疗方：猪鳖肉。

食材：鳖（甲鱼）、猪瘦肉，黄酒适量。

方义：鳖，味咸，性平，具有滋阴潜阳，软坚散结补气血的功效，养冲任。配合瘦猪肉和黄酒，适用于气血虚弱之闭经。

2. 肾气亏损

症状：年逾 16 岁尚未行经，或月经初潮偏迟，时有月经停闭，或月经周期建立后，有月经周期延后，经量减少渐至月经停闭；或体质虚弱，全身发育欠佳，第二性征发育不良，或腰腿酸软，夜尿频多；舌淡暗，苔薄白，脉沉细。

食疗法理：补肾益气，调理冲任。

食疗方：党参杞子炖猪肉。

食材：党参、枸杞子、甘草，瘦猪肉 100g。

方义：党参，甘、平，归脾、肺经，可以益气、生津、养血。枸杞子，补肾益精，养肝明目，补血安神，可以治疗肝肾阴亏，腰膝酸软，与甘草、瘦猪肉一起食用，可以补肾益气，调理冲任。

3. 阴虚血燥

症状：月经周期延后、经量少、色红质稠，渐至月经停闭不行；五心烦热，颧红唇干，盗汗甚至骨蒸劳热，干咳或咳嗽唾血；舌红、苔少、脉细数。

食疗法理：养血清热调经。

食疗方：桃仁牛血汤。

食材：桃仁、鲜牛血（血已凝固）、食盐少许。

方义：桃仁，性甘平、味苦，有破血行瘀，润燥滑肠的功效。牛血，味咸、性平，两者同用有养血清热之功效。

4. 气滞血瘀

症状：月经停闭不行，胸胁胀痛，精神抑郁，少腹胀痛，烦躁易怒，舌紫暗，有瘀点，脉沉眩而涩。

治法：理气活血，祛瘀通经。

食疗方：牛膝炖猪蹄。

食材：川牛膝、猪蹄、黄酒。

方义：牛膝善于活血祛瘀，对妇科各种瘀血凝滞的病症有很好的疗效，适用于妇女气滞血瘀型闭经，配合猪蹄补血，诸药同食，起到理气活血，祛瘀通经的功用。

5. 痰湿阻滞

症状：月经延后，经量少，色淡质黏腻，渐至月经停闭；伴形体肥胖，胸闷泛恶，神疲倦怠，纳少痰多，色白，苔腻，脉滑。

食疗法理：健脾燥湿化痰，活血调经。

食疗方：薏米扁豆粥。

食材：薏米、炒扁豆、山楂、薏米。

方义：薏米有利水消肿、健脾去湿、舒筋除痹、清热排脓等功效，为常用的利水渗湿药。扁豆为甘淡温和的健脾化湿药。山楂的功效为消食积，散瘀血，诸药同食，可以起到健脾燥湿化痰，活血调经的作用。

【文献摘要】

《诸病源候论》："妇人月水不通者，由劳损血气，致令体虚受风冷，风冷邪气客于胞内，伤损冲任之脉，并手太阳、少阴之经，致胞络内绝，血气不通故也。"

《本草衍义》："夫人之生以气血为本，人之病未有不先伤其气血者，……思虑过当，多至劳损，……女则月先水闭。"

《景岳全书·妇人规》："血枯之与血隔，本自不同，……凡妇女病损，至旬月半载之后，则未有不闭经者。正因阴竭，所以血枯，枯之为义，无血而然。故或以羸弱，或以困倦，或以欬嗽，或以夜热，或以食饮减少，或以亡血失血，及一切无胀无痛，无阻无隔，而经有久不至者，即无非血枯经闭之候。欲其不枯，无如养营，欲以通之，无如充之，但使雪消则春水自来，血盈则经脉自至，源泉混混，又孰有能阻之者？奈何今之为治者，不论有滞无滞，多兼开导之药，其有甚者，则专以桃仁、红花之类，通利为事，岂知血滞者可通，血枯者不可通也。血既枯矣，而复通之，则枯者愈枯，其与榨干汁者何异？为不知枯字之义耳，为害不小，无或蹈此弊也。"

【结语】

闭经是指女子年逾 16 周岁，月经尚未来潮，或月经周期已建立又中断 6 个月以上者，其病证有虚实之分。虚者，可因冲任虚弱、或肝肾亏虚、或脾胃虚弱、或阴虚血燥等，导致血海空虚，源断其流，无血可下而致闭经；实者，多因气滞血瘀、或痰湿流注下焦，使血流不畅，冲任阻滞，血海阻隔，经血不得下行而成闭经，饮食调理上要注意辨别。根据病证，虚者补而通之，实者泻而通之，虚实夹杂者当补中有通，攻中有养。

第三节　崩　漏

【概况】

崩漏是月经的周期、经期、经量发生严重失常的病症，指经血非时暴下不止或淋漓不尽，前者谓之崩中，后者谓之漏下。西医学中"无排卵性功能性子宫出血"，属于"崩漏"范畴，可相互参考。崩漏的发病是肾—天癸—冲任—胞宫轴的严重失调，其主要病机是冲任损伤，不能制约经血，使子宫藏泻失常。导致崩漏的常见的病因病机有肾虚、脾虚、血热和血瘀，总体可概括为虚、热、瘀。

辨证要点：

崩漏以无周期性的阴道出血为辨证要点，临证时结合出血的量、色、质变化和全身证候辨明寒、热、虚、实。经血非时而下，量多如崩，或淋漓不断，色淡质稀为脾虚；经血非时而下，出血量少或多，淋漓不断，血色鲜红，质稠，头晕耳鸣，腰酸膝软，手足心热，颧赤唇红为肾虚；量多如崩，或淋漓不断，血色深红，质稠，心烦少寐，渴喜冷饮为血热；量多或少，淋漓不净，血色紫黯有块，小腹疼痛拒按为血瘀。

膳食食疗原则：

根据发病的缓急和出血的新久，本着"急则治其标，缓则治其本"的原则，灵活掌握和运用塞流、澄源、复旧的治崩三法。治崩三法，各部相同，塞流须澄源，澄源当固本，复旧要求因。三法互为前提，相互为用。

辨证施食：

1. 脾虚证

症状：经血非时暴下不止，淋漓日久不尽，血色淡，质清稀；面色㿠白，神疲气短，面浮肢肿，纳呆便溏；舌质淡胖，边有齿印，苔白，脉沉弱。

食疗法理：补气摄血，固冲止崩。

食疗方：花生衣猪瘦肉汤。

食材：花生衣、猪瘦肉、大枣。

方义：花生衣有止血、补血作用。本汤能健脾止血，适用于脾虚所致崩漏者。

2. 肾虚

症状：多见青春期少女或经断前后妇女出现经乱无期，出血量多势急如崩，或淋漓日久不净，或由崩而漏，由漏而崩反复发作，色淡红或淡暗，质清稀；面色晦暗，眼眶黯，小腹空坠，腰脊酸痛；舌淡暗，苔白润，脉沉弱。

食疗法理：补肾益气，固冲止血。

食疗方：猪肤红枣羹。

食材：猪皮、红枣、冰糖。

方义：猪皮有滋阴补虚，养血益气之功效，加上红枣补气养血的功效，再配合冰糖，诸药同用可有补肾益气，固冲止血的作用。

3. 血热

症状：经来无期，量少淋漓不尽或量多势急，血色鲜红；面颊潮红，烦热少寐，咽干口燥，便结，舌红、少苔、脉细数，或见经血突然暴崩如注，血色深红，质稠；口渴烦热，便秘溺黄；舌红苔黄，脉滑数。

食疗法理：清热凉血，固冲止血。

食疗方：淡菜瘦猪肉汤。

食材：淡菜（干品）、墨鱼骨、茜根、瘦猪肉。

方义：淡菜咸、温，功能滋养肝肾，《食疗本草》谓"治崩中带下"。墨鱼骨咸、涩、微温，能收涩止血。茜根苦、寒，凉血上血而有祛瘀之功，故止血而不留瘀。本食疗适用于血热之崩漏者。

4. 血瘀

症状：经血非时而下，量多或少，淋漓不净，血色紫暗有块，小腹疼痛拒按，舌紫暗或有瘀点，脉涩或弦涩有力。

食疗法理：活血祛瘀，固冲止血。

食疗方：韭菜奶。

食材：鲜韭菜、牛奶、白糖。

方义：韭菜辛、温，能活血，祛瘀；牛奶滋补强壮，白糖调味。本食疗功能祛瘀止血，适用于血瘀崩漏者。

【文献摘要】

《东垣十书·兰室秘藏》："……脾胃有亏，下陷于肾，与相火结合，湿热下迫，经漏不止，其色紫黑……"

《薛己医案·女科撮要·经漏不止》："其为患因脾胃虚损，不能摄血归源；或因肝经有火，血得热而下行；或因肝经有风，血得风而妄行；或因怒动肝火，血热而沸腾；或因脾经郁结，血伤而不归经；或因悲哀太过，胞络伤而下崩。"

《景岳全书·妇人规》："崩漏不止，经乱之甚者也。盖乱则或前或后，漏则不时妄行，由漏而淋，由淋而崩，总因血病，而但以其微其耳。"

【结语】

崩漏是月经的周期、经期、经量发生严重失常的病症，指经血非时暴下不止或淋漓不尽，前者谓之崩中，后者谓之漏下。崩漏以无周期性的阴道出血为辨证要点，临证时结合出血的量、色、质变化和全身证候辨明寒、热、虚、实。根据发病的缓急和出血的新久，本着"急则治其标，缓则治其本"的原则，灵活掌握和运用塞流、澄源、复旧的治崩三法。

第四节　带　下

【概况】

带下病是指带下量明显增多，色、质、气味异常，或伴有全身或局部症状。造成白带病的原因很多，如滴虫性阴道炎、霉菌性阴道炎、老年性阴道炎、子宫颈糜烂、子宫颈息肉、子宫内膜炎、宫颈癌等。临床以白带、黄带、赤白带为多见，常伴有全身或局部症状。带下多由饮食不节，劳倦过度，或忧思气结，损伤脾气，或房室不节，年老久病，损伤肾气，脾肾不能运化水湿，带脉失约，以及恣食厚味酿生湿热，或情志不畅，肝郁脾虚，湿热下注，或感受湿毒、寒湿等引起。

辨证要点：

注意辨别虚实。根据带下的量、色、质、气味及全身症状、舌、脉分辨，一般带下量多、色白，质清无臭者，属虚；带下量多，色、质异常有臭者，属实。具体而言，带下量多，色白或淡黄，质稠，绵绵不断为脾虚湿盛；带下量多，色白清冷，质稀薄，为肾虚寒湿；带下量多，色黄质黏稠，甚至黄绿如脓，味臭，或挟血者为湿热湿毒型。

膳食食疗原则：白带多、身体虚弱者应注意补充营养、增强体质，宜进食补脾固肾、止带的食物；形体虚胖、痰湿重者宜食用清热利湿的食物。

辨证施食：

1. 脾虚湿盛

症状：带下色白或淡黄，质黏稠，无臭气，绵绵不断，面色㿠白或萎黄，四肢不温，精神疲倦，纳少便清，两足浮肿，舌淡，苔白或腻，脉缓弱。

食疗法理：健脾益气，升阳除湿。

食疗方：白果苡仁猪肚汤。

食材：白果、生苡仁、猪肚。

方义：白果甘、苦、涩、平，有小毒，功能除湿，收敛止带；薏苡仁甘、平，长于渗湿利水；猪小肚健脾利尿。三味合用，有健脾除湿止带之效，适用于脾虚带下者。

2. 肾虚寒湿

症状：白带清冷，量多，质稀薄，终日淋漓不断，腰酸如折，小腹冷感，小便频数清长，夜间尤甚，大便溏薄。舌淡，苔薄白，脉沉迟。

食疗法理：温肾培元，固涩止带。

食疗方：仙樱猪蹄汤。

食材：仙茅、金樱子，猪蹄1只。

方义：仙茅辛、温，有温肾壮阳，祛寒除湿之效；金樱子酸、平，功能固肾涩精止带；猪蹄补气血、滋阴液以制仙茅温燥之性。三味合用，能温散寒湿，固肾止带，补而不燥，适用于肾虚带下者。

3. 湿热下注

症状：带下量多，色黄或黄白，质黏腻，有臭气，胸闷口腻，纳食较差，或小腹作痛，或带下色白质粘如豆腐渣状，阴痒等，小便黄少，舌苔黄腻或厚，脉濡。

食疗法理：清利湿热。

食疗方：马齿苋汁炖鸡蛋。

食材：鲜马齿苋、鸡蛋，白糖 15g。

方义：马齿苋酸、寒，有清热利湿止带之效，适用于湿热下注所致之带下者。

【文献摘要】

《傅青主女科》："夫带下俱是湿证。而以带名者，因带脉不能约束而有此病。"

《女科经纶》引缪仲淳语："白带多是脾虚，肝气郁则脾受伤，脾伤则湿土之气下陷，是脾精不守，不能输为荣血，而下白滑之物。皆由肝木郁于地中使然，法当开提肝气，补助脾元，盖以白带多属气虚，故健脾补气要法也……"

《妇人秘科》："带下之病，妇女多有之，赤者属热，兼虚兼火治之。白者属湿，兼虚兼痰治之。年久不止者，以补脾胃为主兼升提。大抵瘦人多火，肥人多痰。"

【结语】

带下，是妇女常见病、多发病。带下多由饮食不节，劳倦过度，或忧思气结，损伤脾气，或房室不节，年老久病，损伤肾气，脾肾不能运化水湿，带脉失约，以及恣食厚味酿生湿热，或情志不畅，肝郁脾虚，湿热下注，或感受湿毒、寒湿等引起。食疗方面，白带多、身体虚弱者应注意补充营养、增强体质，宜进食补脾固肾、止带的食物；形体虚胖、痰湿重者宜食用清热利湿的食物。

第五节　阴　挺

【概况】

阴挺，指妇人阴中有物突出，实即子宫脱出，甚至脱出阴道口外。多由气虚下陷，带脉失约，冲任虚损，或多产、难产、产时用力过度，产后过早参加体力劳动等，损伤胞络及肾气，而使胞宫失于维系所致。

辨证要点：

阴挺发生的主要病因病机是多产、产伤等，导致中气下陷或肾虚不固，使胞络损伤，不能提摄子宫。气虚下陷者，兼见气短乏力，小腹空坠；肾虚者，兼见腰膝酸软，头晕耳鸣；湿热下注者，兼见脱出物表面溃疡，外阴肿胀疼痛，黄水淋漓，身热心烦，小便短赤。

膳食食疗原则：根据"虚者补之，陷者举之，脱者固之"的原则，以益气升提，补肾固脱为主。

辨证施食：

1. 气虚下陷

症状：子宫下移或脱出阴道口外，自觉小腹下坠，有物从阴中脱出，劳则加剧。四肢无力，少气懒言，面色少华，尿频，带下量多，质稀色白。舌淡苔薄，脉虚细。

食疗法理：补气升提。

食疗方：乳鸽黄芪杞子汤。

食材：乳鸽、黄芪、枸杞子。

方义：鸽肉味咸、性平、无毒，可以补气血；黄芪味甘，性微温，入脾、肺经，它的补气作用较强，是常用的补益气血之佳品，配合枸杞子，诸药同用，可以补气升提，治疗气虚下陷的阴挺。

2. 肾虚不固

症状：阴中有物脱出。腰酸膝软，小腹下坠，小便频数，夜间尤甚，头晕耳鸣。舌淡红，脉沉弱。

食疗法理：补肾固脱，佐以益气。

食疗方：北芪升麻乌鸡汤。

食材：乌鸡、黄芪、升麻。

方义：升麻，性味甘、辛、微寒，有升举阳气的功效；乌鸡性平、味甘，具有滋阴清热、补肝益肾、健脾止泻等作用，配合北芪，诸药同用，可以补肾固脱，佐以益气，治疗由肾虚不固引起的阴挺。

3. 湿热下注

症状：湿热下注者，则为垂脱之物摩擦损伤，局部红肿溃烂，黄水淋漓，阴部肿痛，小便赤数等。

食疗法理：清利湿热。

食疗方：猪肠巴戟汤。

食材：猪大肠、巴戟天、升麻。

方义：猪肠，性味甘平，常用"猪大肠"作为治疗久泻脱肛、便血、痔疮的辅助品。巴戟，性微温，味甘、辛，可补肾阳，强筋骨，祛风湿。诸药同用可以清利湿热，治疗由湿热下注引起的阴挺。

【文献摘要】

《医宗金鉴·妇科心法要诀》："妇人阴挺，或因胞络损伤，或因分娩用力太过，或因气虚下陷，湿热下注，阴中突出一物如蛇，或如菌，如鸡冠者，即古之癲类也。属热者，必肿痛小便赤数，宜龙胆泻肝汤；属虚者，必重坠小便清长，宜补中益气汤加青皮、栀子。外用蛇床子、乌梅熬水熏洗之，更以猪油调藜芦末敷之，无不愈者。"

《诸病源候论卷四十》："阴挺出下脱候：胞络伤损，子脏虚冷、气下冲则令阴挺出，谓之下脱。亦有因产而用力偃气，而阴下脱者。"

【结语】

阴挺，指妇人阴中有物突出，实即子宫脱出，甚至脱出阴道口外。主要病因病机是多产、产伤等，导致中气下陷或肾虚不固，使胞络损伤，不能提摄子宫。气虚下陷者，兼见气短乏力，小腹空坠；肾虚者，兼见腰膝酸软，头晕耳鸣；湿热下注者，兼见脱出物表面溃疡，外阴肿胀疼痛，黄水淋漓，身热心烦，小便短赤。食疗上应根据"虚者补之，陷者举之，脱者固之"的原则，以益气升提，补肾固脱为主。

第六节　妊娠恶阻

【概述】

妊娠期反复出现恶心呕吐，厌食头晕，甚至食入即吐者称妊娠恶阻，为妊娠早期的常见病。若怀孕早期，仅有食欲减退，择食，嗜酸，晨间偶尔恶心欲呕，不影响孕妇的生活、工作，一般三个月后自行消失。此为妊娠早期的生理现象，不属病态。

病因病机：恶阻的发病机理为冲气上逆，胃失和降。其一，与妊娠有关。受孕后月经停闭，血海不泻，冲气旺盛，妊娠阴血下聚养胎，血分遂感不足，冲脉隶于阳明，冲气上逆，循经犯胃，胃失和降。其二，与体质有关。素体脾胃虚弱，有停痰宿饮及肝气抑郁时，易患恶阻。

辨证分型要点：应根据呕吐物的性状及全身症状、舌、脉进行分析。呕吐酸水、苦水者为肝胃不和；呕吐痰涎、涎沫者为痰湿阻滞；呕吐食物、清水者为脾胃虚弱；呕吐物呈血性或带血丝者为气阴两虚。

膳食食疗原则：

以调气和中，降逆止呕为主。

辨证施食：

1. 脾胃虚弱证

症状：妊娠早期，恶心不食，呕吐清水或食物，口淡乏味，神疲思睡，四肢倦怠，舌淡苔白润或白腻，脉缓滑无力。

食疗法理：健脾和胃，降逆止呕。

食疗方：参苓粥。

食材：党参、茯苓、生姜、粳米。

方义：党参、茯苓健脾养胃，益气和中；生姜降逆止呕。

2. 肝胃不和证

症状：妊娠早期，呕吐酸水或苦水，心烦口苦，胸肋满闷，或乳房胀痛，嗳气叹息，或头胀而晕，舌红，苔薄黄，脉弦滑。

食疗法理：舒肝和胃，降逆止呕。

食疗方：陈皮姜汁粟米粥。

食材：陈皮、鲜嫩生姜、粟米。

方义：陈皮理气和胃、降逆止呕，生姜和胃止呕，粟米可健脾胃。

3. 痰湿证

症状：妊娠早期，呕吐痰涎，胸口满闷，不思饮食，口中黏腻，头晕目眩，心悸，舌淡胖，苔白腻，脉滑。

食疗法理：理气健脾，化浊止呕。

食疗方：藿香橘皮红糖饮。

食材：藿香、橘皮、红糖。

方义：藿香化湿和中止呕，橘皮燥湿化痰，降逆止呕；红糖健脾温胃，共收除湿化痰，降逆止呕之效。

【文献摘要】

《妇人大全良方》："夫妊娠阻病者……《巢氏病源》谓之恶阻。若妇人禀受怯弱，或有风气，或有痰饮，既妊娠便有是病。其状颜色如故，脉息和顾。但觉肢体沉重头目昏眩，择食，恶闻食气，好食酸咸，甚者或作寒热，心中愦闷，呕吐痰水，胸膈烦满，恍惚不能支持。轻者，不服药亦不碍，重者须以药疗之。"

《景岳全书·妇人规》："凡恶阻多有胃虚气滞，然亦有素本不虚，而忽受胎孕，则冲任上壅，气不下行，故为恶逆等证，及三月余而呕吐减止者，何也？盖胎元渐大，则脏气仅供胎气，故无暇上逆也。凡治此者，宜以半夏茯苓汤、人参橘皮饮之类，随宜调理，使之渐安，必俟及期，方得帖然也。"

【结语】

妊娠恶阻是指妊娠期反复出现恶心呕吐，厌食头晕，甚至食入即吐的病症，为妊娠早期的常见病。恶阻的发病机理为冲气上逆，胃失和降。食疗的原则以调气和中，降逆止呕为主。

第七节　胎漏、胎动不安

【概述】

妊娠期间阴道少量出血，时出时止或淋漓不断，无腰酸、腹痛、小腹坠胀者称胎漏、胎动不安。胎漏、胎动不安是堕胎、小产的先兆，多发生在妊娠早期，少数发生在妊娠中期。

病因病机：胎漏、胎动不安的发生主要是冲任损伤，胎元不固，其原因主要有肾虚、气血虚弱、血热、血瘀。

辨证分型要点：

本病以阴道流血或腰腹疼痛，伴阴道流血为主证。辨证时首先注意阴道流血的量、色、质及腹部疼痛的性质、程度。一般而言，阴道流血，量少，色淡红，质清稀者多为虚证；阴道流血过少，色鲜红或紫红，质黏稠者，常为血热伤胎所致；阴道出血漏下不止，色暗黑有块，又多系瘀血为患。

膳食食疗原则：补肾固冲，养胎、安胎。

辨证施食：

（1）肾虚证

症状：妊娠期间，阴道少量流血，腰酸、下坠，头晕耳鸣，小便频，甚至失禁。舌淡苔白，脉沉弱。

食疗法理：补肾安胎。

食疗方：苎麻母鸡汤。

食材：苎麻根、老母鸡。

方义：苎麻根味甘，性平，功能补肾固精，安胎止血；老母鸡甘、温，养血补肾。适用于肾虚所致之胎漏、胎动不安者。

（2）气血虚弱证

症状：妊娠后阴道少量出血，色淡红，质清稀，腰酸，小腹坠胀，神疲倦怠，心悸怔忡，头昏眼花，舌淡苔白，脉细滑无力。

食疗法理：益气养血，固肾安胎。

食疗方：黄芪糯米阿胶粥。

食材：黄芪、阿胶、糯米、红糖。

方义：黄芪味甘，性微温，功能补中益气，配以补脾暖胃、益气之糯米，则更能固气安胎。阿胶甘、平，是常用的养血安胎药。

（3）血热证

症状：妊娠阴道少量出血，色鲜红，腰腹坠胀疼痛，口苦咽干，心烦少寐，手足心热，便结，舌红苔黄，脉滑数。

食疗法理：滋阴清热，养血安胎。

食疗方：生地汁。

食材：生地黄。

方义：生地黄凉血止血，适用于血热所致胎漏、胎动不安。

（4）血瘀证

症状：妊娠后，常有腰酸、腹痛下坠，或妊娠期跌扑闪挫，阴道不时出血，色暗红，舌质暗，或有瘀斑，脉沉。

食疗法理：活血化瘀，固肾安胎。

食疗方：南瓜蒂散。

食材：南瓜蒂，米粉。

方义：南瓜蒂可化瘀安胎，适用于血瘀所致胎漏、胎动不安。

【文献摘要】

《医宗金鉴》："孕妇气血充足，形体壮实，则胎气安固。若冲任二经虚损，胎不成实；或暴怒伤肝，房劳伤肾，则胎气不固，易致不安；或受孕之后，患生他疾，干犯胎气致胎不安者亦有之。"

《景岳全书·妇人规》："凡妊娠胎气不安者，证本非一，治亦不同。盖胎气不安，必有所因，或虚、或实、或寒、或热，皆能为胎气之病。去其所病，便是安胎之法。"

《女科经纶》："胎漏多因子血热，然有气虚血少者。故《良方》论有下血服凉血药，而下血益甚，食少体倦。此脾气虚而不能摄血也。"

【结语】

胎漏、胎动不安是指妊娠期间阴道少量出血，时出时止或淋漓不断，无腰酸、腹痛、小腹坠胀者，主要病机是冲任损伤，胎元不固，主要病因有肾虚、气血虚弱、血热、血瘀。食疗原则为补肾固冲，养胎、安胎。

第八节　产后血晕

【概述】

产妇分娩时，突然头晕眼花，不能坐起或心胸满闷，恶心呕吐，心烦不安，甚至神昏口噤，不省人事，称为产后血晕。产后血晕是产科危急重症之一，若不及时救治，常易危及产妇生命。临证须倍加重视，必要时，结合中西医同时救治。

病因病机：导致血晕的病因病机，有虚实两端。虚者，阴血暴亡，心神失养；实者，瘀血上攻，扰心神所致。

辨证分型要点：产后血晕之辨证有虚实之分，虚者为脱证，恶露持多，面色苍白，心悸愦闷，渐至昏厥，目闭口开，手撒肢冷，多见于产后大出血；实者为闭证，恶露量少或不下，面色紫黯，心腹胀痛，神昏口噤，两手握拳。临证时须明确病因，分别处理。

膳食食疗原则：虚者大补气血，益气固脱，实者宜行血逐瘀为主。必要时配合中西医治疗，以免延误病情。

辨证施食：

1. 血虚气脱证

症状：产时或产后失血过多，突然晕眩，面色苍白，心悸心慌，愦闷不适，渐至昏不知人，眼闭口开，甚则四肢逆冷，冷汗淋漓，舌淡无苔，脉微欲绝或浮大而虚。

食疗法理：益气固脱。

食疗方：独参汤。

食材：人参。

方义：汤用一味人参，大补元气，元气恢复，机体功能复振，自然厥回神苏。

2. 瘀阻气闭证

症状：产后恶露不下或量少，少腹阵痛，拒按，甚至心下急满，气粗喘促，神昏口噤，不省人事，两手握拳，牙关紧闭，面色紫黯，唇舌均紫，脉涩。

食疗法理：温养气血，保津醒神。

食疗方：良姜醋蛋。

食材：良姜、鸡蛋、米醋。

方义：良姜辛、温，可温胃，祛风，散寒，行气，止痛；米醋醒脾开胃。

【文献摘要】

《景岳全书·妇人规》："凡产后气血俱去，诚多虚证，然有虚者，有不虚者，有全实有。凡此三者，但当随证随人，辨其虚实，以常法治疗，不得执有诚心，概行大补，以致助邪。"

【结语】

产后血晕是指产妇分娩时，突然头晕眼花，不能坐起或心胸满闷，恶心呕吐，心烦不安，甚至神昏口噤，不省人事的病症，是产科危急重症之一。病因病机有虚实两端，辨证注意有虚实之分。食疗原则虚者大补气血，益气固脱，实者宜行血逐瘀为主。

第九节　缺　乳

【概述】

产后缺乳是指产后哺乳期内，产妇乳汁甚少，甚则全无，不足以喂养婴儿的现象。

病机方面：缺乳多因素体脾胃虚弱，产时失血耗气，产生气血津液生化不足，乳汁生成减少。

辨证分型要点：产后缺乳可分为虚实两种，虚者气血虚弱，或脾胃虚弱，或分娩时失血过多，致使气血不足，影响乳汁分泌；实者肝郁气滞，气机不畅，脉道阻滞，致使乳汁运行受阻。

膳食食疗原则：通络下乳，虚则补养气血。

辨证施食。

1. 气血虚弱

症状：产后乳少，甚或全无，乳汁清稀，乳房柔软，无胀满感，神倦食少，面色无华，舌淡，苔少，脉细弱。

食疗法理：补气养血，佐以通乳。

食疗方：七孔猪蹄汤。

食材：人参、黄芪、当归、麦冬、木通、桔梗、七孔猪蹄。

方义：方中人参、黄芪大补元气；当归、麦冬养血滋液；猪蹄补血通乳；木通宣络通乳；桔梗裁药上行。全方共奏补气养血，宜络通乳之效。

2. 肝气郁滞型

症状：产后乳汁涩少，浓稠，或乳汁不下，乳房胀硬疼痛，情志抑郁，胸胁胀闷，食欲不振，或身有微热，舌质正常，苔薄黄，脉弦细或弦数。

食疗法理：疏肝解郁，活络通乳。

食疗方：猪蹄汤。

食材：猪蹄、通草。

方义：通草通气下乳，与猪蹄同炖能增强其功效。

【文献摘要】

《陈素庵妇科补解》："乳头属厥明，乳房属阳明，乳汁则手少阴、手太阳二经血也。若乳汁不行，多属血虚，而兼忧怒所伤。若乳少，全属脾胃虚而饮食减少之故……至于产后乳少，大补气血则胃气平复，胃旺则水谷之精以生新血，血充则乳自足……"

《傅青主主女科》："少壮之妇，于生产之后，或闻嫌淬，遂致两乳胀满疼痛，乳汁不通，人以为阳明之火热也，谁知是肝气之郁结乎。夫阳明属胃，乃多气多血之府也。乳汁之化，原属阳明，然阳明属土，壮妇产后，虽云亡血，而阳明之气实未尽衰，必得肝木之气以相通始能化成乳汁，未可全责之阳明也。盖乳汁之化，全在气而不在血。今产后数日，宜其有乳，而两乳胀满作痛，是欲化乳而不可得，非气郁而何……治法宜大舒其肝木之气，而阳明之气血自通，而乳亦通矣，不必专去通乳也。"

【结语】

产后缺乳是指产后哺乳期内，产妇乳汁甚少，甚则全无，不足以喂养婴儿的现象。多因素体脾胃虚弱，产时失血耗气，产生气血津液生化不足，乳汁生成减少。食疗应通络下乳，虚则补养气血。

第十节 脏 躁

【概况】

妇女精神抑郁，心中烦乱，无故悲伤欲哭，或哭笑无常，哈欠频作，称为脏躁。

病因病机：主要是内伤于心，或心血不足，神无所依，或五志火动，上扰心神。

辨证分型要点：本病属内伤虚证，五志之火由血虚引动。

膳食食疗原则：甘润滋养为主。

辨证施食：

症状：心中烦乱，悲伤欲哭，少寐多梦，哈欠频作，心悸气短，倦怠乏力，舌淡，苦薄，脉细弱。

食疗法理：养心安神，和中缓急

食疗方：甘麦大枣汤。

食材：甘草、小麦、大枣。

方义：方中用甘草、大枣补脾和中，以缓诸急，小麦养心气以安神。全方以甘平之味养心益脾，和中宁神。

【文献摘要】

《灵枢·本神》："心藏脉，脉舍神，心气虚则悲，实则笑不休。"

《金匮心典》："血虚脏躁，则内火扰而神不宁，悲伤欲哭，有如神灵，而实为虚病……小麦为肝之谷，而善养心气，甘草、大枣甘润生阴，所以滋脏气而止其燥也。"

《张氏医通·神志门》："脏躁者，火盛灼津，肺失其润，心系了戾而然，故用甘草缓心系之急而润肺燥。大枣行脾胃之津，小麦降肝火之逆。火降则肺不燥而悲自己也，凡肺燥悲伤欲哭，宜润肺气降心火为主。"

《校注妇人良方》："一妇人无故自悲，用大枣汤二剂而愈。后复患，又用前汤，佐以四君子加山栀子而安。"

【结语】

脏躁指妇女精神抑郁，心中烦乱，无故悲伤欲哭，或哭笑无常，哈欠频作的病症。病因病机主要是内伤于心，或心血不足，神无所依，或五志火动，上扰心神，食疗以甘润滋养为主。